CHIRURGIE INFANTILE

CLINIQUES ET OBSERVATIONS

PAR

E. CHARON
Chef de Clinique à l'Hôpital Saint-Pierre,
Président de la Société Royale des Sciences Médicales et Naturelles de Bruxelles,

ET

G. GEVAERT
Aide de Clinique à l'Hôpital Saint-Pierre,
Docteur agrégé de la Faculté de Médecine à l'Université libre de Bruxelles

Avec figures dans le texte.

PARIS
LECROSNIER & BABÉ, LIBRAIRES-ÉDITEURS
Place de l'École-de-Médecine, 23

1891

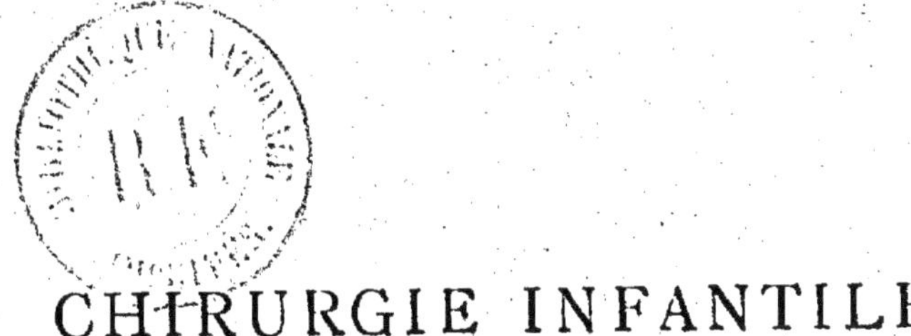

CHIRURGIE INFANTILE.

DES MÊMES AUTEURS.

E. Charon. — *Contribution à la pathologie de l'enfance* (1881) . . 6,00 fr.

E. Charon. — *Observations relatives à la pédiatrie* (1886) . . . 3,00 »

G. Gevaert. — *Du traitement des déviations rachidiennes, par les corsets plâtrés* (1889) . . . . 6,00 »

Gand, imp. C. Annoot-Braeckman, Ad. Hoste, succr.

CHIRURGIE

INFANTILE

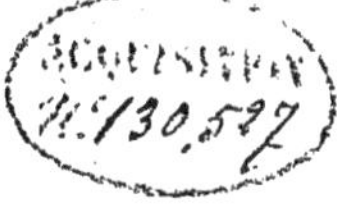

CLINIQUES ET OBSERVATIONS

PAR

E. CHARON

Chef de Clinique à l'Hôpital Saint-Pierre,
Président de la Société Royale des Sciences Médicales et Naturelles de Bruxelles,

ET

G. GEVAERT

Aide de Clinique à l'Hôpital Saint-Pierre,
Docteur agrégé de la Faculté de Médecine à l'Université libre de Bruxelles.

Avec figures dans le texte.

PARIS

LECROSNIER & BABÉ, LIBRAIRES-ÉDITEURS

Place de l'École-de-Médecine, 23

1891

PRÉFACE.

Dans ce siècle de spécialisme à outrance, il n'est pas une spécialité qui soit plus ingrate que celle de la chirurgie infantile; elle a sa raison d'être dans un hôpital; il n'est pas séant que les jeunes enfants soient mis en contact constant avec des adultes; des raisons empruntées à l'hygiène et à la morale imposent la nécessité de séparer, dans un service spécial, les jeunes sujets qui n'ont pas atteint l'âge de l'adolescence (1).

Mais vis à vis du public, le chirurgien des enfants n'est pas un être indispensable; les chirurgiens distingués des services d'adultes s'acquittent parfaitement des opérations plus ou moins graves qui doivent être pratiquées chez les enfants; la réciproque n'a pas lieu, le chirurgien des enfants abordera rarement la chirurgie des adultes; le médecin qui, vis à vis du public, se cantonnerait exclusivement dans la spécialité de la chirurgie infantile se créerait de nombreux loisirs.

Jusqu'en 1886, *il n'existait à Bruxelles qu'un seul service d'enfants comprenant la chirurgie et la médecine; M. Henriette est demeuré à la tête de ce service pendant trente années; j'eus l'honneur d'être le médecin-adjoint de cet honorable praticien de* 1870 *à* 1886; *pendant ces quinze ans, les opéra-*

(1) *Il serait à souhaiter que l'on adoptât à Bruxelles le règlement en vogue dans les hôpitaux de Paris, qui admet dans les services d'enfants, les malades âgés de moins de* 14 *ans; l'admission dans les services spéciaux des enfants, est interdite à Bruxelles aux sujets qui sont âgés de plus de* 10 *ans.*

tions le plus fréquemment pratiquées dans le service des enfants, furent la trachéotomie, le bec-de-lièvre, la ténotomie et la taille; c'est à quoi se borna toute ma pratique chirurgicale pendant ce laps de temps, si l'on y ajoute toutefois, l'ouverture d'abcès, de phlegmons et l'application de bandages

Lors de la division du service en 1886, *je fus improvisé chirurgien, de médecin-adjoint que j'avais été; je fournis au public médical le résultat de mes tâtonnements à partir du moment où j'abordai la chirurgie infantile; j'ai eu pour collaborateur mon adjoint, le Dr Gevaert.*

Nous n'écrivons pas pour l'instruction des spécialistes, encore moins des chirurgiens d'adultes; nous nous adressons modestement *aux médecins qui, au début de leur carrière, pourraient se trouver en présence de cas plus ou moins difficiles de chirurgie infantile; nous leur exposons la façon dont nous nous sommes acquitté de notre tâche; les néophytes seuls nous liront peut-être avec quelque fruit.*

Il existe, il est vrai, des ouvrages analogues dans la science, mais plusieurs sont peut-être surannés, ont été écrits avant que l'on pratiquât l'antisepsie.

Les seuls ouvrages que nous connaissions, qui traitent exclusivement de la chirurgie infantile, sont tous élémentaires, s'adressant aux étudiants ou aux médecins qui débutent dans leur pratique; un traité didactique sur la chirurgie infantile ne contiendrait que des chapitres détachés des traités complets de pathologie externe.

Le premier ouvrage français qui traite spécialement de la chirurgie infantile est celui de Guersant, paru en 1864 ; *il est intitulé :* « Notices sur la chirurgie des enfants » ; *quand il l'a publié, Guersant n'était plus chirurgien à l'hôpital des enfants malades, où il donna des cliniques de* 1840 *à* 1860 ; *il avait succédé à Baffos. Guersant pêche peut-être par trop de brièveté, de concision; il est trop élémentaire; sa pratique chirurgicale paraîtra de nos jours entachée de pusillanimité à ceux qui ne peuvent pas se figurer les dangers de toute intervention sanglante, dans un service d'hôpital, avant l'avènement de l'antisepsie et de l'asepsie.*

Insensiblement, la perspective de l'érysipèle, de la pyohémie, de la septicémie, de la pourriture à l'hôpital venait paralyser les praticiens qui avaient montré le plus d'audace au début de leur carrière. J'en appelle au souvenir de ceux qui ont suivi les cliniques de Seutin; on nous a assuré qu'il était presque téméraire dans ses débuts; il fut un des premiers qui pratiquât la résection de la tête du fémur, au siège d'Anvers, et nous l'avons connu avare de sang, conservateur à outrance, sur ses vieux jours.

Giraldès publie en 1869 *ses* « Leçons cliniques sur les maladies chirurgicales des enfants ». *L'ouvrage de Giraldès témoigne de plus d'ardeur pour le progrès et d'un esprit scientifique plus élevé que celui de son devancier. Son dernier chapitre intitulé,* « mode de pansement des plaies », *prouve que Lister a eu des précurseurs; car Giraldès s'y déclare franchement partisan, dans les matériaux de pansement, de tous les corps réputés aujourd'hui antiseptiques : de l'alcool, du coaltar, de l'acide phénique, du permanganate de potasse.*

T. Holmes, après une pratique de 9 années comme chirurgien des enfants malades à Londres, a publié un volume intitulé: « Thérapeutique des maladies chirurgicales des enfants »; *la traduction en a été faite par le D*r *O. Larcher. Enrichie par le traducteur de notes intéressantes, l'œuvre de M. Holmes, avec ses nombreuses gravures intercalées dans le texte, est un livre dont l'éloge n'est plus à faire; on le consulte avec fruit dans tous les cas embarrassants de chirurgie infantile; il n'est pas un praticien qui ne lui ait attribué une place d'honneur dans sa bibliothèque.*

*De S*t*-Germain a publié en* 1884 *la* « Chirurgie des

enfants » *qui renferme ses leçons cliniques professées à l'hôpital des enfants malades. « C'est à ses élèves que sont dédiées ces cliniques, nous dit-il dans sa préface ; elles ont condensé pour leur instruction le résultat de douze années de sa pratique à l'hôpital des enfants. »*

Ce livre, dit avec raison de St-Germain, est sa chirurgie, le résumé de sa pratique chirurgicale. Si l'auteur a exclu de ces cliniques tout ce qui rappelle la leçon, la conférence pour leur donner la forme d'entretiens familiers avec ses élèves, il ne faut pas être dupe de l'effet que produit son livre à une première lecture ; quand on le relit avec attention, on s'aperçoit que dans le fond, de St-Germain est très absolu, très entier dans ses convictions, très original, qu'il dissimule beaucoup d'érudition sous une forme aimable et qu'il ne s'est créé une chirurgie qui lui est personnelle, qu'après avoir mûrement comparé les opinions de ses devanciers avec celles de ses contemporains.

1 octobre 1890. E. CHARON

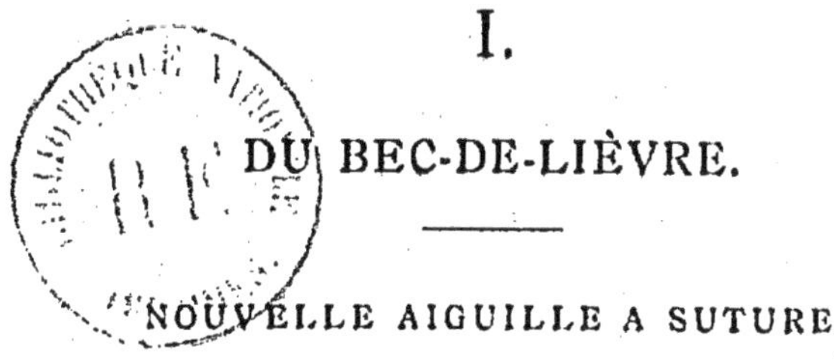

I.

DU BEC-DE-LIÈVRE.

NOUVELLE AIGUILLE A SUTURE.

Suture sèche.

L'idée première de cette aiguille est venue à propos d'une opération de bec-de-lièvre compliqué, que l'interne du service, M. Le Marinel, pratiquait sous les yeux de M. Charon dans le service des enfants à l'hôpital St-Pierre. L'avivement étant fait, on avait passé l'épingle anglaise ordinaire, que l'on emploie dans ces cas pour pratiquer la suture entortillée; l'épingle ayant été placée trop bas, l'idée vint à M. Charon que si l'extrémité pointue de l'épingle avait été pourvue d'un chas, on aurait pu en la retirant laisser dans la plaie un fil d'argent. Ce fil, entraîné dans le retrait de l'aiguille, aurait fourni une suture maintenant les bords de la plaie en contact et arrêtant provisoirement toute hémorragie; ainsi auraient été réparées avantageusement les conséquences d'une épingle mal placée.

L'aiguille que M. Charon a fait fabriquer depuis est droite, élargie en fer de lance à son extrémité pointue et percée d'un chas permettant l'introduction d'un fil d'argent de gros calibre. L'autre extrémité est garnie d'une pièce en ivoire de la forme d'une plaque de sonde cannelée. On peut donner à l'aiguille différentes formes ou courbures, suivant les diverses sortes de suture que l'on veut pratiquer (voir la figure 1).

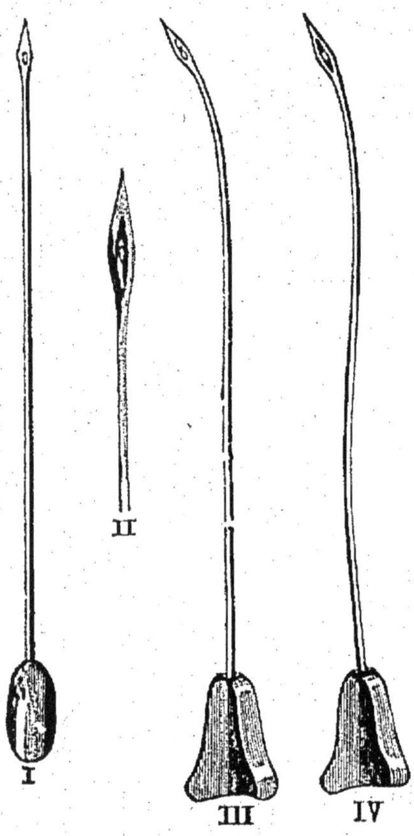

Fig. 1. I. — Aiguille droite. II. — Extrémité de celle-ci agrandie. III. — Aiguille à une courbure. IV. — » à deux courbures.

La première, et la plus importante de ses indications, c'est dans le bec-de-lièvre, simple ou compliqué. J'ai eu trois fois l'occasion d'employer cette aiguille dans des cas de l'espèce, et je dois dire qu'elle est d'une pratique excellente.

Le maniement en est plus facile que celui des anciennes aiguilles courbes à *pas de vis* offrant peu de prise à la main; souvent ces aiguilles vacillent et vous forcent à recommencer la piqûre, à un moment où le temps presse et alors que l'hémorragie menace de mort le jeune sujet.

Voici en résumé les principaux avantages :

1° L'aiguille étant longue et pourvue d'une plaque tient

facilement dans la main; elle ne peut glisser, ni changer de direction, point essentiel pour la réussite du bec-de-lièvre;

2° Une fois passée dans les tissus, elle est contournée en huit de chiffre par un gros fil. Toute hémorragie est arrêtée. On place la seconde aiguille au-dessus. Quand

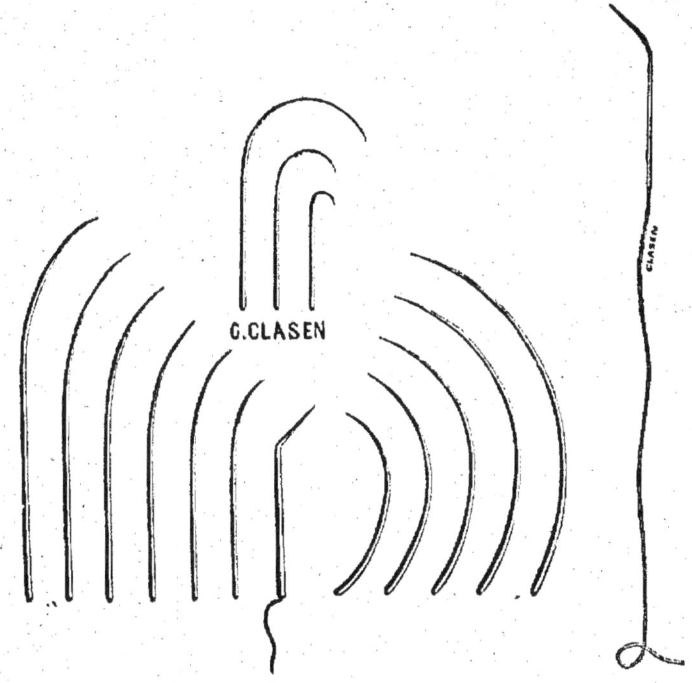

Fig. 2 et 3. — Aiguilles à pas de vis.

elle a traversé complètement les tissus, on introduit un fil en rapprochant les lèvres de la plaie. Ceci fait, on retire le fil en huit de chiffre de la première aiguille; toute crainte d'hémorragie ayant disparu, on passe le fil d'argent dans l'orifice; ce fil, entraîné, constitue la seconde suture;

3° Si, l'aiguille une fois placée, on s'aperçoit que l'écartement des lèvres est trop considérable et qu'il serait nécessaire de mettre une suture entortillée, on sacrifie l'aiguille dont on coupe les deux extrémités et on passe le fil en huit de chiffre;

4° Son prix est très modique et elle n'est pas susceptible, en raison de sa simplicité, de s'abîmer ou de se détériorer; elle est surtout applicable à la chirurgie antiseptique.

Cette aiguille si simple peut servir en somme dans toutes les circonstances dans lesquelles on emploie l'aiguille ordinaire : dans la suture au fil de soie, au crin de Florence, au catgut, etc. Dans ces cas, avant de traverser les tissus on place le fil dans le chas de l'aiguille, on fait la piqûre et on retire un des bouts du fil — le plus court — pendant que l'aiguille retourne par la même voie, guidée par l'autre bout du fil qui reste en place. On peut ainsi, en se servant d'un fil assez long, pratiquer un grand nombre de sutures très rapidement et très exactement, sans devoir enfiler de nouveau l'aiguille.

Observation I. — *Bec-de-lièvre unilatéral et compliqué.* H..., Joseph, de Rœulx, 7 mois. — Cet enfant nous est présenté à la consultation de l'hôpital St-Pierre le 12 mars 1886. M. Charon le reconnaît atteint d'un bec-de-lièvre droit compliqué, avec division complète des lèvres et de la voûte palatine. Il avait déjà à l'âge de quatre mois été opéré par un médecin de la localité. L'opération n'avait malheureusement pas réussi et présentait maintenant, comme c'est généralement le cas, une difficulté beaucoup plus grande que lors de la première tentative.

La division de la voûte palatine était complète; il ne restait de chaque côté de l'énorme brèche, produite par l'insuccès de la première opération qu'un rudiment de lèvre, une sorte de bourgeon dur de tissu cicatriciel.

M. Charon, en présence de l'instance des parents, se

décide à faire immédiatement l'opération, en les prévenant toutefois du peu de chance de réussite que présente le cas de leur enfant.

Il opère le détachement complet de la lèvre d'avec ses adhérences à la gencive à droite et à gauche; ces adhérences sont très solides et constituées en partie par du tissu dur et très épais.

L'avivement est ensuite pratiqué des deux côtés de façon à entamer profondément les parties à réunir. Comme l'écartement est très considérable, M. Charon fait à la partie supérieure des deux segments avivés deux incisions libératrices horizontales d'un centimètre de long qui facilitent immédiatement le glissement. Le rapprochement s'opère ainsi sans difficulté.

On passe ensuite une des aiguilles spéciales à la partie moyenne de la plaie, mais la tension est excessive et comme il serait à craindre qu'une suture en fil d'argent ne tienne suffisamment, on sacrifie l'aiguille, qui est coupée à ses deux extrémités et sert à constituer une suture entortillée.

Une autre aiguille est placée de même à la partie supérieure juste au-dessous du lobule du nez et sert à faire une seconde suture entortillée. M. Charon met ensuite trois sutures en fil d'argent à la partie inférieure de la plaie, la dernière attenant au bord rosé des lèvres. Dans cette partie, en effet, le tiraillement est moindre, car la plaie est solidement juxtaposée par les deux sutures entortillées supérieures. On place ensuite la suture sèche sur laquelle j'aurai l'occasion de revenir.

Quant aux suites de l'opération, elles ont été les suivantes :

14 *mars*. On enlève les deux fils d'argent supérieurs.

La réunion de la plaie semble parfaite. Deux drains très minces sont placés dans les narines pour faciliter la respiration.

15 *mars*. La suture entortillée inférieure est enlevée et remplacée par un fil d'argent, passé au moyen de l'aiguille spéciale.

16 *mars*. La suture entortillée supérieure est retirée.

17 *mars*. On enlève les deux autres sutures de fil d'argent, tandis qu'on resserre la suture sèche. La plaie est réunie dans toute la partie inférieure; pas d'encoche. Supérieurement persiste une fissure oblique, se dirigeant de la partie médiane vers l'aile droite du nez. La lèvre sous le lobule du nez présente une éminence sous laquelle on sent parfaitement un corps dur, nacré; c'est une dent.

L'enfant, quelques jours après, est ramené par ses parents à Rœulx, où ils habitent.

1er *avril*. L'enfant est présenté à la consulation; on extrait la dent; la fente persiste toujours; elle est cautérisée avec l'acide sulfurique.

8 *avril*. La plaie sous-nasale, non réunie jusqu'à présent, commence à montrer un indice de réunion sous l'influence de la cautérisation.

Le reste de la plaie est parfait, la réunion de la partie inférieure est excellente et il n'y pas d'encoche. Huit jours après l'enfant est présenté, il ne reste qu'une petite brêche sous la narine; le résultat n'en est pas moins inespéré et des plus satisfaisants au point de vue esthétique.

Suture sèche. — La suture sèche dont j'ai parlé tout à l'heure est le moyen de contention que l'on emploie depuis nombre d'années dans le service des enfants à l'hôpital St-Pierre; elle y est consacrée par la longue expérience et les nombreux succès de MM. les Drs Henriette et Charon[1], qui y ont apporté plusieurs modifications heureuses.

Elle se compose de deux petits cylindres de toile ou de peau de chamois de 1 centimètre de long et de 5 à 6 millimètres de diamètre. Ceux-ci sont fixés chacun à une double bandelette longue de 4 à 5 centimètres que l'on fait adhérer aux joues, jusqu'à la région de l'oreille, au moyen du collodion. Un fil fort traverse de chaque côté la partie la plus saillante de chacun des rouleaux vers l'extrémité supérieure, longe à sa sortie le bord latéral du rouleau traversé et vers l'extrémité inférieure repasse de dehors en dedans au travers des deux rouleaux; les fils sont disposés en un mot au travers des coussins comme deux paranthèses qui s'entre-croiseraient)(. On peut ainsi, en tirant simultanément les deux fils des deux côtés, rapprocher les rouleaux et partant toute la région de la joue et de la tempe sur lesquelles ils sont collés. On lie ensuite de chaque côté les extrémités des fils par un nœud à double rosette et on fixe celui-ci au moyen du collodion sur la bandelette, de façon à pouvoir délier les fils à volonté pour serrer ou desserrer la suture dans la suite, s'il y a lieu.

Le bec-de-lièvre opéré, on place ces rouleaux à 4 ou 5 centimètres d'écartement l'un de l'autre sur la lèvre supérieure à égale distance de la ligne médiane et l'on fixe avec du collodion sur la joue, jusqu'à l'oreille, les deux bandelettes obliquement pour augmenter les surfaces d'adhérence, au lieu de les placer l'une au-dessus de l'autre. Quand le collodion est bien séché, on resserre la suture aussi fortement qu'on le désire; on obtient

(1) Cf. CHARON, *Contribution à la pathologie de l'enfance*. Bruxelles, p. 40.

ainsi un rapprochement des parties molles très favorable au maintien de la réunion obtenue par la suture sanglante opérée.

Les fils sont isolés de la lèvre et des points de suture par un petit rectangle d'emplâtre calaminaire, ou, suivant les principes de l'antisepsie, par quelques doubles de gaze au sublimé ou de lint boriqué.

L'enlèvement des sutures se fait très facilement; un aide exagère le rapprochement des joues, ce qui fait bomber les fils en cercle au-dessus de la plaie et permet au chirurgien d'opérer à son aise l'enlèvement des fils et de faire le pansement de la plaie, qui reste toujours isolée de ceux-ci par le petit morceau de sparadrap double ou de lint, que l'on peut recouvrir du côté de la plaie de vaseline boriquée ou phéniquée.

Ce moyen de réunion ne présente donc aucun des désavantages signalés pour les autres procédés par notre éminent professeur, M. le Dr Deroubaix, dans ses cliniques sur le bec-de-lièvre (1).

Les trois observations qui suivent se rapportent à des cas de bec-de-lièvre que j'ai eu l'occasion d'opérer depuis le 1er janvier dernier, dans le service des enfants à l'hôpital St-Pierre.

Observation II. — *Bec-de-lièvre unilatéral gauche.* — D..., Louise, 3 mois (Molenbeek). — Opérée le 5 janvier 1886.

Détachement de la lèvre d'avec la gencive par le bistouri en rasant l'os.

L'avivement se fait avec les ciseaux de Dubois, la

(1) Cf. Deroubaix. *Clinique chirurgicale de l'hôpital St-Jean*, 2me partie, p. 134 et seq. in *Annal. Universit.*, Bruxelles, 1881.

lèvre étant attirée vers soi et tendue au moyen d'une petite érigne; il est plus étendu d'un côté que de l'autre afin d'être sûr de l'avivement complet de l'angle supérieur. Je place, en dépassant de 1 centimètre les deux côtés de la surface saignante, l'aiguille de M. Charon; un fil la contourne en huit et arrête l'hémorragie.

Deux sutures d'argent sont placées au-dessus.

L'aiguille pourvue de son fil est retirée et forme la 3me suture.

On place la suture sèche.

6 *janvier*. L'enfant prend le sein.

7 *janvier*. Les fils ont bien tenu.

8 *janvier*. On ôte tous les fils. L'adhérence est parfaite.

11 *janvier*. Guérison. Pas d'encoche.

OBSERVATION III. — *Bec-de-lièvre simple.* — D'H..., Auguste, 2 mois (Bruxelles). — Opéré le 8 février 1886.

Détachement de la lèvre.

Avivement bilatéral.

Je passe l'aiguille vers la partie médiane. Elle est entortillée avec un gros fil.

L'hémorragie s'arrête.

Une seconde aiguille placée plus haut sert à la pose d'une suture en fil d'argent.

La première aiguille munie de son fil est retirée et constitue une seconde suture. Un fil de soie est placé ensuite pour juxtaposer les bords rosés des lèvres. On place la suture sèche.

11 *février*. On enlève la suture supérieure.

13 *février*. Les deux autres sont retirées.

17 *février*. Guérison. Pas d'encoche.

Observation IV. — *Bec-de-lièvre simple.* — D..., Albert, 10 mois (Bruxelles). — Opéré le 15 février 1886. — Même procédé, trois sutures d'argent.

Enfant très fort et très indocile.

16 *février.* Les points de suture ont bien tenu.

17 *février.* Réunion parfaite, on enlève la suture supérieure.

18 *février.* L'inférieure est enlevée.

Le malade n'est plus apporté à la consultation que le 21. Tous les points de suture ont sauté. L'enfant n'a pas été soigné convenablement. On lui a donné des aliments solides et il a été confié à des étrangers.

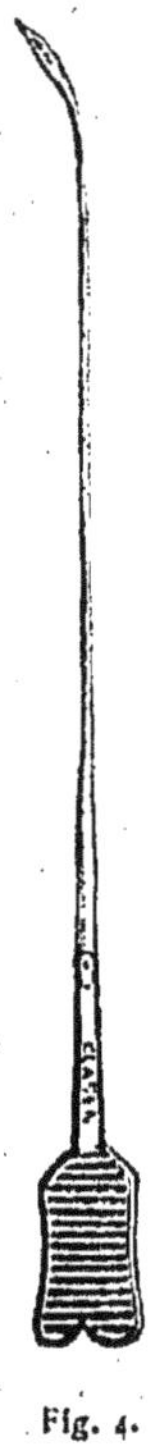

Malgré cela, nous passons avec l'aiguille spéciale deux fils d'argent, car les bords de la plaie sont encore granuleux, et nous rapprochons comme la première fois.

22 *février.* Le malade de nouveau n'est pas présenté.

23 *février.* La suture semble tenir, la plaie est couverte d'un grand nombre de croûtes.

25 *février.* On ôte tous les fils.

4 *mars.* La réunion s'est opérée par seconde intention. Il existe une légère encoche.

Fig. 4.

Comme le montre la figure 4, M. Charon a récemment fait modifier la structure primitive de son aiguille; au lieu d'être pleine, elle est creuse maintenant, ce qui permet d'y introduire le fil d'argent et de l'y faire progresser sans secousse, jusqu'à ce que ce dernier ait traversé d'outre en outre.

G.

II.

TESTICULE TUBERCULEUX

CHEZ UN ENFANT DE DIX-HUIT MOIS.

Castration. Guérison.

La tuberculose du testicule est rare chez l'enfant. Jusqu'à six ans elle est exceptionnelle, d'après Gosselin et Walther[1]. D'après ces derniers, on cite quelques cas à trois ans et demi (Lloyd), à dix-huit mois (Dufour), à neuf mois (Prestat), chez un fœtus à terme (Giraldès). Péan en a opéré plusieurs de deux à dix ans[2]. A. Desprès en a vu trois chez des enfants de six mois à un an[3]. L'affection est encore plus rare dans la vieillesse est c'est surtout de quinze à trente-cinq ans qu'elle se développe.

Un enfant de dix-huit mois, le nommé Étienne W..., est présenté le 10 avril 1886 à la consultation gratuite atteint d'un testicule tuberculeux à gauche. Le scrotum est fortement distendu et la tumeur a le volume d'un œuf

(1) GOSSELIN et WALTHER, article *Testicules*. Dans JACCOUD, *Nouveau dictionnaire de médecine*, t. XXXV, p. 296, 1885.

(2) PÉAN, *Tumeurs de l'abdomen et du bassin*, t. II, p. 398, 1885.

(3) NÉLATON, *Pathologie chirurgicale*, t. VI, fasc. I, p. 501, 1884. Revue par A. Desprès.

de poule. La peau est tendue et lisse, par places elle est violacée et surtout à la partie externe, où l'on reconnaît encore la trace d'une ponction exploratrice antérieure. La tumeur est élargie vers sa partie supérieure, qui présente une consistance plus molle et comme fluctuante; la partie inférieure étant plus arrondie et plus dure, la palpation y révèle la présence d'une nodosité résistante, tandis que la partie externe offre de la fluctuation. Les enveloppes paraissent fortement épaissies et adhérentes au testicule malade, qui se délimite du reste parfaitement vers la partie supérieure. Le cordon se perçoit à travers les parois du sac et les ganglions inguinaux sont légèrement engorgés. Le testicule semble être le siège de douleurs vives que la pression exaspère.

L'enfant est de constitution forte; il ne présente aucune autre manifestation tuberculeuse apparente dans le poumon ou dans un autre organe. Il est atteint toutefois de coqueluche arrivée à son déclin et qui n'est plus caractérisée que par une toux quinteuse, non suivie de l'inspiration sifflante. La coqueluche qu'avait présentée l'enfant un mois auparavant avait été pour M. le Dr Deroubaix une contre-indication à l'opération. Ce praticien prudent et expérimenté craignait sans doute l'action du chloroforme chez un enfant qui aurait pu suffoquer sous l'influence d'une quinte coqueluchoïde, pendant la durée de l'anesthésie.

Tous ces symptômes portèrent M. Charon à conclure à la présence d'un testicule atteint de tuberculose et à pratiquer la castration. L'opération a été faite le jour même que l'enfant a été présenté à la consulation, le 10 avril dernier, par M. Charon, qui cède aux vives instances de la mère. L'enfant est chloroformé; on pratique une incision externe partant du niveau de l'anneau inguinal et se dirigeant en bas vers le côté externe des bourses jusqu'à l'extrémité inférieure. On incise la tunique musculaire, puis la fibreuse; elles sont considérablement épaissies. La tunique vaginale, dont les feuillets sont accolés l'un à l'autre, participe également à cette hypertrophie; la section de ces différentes tuniques ne donne lieu à aucune hémorragie.

La dissection du testicule adhérent à la face interne du scrotum est très laborieuse. A un certain moment la pression fait jaillir de la tumeur, qu'on serre dans la main pour en opérer le détachement, un liquide épais, purulent et caséeux qui n'est autre que le produit des transformations régressives des éléments tuberculeux, ayant formé une poche à l'intérieur de l'organe.

La partie inférieure de la tumeur est peu adhérente. Enfin on parvient à isoler complètement le testicule malade; le cordon est lié avec un gros catgut le plus haut possible. Il ne se manifeste aucune hémorragie. On excise avec les ciseaux les brides fibreuses qui faisaient adhérer l'organe avec les enveloppes.

Le suintement sanguin est arrêté avec la poudre d'iodoforme. La peau est réséquée en partie, car elle est en excès. Elle est réunie par une dizaine de points de suture en fil de soie; un drain très mince est placé à la partie inférieure de la plaie. Nous avons suivi la méthode antiseptique dans toute sa rigueur. Puis la plaie est saupoudrée d'iodoforme et le pansement se fait à la gaze au sublimé; le tout est maintenu par un suspensoir.

L'examen macroscopique nous montre que le testicule existe encore normal dans son quart inférieur, les trois quarts supérieurs sont envahis par les produits tuberculeux, sorte de bouillie grisâtre, d'aspect caséeux. Enfin, à la partie supérieure, il existe une vaste poche à parois épaisses communiquant avec le testicule. Cette cavité est creusée aux dépens de toute la partie supérieure du testicule et de l'épididyme tout entier; elle est remplie de pus crémeux, qui a été évacué en partie pendant l'opération. A la coupe, le testicule se présente sous forme d'une masse blanche, ramollie et puriforme, communiquant avec une cavité distendue par le pus, véritable caverne du testicule.

Telle est la lésion grave et profonde du testicule qui a déterminé M. Charon à pratiquer chez cet enfant la castration, opération que certains chirurgiens rejettent d'une façon absolue. Bouisson déclare qu'il ne connaît pas « de cas où cette opération puisse être pratiquée ». Péan, au contraire, estime que la castration est « peu dangereuse et permet de détruire complètement des foyers de suppuration, qui sont pour l'économie une cause de débilitation et d'auto-infection (1) ».

Il donne dans son superbe ouvrage le dessin d'un testicule tuberculeux qu'il a enlevé chez un enfant de deux ans, et qui ne présente certes pas des lésions aussi graves que celles que nous avons rencontrées chez notre sujet.

Il y aurait pour cet auteur contre-indication de pratiquer la castration quand la tuberculose s'étend aux deux testicules, ou lorsque la prostate, les vésicules séminales, les reins, les urétères ou les poumons sont eux-mêmes envahis par les tubercules. Gosselin et Walther (2) la conseillent dans les cas de souffrances

(1) PÉAN, *Tumeurs de l'abdomen et du bassin*, t. II, p. 409 *et seq.*

(2) Dans JACCOUD, *Nouveau dictionnaire de médecine*, t. XXXV, p. 296 *et seq.*, 1883.

persistantes et rebelles, ou quand la suppuration est abondante ou de longue durée.

Pour justifier notre opération, voici les raisons que nous pourrions faire valoir :

1° Il n'existait aucune autre lésion tuberculeuse apparente dans les autres organes;

2° L'enfant était d'une bonne constitution; la tumeur était douloureuse et à la veille de s'abcéder au dehors, sous forme d'interminables fistules;

3° L'épididyme était détruit par la suppuration, ainsi que la plus grande partie du testicule.

Ajoutons que l'opinion favorable à une intervention de ce genre, émise dans le cas présent par notre éminent maître M. le professeur Deroubaix, nous a fortifié dans notre idée d'opération et que les suites de celle-ci sont jusqu'à présent des plus encourageantes.

A la date du 20 mai, la cicatrisation du scrotum est accomplie; la santé de l'enfant ne laisse rien à désirer(1).

G.

(1) Voir plus loin : XXXI, *Testicule tuberculeux chez deux enfants issus des mêmes parents.*

III.

CROUPS DIPHTÉRITIQUES D'EMBLÉE.

TRACHÉOTOMIE. DIPHTÉRIE DE LA PLAIE.

Guérison.

Les agents thérapeutiques préconisés par les auteurs dans les cas de diphtérie sont innombrables et sont aussi variés qu'ils sont incertains dans leur action; le praticien, gagné par le scepticisme, est souvent embarrassé pour savoir sur lequel de ces agents il doit porter son choix. La plupart des auteurs sont d'accord pour avouer qu'il n'existe pas de spécifique contre la diphtérie; toutefois, sans vouloir donner à nos observations une portée qu'elles n'ont pas, il nous a paru utile de signaler deux cas de croups diphtéritiques, bien confirmés, que tous les élèves de la Clinique ont pu suivre et chez lesquels la guérison a été obtenue après l'emploi du tannin.

Le tannin a été l'unique médicament auquel on a eu recours : tout le bénéfice de la guérison doit donc lui être attribué, à moins d'admettre, ce qui est possible, que la nature seule ait fait dans nos cas les frais de la guérison.

L'alcool, à vrai dire, sous forme de vin de Malaga, a été donné dès le début de l'affection croupale, mais, comme on le verra dans ces observations, il n'a pas empêché, quand l'affection laryngée semblait guérie, le développement d'une terrible complication, la diphtérie de la plaie. C'est alors qu'on a eu recours à l'action du tannin pour modifier cet état, qui allait enlever le malade.

Observation I. — Marie G...., âgée de deux ans, est apportée le 12 octobre 1886 à l'hôpital Saint-Pierre, dans le service du docteur Charon; elle présentait les symptômes d'une mort imminente par asphyxie. La face est cyanosée, les mouvements respiratoires fréquents, convulsifs et par moments interrompus ; la voix est éteinte et les membres sont refroidis. Le tirage sous-sternal est très manifeste et l'auscultation de la poitrine en arrière et en bas nous fait entendre, au lieu du murmure vésiculaire, le retentissement du souffle trachéal, phénomène connu sous le nom d'apnée. Toutefois l'examen de la gorge ne décèle la présence d'aucune fausse membrane dans cette région. On remarque sur la face dans le voisinage du menton et dans la région maxillaire et sous-maxillaire une large plaque eczémateuse dont l'aspect blafard et grisâtre ne laisse aucun doute sur sa nature dipthéritique. Les ganglions cervicaux sont engorgés. En présence de tous ces symptômes, M. le Dr Charon porte le diagnostic du croup diphtéritique d'emblée et nous prie de procéder immédiatement à la trachéotomie que nous pratiquons sous ses yeux, en présence de quelques élèves de la clinique.

Dans l'opération qui nous occupe, il s'est produit une complication assez rare; l'incision des parties molles qui sont situées en avant de la trachée a provoqué l'hémorragie d'un gros vaisseau veineux qu'il a fallu saisir avec une pince de Péan, et lier, avant d'entamer la trachée.

L'enfant était immédiatement soulagé, après l'introduction de la canule; la respiration était redevenue libre et régulière, la peau avait repris sa température normale, phénomène habituel et trompeur, consécutif à la trachéotomie; M. Charon prescrit une potion vineuse avec 30 grammes de cognac.

Le lendemain, des débris de fausses membranes sont rejetés par la canule dans un effort de toux. L'alcool est continué sous forme de malaga (300 grammes en 24 heures). Le soir, 36 heures après l'opération, ainsi qu'il est de coutume dans le service, nous faisons le pansement de la plaie; nous retirons la canule et laissons l'enfant quelque temps sans l'appareil. Dans le cas où la gêne de respiration indique qu'il existe dans le tube aérien un obstacle déterminé par un bouchon muqueux ou par une fausse membrane, nous instillons par la plaie quelques gouttes d'eau boriquée et nous introduisons directement dans la trachée la pince à fausses membranes; dans certains cas heureux, nous extrayons ainsi le produit morbide dans les mors de la pince, ou bien il est déplacé et rejeté ensuite en de violents efforts d'expiration.

Les opérés sont placés dans une chambre dont la température est maintenue à 20 degrés centigrades et où l'air est saturé de vapeurs phéniquées, produites par l'évaporation d'une solution faible d'acide phénique.

Le 16 octobre (cinquième jour), la canule était enlevée et l'enfant pouvait respirer avec facilité, quand le lendemain nous vîmes que la plaie résultant de l'opération était profondément envahie par le processus diphtéritique; elle était devenue grisâtre, blafarde, tapissée de membranes très adhérentes ; elle s'était considérablement agrandie; les bords en étaient déchiquetés, saignants, offrant en certains points un aspect noirâtre dû à la putréfaction des fausses membranes. La perte de substance, au niveau de cette plaie, mesurait en étendue la surface d'une pièce de deux francs et était encadrée par une aréole rougeâtre et œdémateuse. Les ganglions cervicaux étaient engorgés; il s'exhalait de l'ouverture trachéale une odeur nauséeuse toute caractéristique. Le patient éprouvait un dégoût insurmontable pour les aliments; il ne se soutenait que par quelques cuillerées de vin de Malaga et restait, la plupart du temps, dans un état de somnolence et d'abattement profond; nous avions devant les yeux un enfant guéri du croup qui succombait à la diphtérie de la plaie.

En présence de cet état alarmant, M. Charon eut recours à l'usage d'une solution de tannin en pulvérisation sur le foyer diphtéritique. (Tannin, 8, Glycérine, Q. S., aq. stillat, 200.)

La solution est placée dans un pulvérisateur à main pour être employée d'heure en heure et dirigée directement sur la plaie. Après la pulvérisation, le pansement se fait au moyen de la vaseline boriquée.

Sous l'influence de ce traitement nous vîmes l'état de la plaie s'améliorer de jour en jour, et le 20 octobre, quatre jours après le commencement de l'intervention, la plaie avait repris un aspect vivant, elle était rougeâtre et bourgeonnante; en même temps l'état général de l'enfant s'était heureusement modifié et l'appétit revenait petit à petit. Le tannin avait-il dans ce cas produit une modification curative, ou la nature avait-elle déterminé la guérison du terrible processus ?

Les pulvérisations de tannin furent continuées encore pendant plusieurs jours; l'enfant fut promené quelques heures en plein air, et le 31 octobre, il quittait le service complètement guéri; la plaie était cicatrisée.

Observation II. — Louise B..., âgée de 7 ans, entre le 10 novembre, dans le service, présentant les symptômes du croup diphtéritique. L'arrière-gorge, la luette, les amygdales étaient tapissées de fausses membranes. Les phénomènes du tirage et de l'apnée, symptomatiques de la sténose laryngée, étaient manifestes et l'asphyxie commençait. Appelé d'urgence à l'hôpital, nous procédons à la trachéotomie. La canule introduite donne issue à une épaisse fausse membrane.

L'état de l'enfant s'améliore graduellement jusqu'au quatrième jour, quand la plaie devient diphtéritique.

M. Charon ordonne les pulvérisations de tannin comme dans le cas précédent, et au bout de six jours de ce traitement nous avons la satisfaction de voir notre malade hors de danger. Peu de temps après, il quittait l'hôpital complètement guéri.

Il serait téméraire de généraliser la méthode et de prétendre faire du tannin le spécifique par excellence de la diphtérie; entre les mains de Trousseau, il avait déjà donné de bons résultats; depuis, beaucoup d'autres l'ont employé avec avantage; les faits prouveront dans l'avenir s'il a vraiment quelque action pour combattre le processus diphtéritique. G.

IV.

HYDROCÈLE CONGÉNITALE

ET

HERNIE ÉTRANGLÉE

CHEZ UN ENFANT DE VINGT-QUATRE JOURS.

La hernie étranglée est très rare chez les jeunes enfants; dans le cas suivant, elle était accompagnée d'une hydrocèle congénitale. La réunion chez le même malade de ces deux affections présente donc un fait clinique des plus intéressants et des plus instructifs, tant au point de vue du diagnostic qu'à celui du traitement.

Il s'agit d'un tout jeune nourrisson de 24 jours, qui est apporté le 8 décembre dernier, par sa mère, une italienne nomade, à la consultation gratuite. La face grippée de l'enfant est le premier symptôme que l'on constate. L'examen de l'abdomen ne révèle qu'un ballonnement très modéré. Le scrotum est fortement et uniformément distendu dans sa moitié droite, et la peau est rougeâtre. La tumeur rend un son mat à la percussion, son examen à la lumière transmise met en évidence la translucidité caractéristique d'un liquide épanché dans la tunique vaginale, à la partie inférieure. La réduction de cet épanchement dans la cavité abdominale est impossible. Au niveau de l'anneau inguinal externe existe une petite tumeur arrondie, dure, douloureuse à la pression et qui est irréductible par un taxis modéré. Le pouls est petit, et d'après les renseignements fournis par la mère, l'enfant a eu des vomissements abondants de matières brunâtres et verdâtres : il n'a pas eu de selles depuis deux jours.

En présence de cet ensemble de symptômes, M. Charon diagnostique une hydrocèle, accompagnée de hernie étranglée depuis trente-six heures.

L'étiologie de cet accident sera peut-être éclaircie, quand on saura que l'enfant a été soumis, suivant, paraît-il, des coutumes populaires napolitaines, à un exercice qui consiste à le saisir par les chevilles, la tête tournée vers la terre et balancée dans le vide, et à faire exécuter ainsi à l'enfant certaines passes, dans le but d'apaiser les cris du patient.

Avant de songer à traiter l'hydrocèle, l'indication première est la réduction de la hernie étranglée, opération qui nécessite la chloroformisation du sujet. Qu'il nous soit permis de faire remarquer à ce propos la difficulté que nous avons habituellement à obtenir la narcose chez les nouveau-nés. M. Charon, ayant eu maintes fois l'occasion de chloroformer de très jeunes enfants, pour l'opération du bec-de-lièvre par exemple, les a toujours observés refractaires à l'influence de l'agent anesthésique, fait déjà signalé par certains auteurs. Il faut une grande quantité de chloroforme pour endormir un nouveau-né, mais par contre, il existe chez celui-ci une tolérance vraiment remarquable pour cet agent; l'anesthésie n'est suivie d'aucun désordre.

Maintenant que les parois abdominales sont relâchées

sous l'influence de chloroforme, M. Charon exerce une compression légère et continue qui fait percevoir une sensation de gargouillement, accompagnée d'un mouvement de retrait de la tumeur vers la cavité du bassin. Cette manœuvre est continuée pendant une dizaine de minutes, quand tout à coup la tumeur disparaît complètement, car la hernie est réduite.

Quant à l'hydrocèle, le refoulement de son liquide s'opère maintenant très facilement vers la cavité abdominale. Voilà donc la diagnostic posé. L'enfant était atteint d'hydrocèle *congénitale* avec une pointe de hernie qui s'était étranglée, sous l'influence d'un traumatisme.

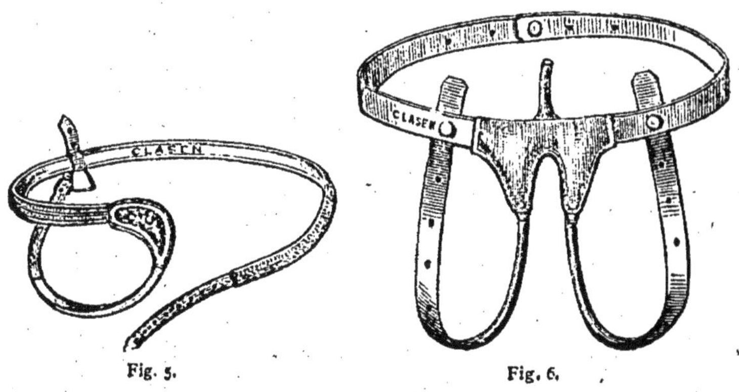

Fig. 5. Fig. 6.

Il était impossible de constater, dès le principe, la nature congénitale de l'hydrocèle, car le signe distinctif essentiel de cette affection faisait défaut, la réductibilité de l'épanchement. Or, sans ce symptôme, comment différencier l'hydrocèle congénitale de l'hydrocèle vaginale?

Nous devons donc admettre le principe que dans des cas semblables, *il faut toujours commencer par réduire la hernie étranglée.* Faute de tenir compte de cette règle, on s'exposerait à ponctionner une hydrocèle congénitale, manœuvre qui, à cause de la continuité de la cavité vaginale avec celle du péritoine abdominal, pourrait occasionner la péritonite.

La hernie réduite et le liquide refoulé, le traitement se bornera à l'application d'un petit bandage herniaire (voir fig. 5 et 6), qui assurera la fermeture de l'anneau inguinal et favorisera la guérison; celle-ci sera complète vers l'âge de 7 à 8 ans.

En terminant, M. Charon fait observer les particularités remarquables dans ce cas : 1° le jeune âge de l'enfant (24 jours) : il est exceptionnel d'observer des cas d'étranglement herniaire dans la première enfance; 2° la complication d'un épanchement hydrocélique dans la partie inférieure du scrotum; la translucidité aurait pu autoriser semble-t-il, une ponction préalable, mais dans ce cas exceptionnel, l'évacuation préalable du liquide pouvait avoir des suites fâcheuses; 3° la tolérance des nourrissons pour l'anesthésie par le chloroforme; d'autre part, 4° la grande quantité qu'il faut de l'agent anesthésique et la longueur du temps nécessaire pour endormir un si jeune sujet; 5° la rapidité avec laquelle une fois l'anesthésie obtenue, un taxis modéré a pu amener la réduction de l'anse herniée; il en est toujours ainsi, l'indication de la kélotomie chez d'aussi jeunes sujets, étant d'une rareté exceptionnelle. G.

V.

EMPYÈME CHEZ UN ENFANT DE HUIT ANS.

Opération. Guérison.

Le traitement de la pleurésie purulente chez l'enfant a fait l'objet de discussions nombreuses, et a soulevé des arguments contradictoires multiples destinés à préconiser telle ou telle intervention.

L'expectation, la ponction simple, la ponction suivie d'injections, l'opération de l'empyème ont chacune leurs partisans.

M. le docteur Thiriar, dans un très intéressant mémoire présenté en 1877 à l'Académie de médecine (1), s'est fait le défenseur de la ponction, suivie de lavage et d'injections modificatrices ; cette méthode lui a donné des résultats excellents.

L'opération de l'empyème, d'autre part, a fourni des guérisons nombreuses entre les mains de beaucoup de

(1) THIRIAR. *De la pleurésie purulente chez les enfants, considérée surtout au point de vue de son traitement par la thoracentèse et les injections iodées, après anesthésie préalable par le chloral.* 1877. — Voir également du même auteur : *Traitement de la pleurésie purulente chez l'enfant.* Presse médicale, 1884, nos 12, 13, 14 et 15.

praticiens et notamment entre celles de notre maître, M. le docteur Charon.

Notre intention n'est pas de renouveler les controverses qui se rattachent à cette intervention; tout semble avoir été dit, et excellement, par d'autres plus autorisés en la matière.

Dans le cas qui nous occupe, la guérison a été obtenue par l'opération de l'empyème.

D'après les renseignements qui nous ont été fournis par le médecin traitant, notre confrère le docteur Van Leynseele, le malade, un enfant de 8 ans, en convalescence de rougeole datant de quinze jours, présenta le 15 avril dernier des symptômes éclamptiques, accompagnés d'une élévation notable de la température.

Le surlendemain, le poumon gauche était le siège d'une pneumonie franche, typique; celle-ci évolua normalement vers la guérison, malgré la présence d'escarres superficielles qui s'étaient produites à la région lombaire.

Le 28 avril survint une diarrhée abondante. La dyspnée était intense et on constata un épanchement, remplissant le 1/3 environ de la cavité pleurale.

Cet épanchement augmenta rapidement, puisque le lendemain, la matité remontait à deux travers de doigt sous la clavicule.

A partir de ce moment, les escarres gagnèrent du terrain, et la gêne respiratoire devint plus intense. La peau était jaunâtre, visqueuse, la moitié gauche de la poitrine, marbrée de veinules dilatées, bleuâtres.

Tous ces symptômes amenèrent notre confrère à porter le diagnostic de pleurésie purulente, ce qui fut vérifié par la ponction qu'il pratiqua avec la seringue aspiratrice.

L'opération de l'empyème fut proposée par le médecin

aux parents, qui ne s'y décidèrent pas immédiatement, et l'enfant nous fut apporté, le 7 mai, à l'hôpital St-Pierre dans un état désespéré, sous le coup d'une asphyxie imminente.

M. Charon pratiqua d'urgence l'opération de l'empyème et le soulagement fut immédiat.

Je ne dirai rien des suites de l'opération qui furent excellentes, si ce n'est que nous eûmes recours, pendant sept semaines à des injections antiseptiques que nous fîmes deux fois par jour avec les solutions suivantes :

d'abord	Chlorure de chaux liquide . .	25	gr.
	Eau.	1000	»
ensuite	Borax	15	»
	Acide salicylique	20	»
	Eau.	1000	»

Ces injections sont tièdes et se font facilement à l'aide de l'irrigateur d'Esmarch.

Les lavages au chlorure de chaux liquide nous semblent avoir une utilité incontestable, dans le cas où l'odeur gangréneuse est très prononcée, par suite de la décomposition des tissus sphacélés, retenus à l'intérieur de la cavité pleurale. Chez notre malade, cet antiseptique a produit une atténuation très sensible de l'odeur qui était absolument intolérable; des lambeaux nécrosés furent, dans la suite, évacués en grande abondance.

A ce propos, faisons remarquer qu'il nous semble difficile de croire que, dans un cas de l'espèce, l'évacuation simple par aspiration, eût pu amener la guérison; car comment admettre la possibilité d'aspirer, avec le trocart, des fragments membraneux d'une étendue et d'une consistance telles qu'ils pouvaient à peine se frayer un passage à travers une plaie de quatre centimètres de largeur.

Nous nous servons habituellement pour le drainage de la cavité de deux tubes en caoutchouc, fixés sur une plaque de la même substance, appareil excellent, dont M. le professeur Rommelaere fait, depuis longtemps, un usage journalier (fig. 7).

Lorsque la suppuration commence à être très minime, et que la plaie se rétrécit journellement, il n'est plus utile de faire passer une grande quantité de liquide désin-

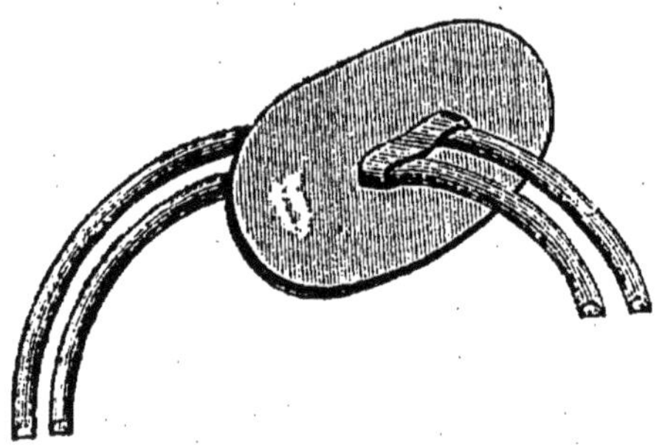

Fig 7

fectant dans la poche; M. Charon remplace dès lors, la plaque en caoutchouc par un petit appareil fort simple, qu'il a fait construire par M. Denis, et qui remplit toutes les indications.

Cet appareil n'est enlevé que quand toute suppuration a cessé.

Il se compose de deux pièces : 1° d'une petite plaque ovale, en métal, sur le bord de laquelle sont percés quatre œillets pour y placer des cordons; au centre on y a pratiqué une ouverture arrondie; à la partie supérieure de cette plaque s'incère un crochet mobile. 2° L'autre pièce se compose d'un tube métallique d'un centimètre de long, dont le calibre est en rapport avec l'ouverture centrale de la plaque, et muni d'un petit anneau soudé à sa paroi externe, dans lequel est reçu le crochet mobile de la plaque; en tournant le crochet mobile en travers, on a fixé le tube à la plaque. Avant d'introduire le tube dans l'ouverture centrale de la plaque, et de l'y fixer en tournant le crochet, on y a lié un drain solidement, à l'aide d'un fil de soie; la longueur du drain varie suivant les cas, suivant l'amplitude du thorax, l'âge de l'enfant, etc.

On a donné une longueur telle au petit tube métallique que lorsqu'il est arrêté par le crochet mobile, il ne dépasse pas la face postérieure de la plaque, de sorte que le drain seul pénètre dans la poitrine et aucune partie du tube rigide.

Les principaux avantages de cet appareil sont les suivants: 1° il ne produit aucune douleur, ni lors de son introduction, ni lorsqu'il est fixé à la cavité thoracique; 2° il ne sort jamais de la poitrine, parce que d'abord la plaque est fixée par des cordons autour du thorax, et parce que les lèvres de la plaie exercent une légère pression sur les parois du drain et le maintiennent en place; 3° les injections se pratiquent avec la plus grande facilité, l'extrémité de la seringue se plaçant commodément dans l'orifice du tube métallique; 4° on peut retirer le tube pour le nettoyer, sans être obligé de déplacer la plaque.

Dans les cas favorables, il faut en moyenne de 6 à 7 semaines pour obtenir la guérison de la fistule de l'empyème. Chez notre petit malade, les choses se sont passées ainsi. Nous l'avons néanmoins tenu en observation jusqu'au 17 juillet, époque à laquelle il est sorti guéri de l'hôpital. G.

VI.

MORT SUBITE A LA SUITE DE MÉNINGITE

CHEZ UN SUJET DE QUATRE ANS
ATTEINT D'UNE COXALGIE RÉCENTE.

Clinique du docteur CHARON, recueillie par le docteur GEVAERT (8 décembre 1887).

Les altérations du début dans la coxalgie sont décrites par les auteurs les plus récents comme étant primitivement osseuses, alors que naguère on admettait généralement que les désordres dans cette affection siégeaient, à l'origine, dans les tissus intra-articulaires : dans la synoviale, les cartilages, les ligaments. Ce qui fait défaut pour élucider cette question, ce sont les comptes-rendus d'un nombre suffisant d'autopsies pratiquées au premier stade de la coxalgie.

La mort, en effet, n'arrive pour ainsi dire jamais aux deux premières périodes de la maladie, si ce n'est par suite d'une affection intercurrente, et les autopsies de malades atteints de coxalgie récente se comptent aisément dans les annales de la science; les documents tels qu'ils existent sur ce sujet ont servi de base à deux théories différentes. La première en date est celle de

J.-L. Petit, de Cloquet, de Brodie, de Denonvillers et du professeur Crocq; ces auteurs considèrent la séreuse comme altérée dès l'invasion du mal et admettent l'existence d'un épanchement synovial primitif; cette opinion est entrée dans le domaine classique, grâce aux autopsies de Jolly, de Paletta, de Lesauvage, et une observation publiée par Parise, en 1843, vient à l'appui de cette façon d'envisager le processus à son origine. Une théorie plus récente est celle de Volkmann, qui a été adoptée par Kœnig et Lannelongue; le tissu osseux serait pour ces chirurgiens le point de départ des désordres dans la coxalgie et, de plus, la lésion osseuse primitive serait, d'après eux, de nature tuberculeuse. Quand les sujets succombent aux progrès du mal, au marasme qui résulte de la coxalgie arrivée à la troisième période, on découvre des lésions si avancées de l'épiphyse fémorale et du cotyle, que l'on est disposé à croire que les désordres du côté des os ont précédé ceux de la séreuse, des cartilages et des ligaments. Le professeur Lannelongue fournit à l'appui de l'origine osseuse de la coxalgie trois autopsies pratiquées tout au début de l'affection; il les décrit d'une façon très détaillée dans son ouvrage sur la *coxotuberculose;* dans les trois cas, l'épiphyse fémorale était le siège d'un foyer tuberculeux. Dans la première observation et dans la seconde, le foyer tuberculeux était inclus dans le tissu spongieux de la tête fémorale; dans la troisième, il siégeait au col du fémur. Les trois enfants porteurs de ces altérations, étaient atteints de coxalgie récente, avaient été emportés, tous les trois, par des accidents diphtéritiques étrangers à leur affection articulaire, et le professeur de l'hôpital Trousseau insiste bien sur ce fait, que chez ces trois enfants, la cavité articulaire ne présentait que de très légères altérations; il tire de ces trois cas cette conclusion : la coxotuberculose est primitivement osseuse. C'est peut-être généraliser les faits prématurément, tirer une conclusion trop absolue, en ne s'appuyant que sur trois cas seulement.

Je n'ai pu pratiquer, dans un intervalle de dix-sept ans, que deux autopsies de sujets atteints de coxalgie au début. Dans le premier cas que j'ai observé, en 1874, l'enfant, âgé de trois ans, avait succombé subitement, étouffé par une violente quinte de coqueluche. Il présentait, lors de son entrée, une coxalgie du côté gauche, caractérisée par une très légère claudication, un peu d'élargissement du diamètre transverse de la fesse gauche, par des douleurs nocturnes du côté du membre malade. A l'autopsie, dès que nous eûmes incisé les fibres du petit fessier, grêles et œdématiés, nous tombâmes sur la capsule fibreuse, qui, très amincie à cet endroit, fut ouverte par le scalpel; il s'échappa environ quinze grammes d'une sérosité louche, blanchâtre; la synoviale ne présentait pas le poli que l'on observait du côté droit, indemne de toute lésion; l'épithélium pavimenteux était altéré et avait même disparu dans certaines parties de la séreuse; le ligament rond était d'un volume triple de celui du côté sain, rougeâtre et infiltré de sérosité. Malheureusement, il n'était pas en 1874 question de la coxotuberculose, et nous ne songeâmes pas, nous l'avouons, à faire des coupes sur l'épiphyse et sur le cotyle, telles que les recommande Lannelongue, et qui lui ont fait découvrir dans la substance spongieuse des dépôts tuberculeux, alors que la cavité articulaire ne présentait encore que de très légères altérations; la pièce fut présentée par nous, telle que nous venons de la décrire, à la Société anatomo-pathologique, comme un spécimen rare des phénomènes initiaux de la coxalgie.

Le second cas date d'hier seulement. Il nous a paru intéressant de vous mettre sous les yeux ces pièces qui proviennent d'un enfant atteint de coxalgie récente; elles méritent d'attirer un instant votre attention, vu la rareté des documents que nous possédons sur les lésions du début, dans cette tumeur blanche. Ces pièces proviennent d'un enfant, entré dans notre service le 23 octobre 1887 et décédé, par suite de circonstances que nous vous rapporterons plus loin, le 5 décembre dernier; il était atteint d'une coxalgie qui datait de trois mois avant son entrée; nous avions noté chez lui les symptômes suivants: léger allongement du membre droit, abaissement de l'épine iliaque et effacement du pli fessier du côté malade, contracture musculaire quand on tourne dans l'abduction le membre lésé, fauchement peu marqué pendant la marche; c'étaient les symptômes propres au début de la seconde période de la coxalgie. L'enfant avait un facies excellent, un peu rouge, un embonpoint satisfaisant.

Pour enrayer les progrès de son affection, nous avons immédiatement soumis ce jeune sujet à l'immobilité et à l'extension continue avec un poids de deux kilos; jamais, pendant la durée de ce traitement, il n'accusa la moindre douleur.

Le 5 décembre, à 7 heures du soir, il était tombé subitement dans une crise convulsive des plus violentes; on fit appeler l'interne de garde qui le soumit à des inhalations de chloroforme; les convulsions se calmèrent un peu, mais l'enfant succomba au milieu de la nuit dans un nouvel accès d'éclampsie.

A l'autopsie, nous trouvions la masse cérébrale fortement congestionnée; il existait, en arrière du chiasma des nerfs optiques, un léger exsudat blanchâtre, sous-arachnoïdien, qui se continuait le long des scissures et des principales circonvolutions; on notait de l'épanchement séreux dans les ventricules latéraux; la partie supérieure du lobe inférieur du poumon gauche était le siège d'un foyer caséeux de la grosseur d'une noix, entouré de granulations tuberculeuses naissantes; on trouvait également de semblables granulations éparpillées çà et là dans le parenchyme du poumon droit; la capsule de la rate était tapissée entièrement de tubercules miliaires; les plaques de Peyer étaient saillantes, plusieurs d'entre elles étaient ulcérées comme elles le sont dans la fièvre typhoïde, sans qu'il y eût de trace de congestion du côté de la séreuse péritonéale; le gros intestin présentait les altérations de la psorentérie.

Du côté du membre malade, les fibres du grand fessier étaient atrophiées, plus pâles que normalement; la capsule fibreuse était épaissie, comme recroquevillée; sa face interne était tapissée, principalement au niveau de son insertion, de fongosités saillantes d'un rouge vif; on retrouvait les mêmes fongosités au fond du cotyle, dans tout le pourtour de l'insertion du ligament rond; le cartilage d'encroûtement de la tête fémorale n'avait pas son poli, sa coloration normale; il était jaunâtre, mat, et présentait une très petite perte de substance arrondie, de deux milimètres de diamètre, dans le voisinage de l'insertion de la capsule; cette ulcération correspondait à un point symétrique du côté de cartilage du cotyle, érodé dans la même étendue, vers la partie externe du cartilage semi-lunaire.

Plusieurs coupes pratiquées dans le sens longitudinal et transversal, tant sur l'épiphyse fémorale que sur l'os iliaque, ne faisaient découvrir rien d'anormal du côté de la trame osseuse, aucun foyer tuberculeux ni caséeux, pas de trace d'ostéite ni de carie.

Ce qui nous a frappé également, c'est l'absence d'épanchement intra-articulaire; il n'existait pas non plus la moindre trace de fausses membranes tapissant la face interne de la séreuse. Certains auteurs attribuent à ces fausses membranes un rôle important dans le processus de la tumeur blanche : il se produirait au début dans la cavité articulaire l'exsudation d'un liquide albumino-fibrineux, puis la partie solide de l'exsudat se déposerait sur la surface de la cavité sous forme de fausses membranes et celles-ci en s'organisant, en se vascularisant donneraient lieu à la formation du tissu cellulo-vasculaire, aussi appelé *tissu fongueux*. Dans le cas dont nous nous occupons, les fongosités semblent s'être formées de toute pièce, sans avoir été précédées d'épanchement, ni de dépôt de fausses membranes. Nous pouvons déduire de cette autopsie que, s'il existe souvent au début de la coxalgie des lésions osseuses primitives, que si l'on a constaté dans d'autres circonstances comme lésions initiales, de l'épanchement et des exsudations pseudo-membraneuses, il faut admettre aussi que l'affection peut débuter par la naissance spontanée de fongosités au niveau de culs-de-sac synoviaux, envahissant progressivement par la suite les tissus sous-jacents et les os.

On ne peut mettre en doute que, dans le cas présent, on avait bien affaire à une coxotuberculose; à un moment donné les bacilles, émanant probablement du foyer caséeux du poumon gauche, ont été répandus dans le courant circulatoire, se sont localisés au niveau de l'articulation, puis, une nouvelle poussée plus aiguë aura déterminé la méningite et la granulie splénique, la mort enfin par tuberculose miliaire généralisée.

De ces faits nous pouvons tirer les déductions suivantes :

1° L'épanchement articulaire n'est pas constant au début de la coxalgie : l'allongement du membre symptôme du second degré de cette tumeur blanche, n'est pas dû à un liquide épanché, mais à la contracture musculaire, entraînant l'inclinaison du bassin;

2° La coxalgie n'est pas toujours non plus primitivement osseuse;

3° L'affection peut débuter par la naissance de fongosités vasculaires, à l'intérieur de l'article;

4° Le ligament rond est, dès le début, profondément altéré, ramolli, vascularisé, œdématié;

5° Les cartilages et les os peuvent s'entreprendre consécutivement à la formation des fongosités articulaires;

6° La granulie, dans cette observation, a probablement pris son origine dans l'ancien foyer caséeux qui siégeait au niveau du lobe inférieur du poumon gauche.

VII.

SACRO-COXALGIE CHEZ UN ENFANT DE NEUF ANS.

Clinique recueillie par le docteur GEVAERT (15 décembre 1887).

La tumeur blanche de l'articulation sacro-iliaque (sacro-coxalgie) est une affection que l'on observe rarement, même dans un service spécial comme le nôtre, réservé uniquement aux maladies chirurgicales de l'enfance.

Laugier (1) et Hahn (2) sont les premiers qui ont décrit la sacro-coxalgie; Crocq s'en occupe d'une façon détaillée dans son *Traité des tumeurs blanches* (1853). Dans le cas présent, il s'agit d'un enfant âgé de 9 ans qui nous a été présenté à la consultation gratuite, le 11 décembre 1887.

Le malade se plaignait de vives douleurs dans le genou gauche et par sa persistance, ce symptôme avait attiré l'attention des parents, bien plus que la claudication, qui était d'ailleurs peu marquée; l'affection de cet enfant avait débuté quatre mois avant la présentation à l'hôpital.

En étudiant la marche du malade, nous observons que le membre droit, plus allongé que le gauche, est à chaque

(1) *Dictionnaire de médecine* en 30 volumes, t. V, p. 88.
(2) *Algemeine medizinische Zeitung*, Octobre 1833.

pas porté en avant, en décrivant un arc de cercle, fournissant ainsi le phénomène que l'on a qualifié du nom de fauchement et qui est le symptôme caractéristique, pendant la déambulation, de la coxalgie aux deux dernières périodes; en effet, à la seconde période, dans cette arthrocace, le patient fauche du membre malade; à la troisième, il fauche du membre demeuré sain, devenu plus long par l'élévation du bassin, du côté de la coxalgie. Toutefois dans la boiterie de notre sujet, la marche est plus dandinante que celle que l'on observe dans la coxalgie au troisième degré; le pied de la jambe la plus courte appuie, chez lui, de toute la surface plantaire sur le sol; chez le coxalgique arrivé à la phase de l'adduction du membre, le pied se place en équinisme, pour remédier au raccourcissement.

Par un examen minutieux, nous nous assurons que l'articulation est parfaitement normale du côté droit, où le membre semble allongé; c'est du côté gauche, du côté du raccourcissement que le mal existe.

Le membre gauche semble plus court que le droit de 3 centimètres; il est légèrement fléchi sur le bassin; il est dans l'adduction comme dans la troisième période de la coxalgie. Si l'on couche le patient sur une surface bien plane et si l'on étend complètement le membre, il se manifeste à la région lombaire la même ensellure qui se produit dans la coxalgie, le bassin suit le fémur et c'est le rachis qui fournit l'ensellure; ce phénomène est dû à ce que la contraction réflexe des muscles périarticulaires, a immobilisé l'articulation coxo-fémorale de ce côté.

Les mouvements que l'on imprime à l'articulation, en plaçant successivement le fémur dans la flexion, dans l'abduction et dans l'adduction, ne donnent lieu qu'à une très légère contracture musculaire, n'occasionnent aucune douleur à l'enfant; pendant ces manœuvres nous ne percevons aucun frottement anormal, aucun craquement, même après avoir chloroformé le sujet. Sous la narcose, toute résistance musculaire ayant cessé du côté malade, nous frottons la tête fémorale en tout sens contre les parois de la cavité cotyloïde, sans rencontrer d'obstacle de nature fibreuse ou osseuse.

Le raccourcissement du membre n'est qu'apparent; en mesurant de chaque côté la distance de l'épine iliaque antérieure et supérieure à la malléole externe, on obtient de part et d'autre, la même mesure, 58 centimètres. Ce qui produit le raccourcissement apparent du membre gauche, c'est l'élévation de l'épine iliaque de ce côté.

Les muscles de la région fémorale et tibiale sont atrophiés; l'attitude du membre en adduction, l'élévation du bassin, l'atrophie musculaire, ce sont là des symptômes qui caractérisent la coxalgie à la troisième période, mais l'affection ici est trop récente et nous savons qu'au début de la coxalgie, le membre se porte dans l'abduction et que l'épine iliaque descendue du côté de l'arthrocace, fournit l'allongement apparent du membre.

L'examen de la région fessière va donner encore plus de précision au diagnostic que nous allons poser; les muscles fessiers sont un peu tuméfiés, un peu relâchés du côté gauche; le pli fessier de ce côté est moins profond, moins étendu transversalement que le droit et le sillon interfessier dévie du côté droit, vers son extrémité supérieure. Ce qui frappe surtout, c'est une tuméfaction allongée, dessinant sur la fesse gauche, l'interligne articulaire de la symphise sacro-iliaque; la partie saillante est douloureuse à la pression; en rapprochant fortement les épines iliaques supérieures et antérieures, la pression des os coxaux contre le sacrum, produit également une violente douleur, rapportée avec beaucoup de précision par le jeune patient, au niveau de la symphise malade.

Nous nous croyons autorisé en conséquence à formuler ici le diagnostic *de tumeur blanche sacro-iliaque ou de sacro-coxalgie.*

Cette affection est rarement observée et il importe de la différencier de l'arthropathie iléo-fémorale, tant au point de vue du pronostic que du traitement.

En résumé, les symptômes propres à cette affection sont: 1° tuméfaction de la région fessière au niveau de la symphise sacro-iliaque, douleur à la pression; 2° production d'une douleur localisée au niveau de cette symphise, quand on rapproche fortement les os coxaux; 3° déviation du sillon interfessier du côté sain; 4° claudication avec léger dandinement; 5° position prématurée de la cuisse dans l'adduction, avec élévation prématurée du bassin du côté malade, *ce qui n'arrive qu'à la période ultime,* dans la coxalgie.

Par contre les symptômes communs à la sacro-coxalgie et à la coxalgie sont: 1° la douleur réflexe du genou; 2° l'atrophie du membre; 3° la contracture musculaire des muscles péri-articulaires, contracture d'ordre réflexe comme dans la coxalgie; 4° certains degrés de flexion, d'abduction ou d'adduction du fémur.

Dans notre cas, le membre présentait l'adduction et le raccourcissement, mais on a observé plus fréquemment l'allongement au début de la maladie et certains malades présentent des alternatives d'allongement et de raccourcissement.

La marche de cette affection est variable; dans certains cas heureux, on obtient la guérison par ankylose de l'articulation; dans d'autres cas, les fongosités fournissent bientôt une abondante suppuration et l'ostéite chronique du bassin ne tarde pas à plonger le malade dans un marasme profond. En 1876, nous avons observé une sacro-coxalgie qui, chez un enfant âgé de 7 ans, se termina par la mort; l'enfant mourut, épuisé par une longue suppuration et présentant les mêmes lésions viscérales que l'on rencontre dans la période ultime de la coxalgie; on observait sur tout le pourtour de la symphise sacro-iliaque, des anfractuosités d'une coloration noirâtre; au centre des cavernes qui siégeaient au point d'union du sacrum et de l'os coxal, on rencontrait des esquilles dont les unes étaient encore adhérentes à l'os sous-jacent par des tractus de tissu fongueux tandis que d'autres étaient détachées et baignaient dans le pus; du côté de la fosse iliaque interne, la couche osseuse la plus superficielle avait disparu dans l'étendue d'une pièce de cinq francs, emportée par suite de nécrose superficielle; plusieurs trajets fistuleux s'ouvraient sous le grand trochanter et avaient comme dans la coxalgie au troisième degré, amené l'épuisement du malade et déterminé la dégénérescence amyloïde des reins, la stéatose du foie et la mort.

Chez notre malade, nous espérons une issue plus favorable; le mal est récent et nous comptons pouvoir le combattre avec avantage par un traitement général et local; nous nous proposons d'avoir recours, pour bien immobiliser la symphise malade, à un bandage plâtré analogue à celui que Sayre emploie dans la spondylite, s'étendant du milieu de la région dorsale jusqu'à la partie inférieure de la fesse, laissant toutefois l'anus à découvert, recouvrant bien les saillies trochantériennes et les dépassant même de quelques centimètres.

Le traitement général sera reconstituant et réparateur, et suivant l'état des voies digestives du sujet, nous administrerons l'huile de poisson ou le vin de quinquina, les préparations arsenicales, le phosphate de chaux joint au pyro-phosphate de fer citro-ammoniacal, l'iodure de fer.

VIII.

UN CAS D'OSTÉITE VERTÉBRALE TUBERCULEUSE.

Clinique recueillie par le docteur GEVAERT (19 Janvier 1888).

J'attirerai tout spécialement votre attention, Messieurs, sur la démarche de ce jeune garçon, âgé de 7 ans et demi, entré, il y a deux jours, dans le service; il boite légèrement de la jambe droite, en même temps ses pas sont timides, incertains; vous le voyez s'avancer avec précaution, les jambes écartées, les épaules élevées, le menton un peu projeté en avant; cette attitude dans la déambulation est propre aux sujets atteints du mal de Pott. D'une façon inconsciente, par une sorte d'instinct, d'action réflexe, ces malades compensent le défaut d'aptitude de leur rachis à supporter le poids du tronc, en contractant les masses musculaires de la région dorsale; la colonne vertébrale acquiert ainsi plus de rigidité et, comme le dit Sayre, elle se trouve dès lors consolidée par une sorte d'attelle musculaire.

Quant à la boiterie de la jambe droite, elle est due à un pied-bot varus, congénital; ce sujet a été traité de cette infirmité, peu après sa naissance, par le massage; le pied a encore une tendance à tourner en dedans, mais l'intervention de la ténotomie n'existe pas, car aucun tendon n'est en état de contracture.

Si nous découvrons ce malade, nous constatons qu'il présente une saillie anguleuse de la colonne vertébrale, siégeant à la région dorso-lombaire; l'apophyse épineuse de la première vertèbre lombaire est surtout proéminente et son extrémité postérieure forme le sommet de la gibbosité.

Au dire du père, cette affection qui, depuis un an, a fait des progrès sensibles, a débuté après une coqueluche survenue chez son enfant, à l'âge de cinq ans.

Mais nous n'avons pas encore épuisé la série des désordres que présente ce jeune garçon; lorsque l'on déprime chez lui la paroi abdominale, on perçoit, par la palpation, une tumeur allongée, fluctuante, indolore, difficile à délimiter et située le long de la crête iliaque du côté gauche.

.Cette tumeur ignorée du patient ne peut être qu'un abcès migrateur, prenant son origine au niveau des vertèbres de la région dorso-lombaire.

Par l'examen de la poitrine, nous pouvons apporter encore plus de précision dans le diagnostic de l'affection et présumer la nature de l'ostéite vertébrale.

Au sommet droit, la percussion fournit un son plus mat que du côté opposé, l'auscultation y révèle un souffle tubaire nettement caractérisé, parfaitement audible à la partie postérieure, au niveau de la fosse sus-épineuse et dans l'aisselle.

Revenons maintenant aux anamnestiques; il y a deux ans, l'enfant a été atteint d'une coqueluche qui a traîné en longueur; c'est depuis cette époque que sa santé a langui, est devenu chancelante; un an après l'apparition de la coqueluche, le père constatait le début de la gibbosité; il n'est pas téméraire dès lors, de supposer que la coqueluche a déterminé chez ce jeune garçon, une déchéance de l'organisme qui a favorisé le développement d'une tuberculose dont la localisation au sommet du poumon droit a précédé l'affection vertébrale.

Pour résumer la succession des faits, nous voyons que cet enfant d'une faible constitution, né avec un pied-bot varus, a été atteint vers l'âge de cinq ans, d'une coqueluche grave, prolongée; cette affection débilitante pour tous ceux qu'elle frappe, a été suivie chez ce sujet, de tuberculose pulmonaire; dans la suite, les bacilles charriés par la circulation, ont déterminé dans les corps des vertèbres dorsales et lombaires, la formation de tubercules enkystés qui ont passé à la caséification, à la suppuration, ont causé l'effrondrement du rachis et ont été la source de l'abcès migrateur qui siège actuellement dans le flanc gauche. Nous concluons en conséquence à l'existence chez cet enfant d'un mal de Pott de nature tuberculeuse.

Le pronostic est grave, sans doute, en raison de l'état avancé de la spondylite, de l'apparition de l'abcès ossifluent et surtout à cause de la lésion pulmonaire; la marche de ces deux dernières complications règlera dans l'avenir, la destinée du malade.

Le traitement que nous instituerons sera général et local; nous accorderons à ce malade les boissons et les aliments les plus propres à favoriser chez lui la nutrition, à lui tonifier l'organisme; je n'insisterai pas sur ce point : ce serait m'exposer à des redites continuelles, car ce traitement est applicable, sans exception, à tous les enfants de notre service. La complication de tuberculose pulmonaire fournit l'indication d'administrer dans le cas présent, l'huile de poisson à la créosote et les préparations arsenicales. Nous nous garderons bien, tant qu'il ne fera pas de progrès sensible, de toucher à l'abcès ossifluent; nous nous réservons toutefois à un moment donné, si la collection purulente augmente considérablement, de façon à menacer de s'ouvrir spontanément, en perforant la peau, d'intervenir par l'aspiration du pus avec la seringue de Dieulafoy, suivie d'une injection d'éther iodoformé. Quant à la gibbosité, nous allons tenter d'enrayer son développement, de prévenir ainsi les complications qui surviendraient du côté de la moelle épinière, en appliquant immédiatement, sous vos yeux, à ce jeune malade, l'appareil plâtré de Sayre. Par ces moyens, si nous n'arrivons pas à une guérison complète, nous pouvons espérer du moins, sans trop d'optimisme, maintenir encore longtemps chez ce sujet un état stationnaire de son mal, lui conserver une santé relative; nous retarderons, par notre intervention, l'apparition d'accidents qui se succéderaient fatalement : les douleurs irradiantes, qui accompagnent l'ostéite vertébrale, la paralysie des extrémités inférieures, le marasme consécutif à la suppuration, en dernier lieu, la mort.

A plusieurs reprises, nous avons déjà sous vos yeux, procédé à la confection du corset plâtré; nous ne vous décrirons pas les nombreux détails relatifs à son application; j'insisterai seulement aujourd'hui sur les avantages qu'il présente; en premier lieu, sa grande supériorité consiste, à mes yeux, en ce qu'il peut être fabriqué, séance tenante, tout entier, par le chirurgien lui-même. Jadis on ne se servait pour combattre le mal de Pott, que d'un appareil, toujours le même en somme, en dépit des modifications insignifiantes que chaque chirurgien avait la naïveté d'y apporter; c'était une ceinture qui prenait son point d'appui sur le pourtour du bassin et qui donnait attache à deux attelles latérales en acier, munies de béquillons que l'on fixait sous les aisselles; on avait souvent beaucoup de peine à empêcher des bandagistes trop zélés, de placer une troisième attelle, appliquée supérieurement contre la gibbosité, dans l'idée chimérique de l'amoindrir par la compression, ce qui déterminait infailliblement au niveau des vertèbres les plus saillantes, une escarre douloureuse et très longue à guérir. L'extrême mobilité des épaules rendait le plus souvent illusoire, le rôle que les attelles devaient jouer, celui de transmettre le poids de la partie supérieure du tronc aux parois du bassin, au lieu de le faire porter sur la colonne vertébrale malade; cet inconvénient n'existe plus avec le corset plâtré qui soutient tout le thorax d'une façon uniforme et qui reste toujours fixé immuablement, sous les aisselles. L'enfant souffrant de son ostéite vertébrale, menacé de paralysie, reçoit immédiatement des mains du chirurgien, le bénéfice d'un soutien pour sa colonne vertébrale qui menace de s'effondrer. Plus de ces lenteurs administratives qui retardaient la mise en œuvre du traitement; il fallait naguère, dans certains cas, demander par écrit à la commune de l'indigent, si elle assumait la responsabilité des frais de l'appareil; puis il fallait compter avec les retards du fabricant qui, mandé, arrivait à son heure, prenait mesure et après de longs jours d'attente, livrait un corset qui exigeait encore des remaniements; puis l'appareil ne tardait pas à se détraquer; il fallait la croix et la bannière pour obtenir les réparations nécessaires et, pendant ce temps, le traitement du patient était interrompu; l'état de sa colonne vertébrale, privée de soutien, allait en s'aggravant.

Les bienfaits du corset plâtré nous sont dénoncés journellement par de tout jeunes enfants; que de fois des parents sont venus nous dire, lorsque l'ancien corset avait été ôté prématurément, que leurs enfants pleuraient pour venir se faire remettre à l'hôpital cette cuirasse bienfaisante, qui les soulageait de leurs douleurs et donnait plus de fermeté à leur marche!

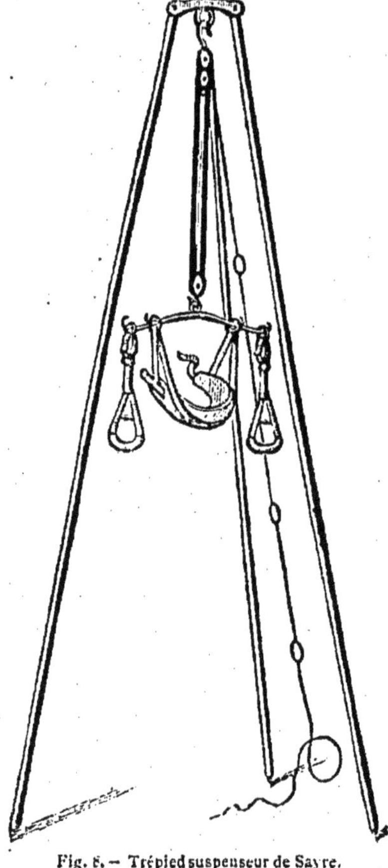

Fig. 8. — Trépied suspenseur de Sayre.

Depuis plus de deux ans que nous n'avons plus recours qu'à l'appareil de Sayre, dans tous les cas de mal de Pott, hormis ceux, bien entendu, à la période d'acuité, nous ne lui avons reconnu aucun inconvénient, nous en avons apprécié les immenses avantages. Son prix oscille entre 3 et 5 francs; ce dernier prix est celui du corset qu'on est obligé de fendre pour le rendre amovible et qui doit alors être muni de crochets dans lesquels on place un lacet pour bien ajuster la cuirasse contre les parois du thorax; le corset amovible n'agit pas avec autant d'efficacité que le corset fermé, fixé au tronc d'une façon immuable et pour un temps prolongé; on doit cependant y recourir, quand la gibbosité par trop saillante fait redouter la prompte apparition d'une escarre ou d'autres accidents.

On a incriminé la suspension que l'on fait subir au patient pendant la pose du corset de Sayre; chez certains sujets, on aurait observé un état d'angoisse, la syncope, une douleur intolérable de la région cervicale. Peut-être a-t-on effectivement observé ces troubles chez les adultes, mais chez l'enfant, la suspension bien faite par le cou et par les aisselles, les extrémités des orteils reposant sur le sol ou sur un support, est parfaitement tolérée, ne donne jamais lieu au moindre malaise; au contraire beaucoup de sujets éprouvent un soulagement immédiat, par le fait de cette suspension, qui remédie instantanément à la pression, au tassement des vertèbres malades; c'est à ce moment, et par l'expérience on arrive à le saisir, que Sayre recommande d'arrêter le degré de suspension et de placer les bandes.

Wilette aurait observé des bronchites, des vomissements et même un cas de paralysie, provoqués par le port du corset; Ormsby aurait vu une énorme quantité de pédiculi développés sous le plâtre, mais Sayre indique dans ses « *Leçons sur l'Orthopédie* » un petit artifice pour entretenir la propreté de la surface cutanée sous la cuirasse hermétiquement fermée. Un corset de Sayre, qui demande quinze minutes à peine pour sa bonne application, peut demeurer en place quatre à six mois, et de Saint-Germain cite même des cas où il a pu le laisser pendant huit mois. C'est en lisant la « *chirurgie orthopédique* » de de Saint-Germain, détracteur converti du corset de Sayre, que je suis devenu partisan convaincu de l'appareil américain, après avoir lu comment ce chirurgien avait immédiatement, par la cuirasse plâtrée, soulagé un jeune homme du mal de Pott, qu'aucun moyen auparavant n'avait pu améliorer. Lisez aussi, Messieurs, l'histoire de son premier bandage plâtré que raconte Sayre dans ses leçons cliniques et, j'en suis certain, vous abandonnerez complètement à l'avenir l'usage des corsets à ceinture et à béquillons du fabricant, qui sont toujours d'un prix élevé, difficiles à obtenir d'une facture irréprochable et dont l'effet curatif est loin d'atteindre celui du bandage plâtré de Sayre.

IX.

PIED-BOT (VARUS-ÉQUIN)

CHEZ UN ENFANT DE NEUF ANS.

Extirpation de l'astragale et résection de la malléole externe.

Quand Delpech, en 1816, pratiqua la première ténotomie pour remédier au pied-bot; quand, plus tard, cette opération fut perfectionnée successivement par Stromeyer, Duval, Bouvier, Guérin, on put croire un instant que l'infirmité du pied-bot, traquée par le ténotome du chirurgien, ne s'observerait plus dans l'avenir; on coupa les tendons, les muscles, les aponévroses avec enthousiasme, et Guérin, dans la scoliose, alla jusqu'à sectionner des muscles spinaux qui n'en pouvaient mais, et qui n'avaient jamais été contracturés.

Certain varus-équin congénital sera rebelle à toutes les ténotomies, soit que d'emblée, *in utero*, il se soit produit une déformation du pied de nature à résister à tous les modes ordinaires de traitement, soit qu'après l'intervention chirurgicale, les appareils redresseurs n'aient point été appliqués avec assez de minutie, de méthode ou de persévérance.

Le type du pied-bot qui se montre rebelle à la ténotomie, c'est le varus-équin au troisième degré; pour combattre dans ce cas la déformation excessive des os du tarse, on a pratiqué l'ostéotomie, mais cette opération n'a pas de règles bien précises; elle est laissée pour chaque cas donné à l'appréciation du chirurgien.

Il n'en est pas de même de l'opération de l'extirpation de l'astragale proposée et pratiquée par Lund (1872); cette intervention bien définie, d'un manuel opératoire qui ne laisse rien à l'imprévu, ne tardera pas à devenir classique et rendra plus rare encore qu'elle ne l'est de nos jours, l'infirmité qui fit le désespoir de lord Byron et de Walter Scott.

Il y a trois ans, j'avais pratiqué à plusieurs reprises la ténotomie chez le nommé Adolphe Dhondt, alors âgé de six ans; cet enfant présentait un double varus-équin, avec gracilité extrême des deux jambes; au niveau de la face externe du calcaneum, on observait, de chaque côté, une bourse séreuse de nouvelle formation, très épaisse, qui s'enflammait par la marche; cette difformité des pieds s'était accentuée à ce point, par ce fait, que, depuis la naissance du patient, on n'avait rien entrepris pour combattre son infirmité; la déambulation était devenue pour lui si difficile, si douloureuse par moments, qu'il y avait insensiblement renoncé et il nous fut apporté à l'hôpital, à califourchon sur le dos de son père; ce dernier était désolé de l'impotence qui retenait ce jeune garçon sans cesse au logis, qui le mettait hors d'état d'acquérir de l'instruction en fréquentant l'école; aussi ce père désespéré nous suppliait de mettre, par n'importe quel moyen, son fils en état de marcher tant bien que mal.

Adolphe Dhondt sortit de l'hôpital, après avoir subi plusieurs ténotomies, suivies d'application de bandages plâtrés; il était guéri du varus-équin qui siégeait à gauche, mais le pied droit n'était pas même amélioré; ce pied continuait à se porter sur la face externe du calcaneum, la plante tournée en dedans; la marche était toutefois devenue possible; l'enfant put fréquenter l'école, mais, en somme, le résultat était loin de me satisfaire. Je me demandais s'il ne fallait pas recourir à l'ostéotomie pour redresser le pied droit, quand M. Thiriar m'invita à assister, dans son service, à une extirpation de l'astragale qu'il devait pratiquer chez une jeune fille de 13 à 14 ans; il avait été à Nancy pour voir opérer le professeur Gross, ne voulant jamais, m'a-t-il dit, entreprendre un nouveau procédé qu'il n'avait pas vu exécuter au préalable. Avec la dextérité qui lui est propre, M. Thiriar disséqua l'astragale du côté droit, réséqua la malléole externe et appliqua ensuite un pansement à l'iodoforme avec attelles plâtrées et antisepsiées par le sublimé.

Il avait, trois semaines auparavant, pratiqué la même opération sur l'autre pied de cette patiente; seulement pour arriver à un redressement convenable, il avait dû en outre pratiquer l'ostéotomie sur une portion du calcaneum; malgré un pareil traumatisme, quand, après avoir opéré le pied droit, il enleva, sous mes yeux, le bandage du pied gauche, je constatai qu'il avait obtenu la cicatrisation par première intention.

Plein d'enthousiasme pour cette opération, je résolus de l'entreprendre à mon tour et d'en faire bénéficier le nommé Dhondt; ce malheureux escorté de son père me persécutait de ses visites, avec cette ténacité que l'on observe chez le malade qu'on n'a soulagé qu'à demi et qui, créancier impitoyable, réclame l'autre moitié de la guérison.

Le 20 mars dernier, j'enlevai l'astragale du pied droit chez cet enfant. L'opération n'est pas d'une exécution difficile sur un sujet atteint d'un varus-équin exagéré, alors que l'os en partie luxé forme une forte saillie sur le dos du pied; la dissection de l'astragale est même beaucoup plus laborieuse, à l'amphithéâtre, sur un pied non déformé.

Je coupai le ligament péronéo-astragalien antérieur et le ligament vertical, puis, en raclant la face supérieure de l'os pour arriver à sa face antérieure, j'attaquai l'articulation astragalo-scaphoïdienne, en ayant soin, toutefois de ne pas aller trop en avant, pour ne pas dépasser la tête de l'astragale et ne pas commettre la faute d'enlever le scaphoïde; rasant avec le bistouri la face externe, je pénétrai dans l'articulation astragalo-calcanéenne, pour sectionner le fort ligament interosseux; dans ce dernier temps, je m'aidai de la pince à quatre griffes, indispensable pour bien soulever l'os, et j'achevai aisément dès lors de libérer complètement l'astragale. J'essayai de porter le pied en dehors, mais rencontrant une trop grande résistance, je fus forcé de réséquer la malléole externe; on exécute rapidement ce temps de l'opération avec un petit costotome recourbé, semblable à celui que l'on emploie dans l'opération d'Estlander; on doit seulement appliquer son attention à ne pas sectionner les tendons péroniers qui sont derrière la malléole. Après avoir lavé largement les surfaces cruentes avec une solution de sublimé au millième, j'appliquai un pansement iodoformé, au-dessus duquel le pied fut redressé avec des attelles plâtrées, le plâtre ayant été délayé dans une solution de sublimé.

Je dus renouveler le pansement dès le lendemain à

cause d'une forte hémorragie en nappe qui s'était produite quelques heures après l'opération et que j'attribuai à l'application prolongée de la bande d'Esmarch.

Les jours suivants, la température ne dépassa guère 38° et l'enfant ne se plaignit jamais de la moindre douleur dans le pied opéré; je dus néanmoins, huit jours après, renouveler une seconde fois le pansement pour enlever le drain; ce second pansement aurait été superflu si, comme l'avait fait M. Thiriar, j'avais songé à placer, au fond de la plaie, un drain en os décalcifié.

Le vendredi, 30 mars, je constatai la première intention; l'opération datait de vingt jours et la cicatrisation de la plaie me permit d'appliquer un bandage plâtré ordinaire, en redressant le pied pendant la dessiccation; aujourd'hui, 9 avril, le pied est complètement à angle droit dans le bandage de plâtre.

Dans cette opération, on ne peut rencontrer de sérieuses difficultés, aucune complication redoutable, car rien n'est laissé à l'imprévu; les différents temps peuvent être décrits avec une précision mathématique, ce qui caractérise bien les opérations appelées à devenir classiques; il n'en est pas de même de l'ostéotomie des os du tarse, proposée par Weber, Davies Colley, Hahn (1881).

Une seule chose doit être observée avec plus de rigueur que dans n'importe quelle intervention chirurgicale, c'est l'antisepsie dans ses détails les plus minutieux; on frémit de penser aux conséquences qu'entraînerait la suppuration des surfaces articulaires; en somme, le chirurgien encourt une grave responsabilité en entreprenant l'extirpation de l'astragale; la moindre infraction aux lois de l'antisepsie pourrait entraîner l'amputation du membre inférieur et compromettre les jours du malade.

Par contre, s'il réussit, l'opérateur a la satisfaction d'avoir rendu la marche à un être infirme, impotent, contre la difformité duquel les anciens modes de traitement demeuraient inefficaces.

Nota. — Aujourd'hui, 8 mai, notre patient marche avec facilité sur la plante du pied qui a été opéré; il ne présente pas la plus légère boiterie et la bourse séreuse de la face externe du pied a complètement disparu, n'étant plus irritée par la pression, dans la marche.

Nous attendons avec impatience une paire de bottines orthopédiques que nous avons commandée pour cet enfant, puis nous signerons son *exeat*. E. C.

X.

D'UN NOUVEAU TRAITEMENT DE L'HERPÈS TONSURANT.

Pendant le courant de l'année 1886, nos salles étaient encombrées par des enfants atteints d'affections diverses du cuir chevelu; nous avons eu en traitement à l'hôpital jusque trente-quatre de ces malades et, parmi eux, c'était l'herpès tonsurant qui dominait pour plus de la moitié des cas. On arrive à accumuler ce grand nombre d'herpès tonsurants dans un service spécial pour deux raisons : d'abord par ce fait que les parents n'hésitent pas à nous confier un enfant dont l'affection trahit bientôt un caractère contagieux pour ses compagnons et qu'on renvoie pour ce motif de l'école, ensuite parce qu'en moyenne un herpès réclame un minimum de trois mois pour être radicalement guéri; pendant cet intervalle fatalement nécessaire, on admet sans cesse de nouveaux sujets atteints du même tricophyton. Par contre, à peine avions-nous dans les salles quatre ou cinq cas de teigne faveuse; cette affection tend évidemment à disparaître dans la classe pauvre, pour être remplacée par des cas plus nombreux que jamais d'herpès tonsurant. Le favus est peut-être plus lent à guérir, plus réfractaire à l'action des agents antiparasitaires, mais il nous a toujours semblé de nature beaucoup moins contagieuse que l'herpès. Dans la première de ces teignes, la croûte faveuse agglutinée aux cheveux empêche la dispersion des spores, tandis que, dans l'herpès, des squames épidermiques se détachent sans cesse des surfaces malades, et, chargées de spores, elles vont porter la contagion chez le voisin, sur son cuir chevelu, sous forme d'herpès tonsurant, ou sur son tégument cutané, sous forme d'herpès circiné. Cette contagion est très rapide; dans un service d'enfants, il faut beaucoup de soins pour qu'elle ne se produise pas sur les autres malades en traitement; aussi n'avons-nous pas négligé les moyens les plus énergiques, les détails les plus minutieux, pour diminuer ce nombre insolite de sujets atteints du tricophyton tonsurant.

En premier lieu, nous avons eu recours à l'épilation préconisée par les frères Mahon, par Bazin, par Hebra; l'épilation doit être suivie immédiatement de frictions antiparasitaires avec des préparations mercurielles, soit avec le sublimé en solution, soit avec une pommade au calomel ou bien au turbith minéral. Mais l'épilation n'est pas aisée à pratiquer dans des cas d'herpès anciens, invétérés, alors que les cheveux malades ne dépassent parfois la surface du cuir chevelu que d'un à deux millimètres, et du moment qu'on laisse des cheveux dans des follicules envahis par des spores, non seulement les plaques primitives ne guérissent pas, mais encore ces dernières servent de foyer de répullulation; de nouvelles taches se dessinent à la base des cheveux.

Molière de Lyon, Descroizilles, Cadet de Gassicourt, Ladreit de la Charrière, ont recours au traitement par l'huile de croton; nous avons essayé du bâton cosmétique préconisé par Descroizilles et composé de deux parties d'huile de croton, d'une partie de cire blanche et d'une partie de beurre de cacao. Les plaques herpétiques se couvrent les jours suivants d'une éruption confluente de pustules qui dégénèrent, en se confondant, en croûtes plus ou moins épaisses, très lentes à disparaître, mais qui laissent après elles, dans la majorité des cas, l'herpès modifié, mais non radicalement guéri; il faut recommencer plusieurs fois les frictions avec le bâton cosmétique et, pendant ce temps, on voit, comme dans le traitement par l'épilation, d'autres taches d'herpès se développer çà et là sur le cuir chevelu. Un autre inconvénient du traitement par le croton, c'est de déterminer parfois des engorgements des glandes lymphatiques du cou et de la nuque, qui peuvent même aboutir à la suppuration; exceptionnellement, l'irritation provoquée par ces frictions a donné lieu à l'érysipèle du cuir chevelu. Nous passerions condamnation sur ces inconvénients, si ce traitement n'était pas en somme très lent, car, nous le répétons, du moment que l'on est obligé de revenir à plusieurs reprises sur les mêmes plaques avec le bâton, de nouvelles taches suspectes ne tardent pas à apparaître sur le cuir chevelu.

Nous avons traité d'autres cas d'herpès, en faisant raser fréquemment la tête, en frictionnant, tous les soirs, les places tonsurées par le champignon, avec de l'huile de cade et en faisant laver, tous les matins, le cuir chevelu au savon vert. Ce traitement ne réussit que dans des cas bénins, dans des herpès pris tout au début. Il nous a semblé que les onguents, dont nous donnons ici la formule, agissaient, le dernier surtout, avec plus d'énergie et de rapidité que l'huile de cade :

R.	Turbith minéral.	3 grammes.
	Vaseline	60 »
	Huile essentielle de bergamotte . . .	xx gouttes.
R.	Poudre d'araroba ou de goa.	4 grammes.
	Acide acétique	2 »
	Axonge benziné	30 »

Nous avons essayé du traitement conseillé par Graves, l'éminent clinicien de Dublin, qui recommandait de toucher les parties malades avec le nitrate d'argent; jamais nous n'avons obtenu de guérison par ce topique, qui nous a semblé avoir une action trop superficielle sur le tégument.

L'idée nous est venue ensuite d'un moyen qui n'a pas répondu à notre attente et qui consistait à user la couche superficielle de la peau avec la pierre-ponce, pour enlever les squames épaisses qui la recouvrent généralement au niveau des plaques d'herpès un peu anciennes; nous espérions ainsi favoriser la pénétration de l'agent antiparasitaire.

Bref, nous avons fait notre choix parmi les traitements qui nous paraissaient les plus énergiques; nous avons délaissé les applications d'acide acétique de Tilbury Fox, la glycérine phéniquée d'Adler Smith, l'acide salicylique (Cottle), le glycéréolé de teinture d'iode et de tannin, qui aurait amené des guérisons à Lespiau, qui le recommande.

Ces traitements mêmes que nous considérions comme les plus énergiques ne nous ont jamais complètement satisfait; leur action est d'une lenteur désespérante; aucun d'eux n'est assez topique pour aller détruire les spores au fond des follicules; tous ont une action trop superficielle sur le tégument; il semble que le remède qui parviendrait à détruire le tricophyton, facteur du mal, devrait avoir une action si puissante, qu'il détruirait le cuir chevelu lui-même. Tous ces moyens que nous avons énumérés agissent à la longue, il est vrai, sur le terrain qu'ils rendent impropre à la répullulation des spores, mais n'ont sans doute aucune action destructive sur le cryptogame lui-même.

C'est pourquoi nous croyons rendre service à nos confrères, en nous empressant de faire connaître les heureux et rapides résultats obtenus dans l'herpès tonsurant, au service des enfants, à l'hôpital St-Pierre, par le traitement qu'a proposé le Dr H.-J. Reynolds, de Chicago, au dernier congrès de Washington.

Nous extrayons du *Medical Register*, dont l'édition quotidienne rend compte très exactement des travaux du congrès, le passage suivant(1) :

« Le Dr Reynolds signale la difficulté qu'il y a à traiter
« l'herpès tonsurant du cuir chevelu, comparativement à
« la rapide guérison que l'on obtient dans l'herpès circiné,
« qui siège sur les parties glabres du tégument. Le point
« essentiel de toute méthode est d'assurer la pénétration
« de l'antiparasitaire dans les replis du follicule pileux et
« jusque dans le bulbe et l'interstice du cheveu.

« Le Dr Reynolds croit que l'on peut atteindre ce but
« en utilisant l'action du courant continu d'une batterie
« électrique, courant qui chemine du pôle positif au pôle
« négatif. Si l'on adapte une éponge imprégnée d'une
« solution antiparasitaire à l'électrode positif et qu'on la

(1) H.-J. REYNOLDS, *A new method of treating favus and herpes tonsurans.* (MEDICAL REGISTER, daily édition.) Washington, wednesday, sept. 1887, p. 20 (*Dermatology and Syphilis*).

« place sur la zone malade, l'électrode négatif étant « appliqué à quelque distance du positif, le liquide pénétrera plus profondément à travers les tissus que sans « le concours du stimulus électrique.

« Le Dr Reynolds lit l'observation de deux cas d'herpès « tonsurant et d'un de favus, dans lesquels la guérison « a été obtenue en peu de séances, alors qu'un traitement « de plusieurs mois n'avait fourni aucun résultat.

« Il a fait usage d'une solution de 1 °/₀ de bichlorure « de mercure, mais on peut recourir à d'autres agents « antiparasitaires par le même procédé; l'électrode « imprégné de la solution sera mis en contact avec la « plaque malade pendant quelques minutes. La durée de « l'application du topique ne doit pas se prolonger au « delà de 30 minutes et cette application ne doit être « pratiquée qu'une fois par jour.

« Discussion. — Le Dr *George Thin* dit que le sublimé « est certainement le remède le plus efficace dans l'herpès « tonsurant; on doit cependant l'employer avec précau- « tion, car une solution forte peut détruire, en même « temps que le parasite, la papille du cheveu et produire « une alopécie permanente. On a signalé récemment un « accident par absorption de l'agent toxique.

« Le Dr *M. C. Guire* préfère la chrysarobine en solution.

« Le Dr *Yeamans* regarde l'épilation avec la pince « comme le meilleur remède dans ces deux affections. »

C'est après avoir lu cet intéressant passage du compte rendu analytique du congrès de Washington, que nous nous sommes empressés de soumettre un certain nombre d'enfants qui se trouvaient dans notre service, atteints d'herpès, au traitement proposé par le Dr Reynolds.

Certains d'entre eux séjournaient depuis longtemps dans nos salles et leur affection avait résisté à toutes nos médications; nous constations chez eux une amélioration rapide après quelques séances d'électrisation, dans lesquelles cependant l'électrode positif n'était imprégné que d'une solution de 3 à 5 °/₀₀ de sublimé corrosif.

Nos expériences ont d'abord porté sur huit cas dont nous donnons plus loin l'observation succincte; les séances ont duré en moyenne de 10 minutes à un quart d'heure; le cuir chevelu était au préalable soigneusement lavé et rasé.

Nous avons observé que chez les plus sensibles de nos patients le contract du pôle positif, même avec une solution faible (3 °/₀₀), leur arrachait quelques cris pendant la durée de la séance, leur produisait une sensation de picotement douloureux, qui devait être attribuée incontestablement à l'action pénétrante du sel mercuriel; nous n'agissions en effet qu'avec vingt éléments d'une pile au sulfate de cuivre; jamais nous n'avons provoqué de douleurs chez nos malades en appliquant un nombre aussi restreint d'éléments, dans le traitement par le courant continu des affections chroniques du système nerveux, alors que le pôle positif n'était imprégné d'aucune substance médicamenteuse. D'autre part, une solution de sublimé à 3°/₀₀ en friction n'est pas capable de déterminer une impression pénible chez un enfant. Il y a donc là une preuve évidente que la sensation douloureuse, analogue à celle produite par une brûlure, doit dépendre de l'action combinée du sel mercuriel et du courant galvanique.

Nous avons ainsi à notre disposition un moyen puissant, capable de faire pénétrer à l'intérieur de la gaine du cheveu un agent antiparasitaire d'une grande énergie.

De nos expériences nous pouvons conclure que les modifications des plaques herpétiques, traitées par le courant continu et le sublimé, se manifestent, dès le début de l'intervention, et que les autres traitements proposés jusqu'à ce jour ne peuvent subir de comparaison avec ce nouveau moyen à la fois efficace et rapide; les plaques d'herpès présentent immédiatement une surface moins squameuse, plus lisse, plus polie, et le cheveu malade semble reprendre sa vitalité; au bout de trois ou quatre jours, le contraste se présente déjà moins marqué entre la zône envahie par le parasite et le territoire sain; la durée du traitement dépendra de l'ancienneté du mal et des modifications qu'auront subies antérieurement les plaques malades sous l'influence d'autres médications.

Ne voit-on pas dans l'ingénieuse pratique proposée par le Dr Reynolds s'ouvrir au dermatologiste tout un horizon d'expériences nouvelles, dans cette voie, pour le traitement des dermatoses invétérées ?

Déjà Hebra, cet esprit si judicieux, avait porté un coup fatal aux anciennes formules dont on abusait traditionnellement dans un grand nombre d'affections cutanées rebelles; il répudiait les soi-disant tisanes dépuratives, et même contestait une valeur bien grande à des remèdes internes plus sérieux, tels que les préparations arsenicales, sulfureuses, hydrargiriques; il préconisait principalement les topiques agissant directement dans la profondeur des tissus altéré, les caustiques, le grattage, les scarifications, l'électro-puncture, les frictions au savon vert.

Nous fournissons ici huit observations de cas d'herpès

tonsurants, traités dans notre service par la méthode du pratici en américain.

OBSERVATION I. — François Van Rossom entre à l'hôpital le 26 septembre 1887, atteint d'herpès tonsurant datant de plusieurs mois. Plaque unique, siégeant à la région pariétale droite, traitée antérieurement par le rasement, le lavage au savon noir, l'onguent d'araroba. L'affection n'est guère modifiée quand on commence le traitement à la date du :

30 *septembre*. Électrisation avec le courant continu (20 éléments. — Denis f[t]), électrode positif imprégné d'une solution de sublimé à 3 °/₀₀, pendant 10 minutes.

Le traitement est continué tous les jours suivants.

16 *octobre*. L'enfant sort de l'hôpital sans aucune manifestation apparente de l'affection parasitaire; cuir chevelu lisse, disparition complète des squames; les cheveux repoussent normalement.

OBSERVATION II. — Victor Cerpentier, 5 ans, entré le 8 août 1887.

Herpès tonsurant; plaques nombreuses disséminées; affection ancienne.

3 *octobre*. Début du traitement, sublimé à 3 °/₀₀, 20 éléments pendant 10 minutes.

Continuation les jours suivants, et le 16 octobre l'enfant sort du service sans aucune manifestation parasitaire apparente.

OBSERVATION III. — Louis Vanderschueren, 4 ans, entré le 26 septembre 1887; herpès tonsurant en plaques nombreuses; affection datant de six mois, non modifiée sensiblement par la pommade au turbith après rasement.

3 *octobre*. Début du traitement par le sublimé à 3 °/₀₀, avec 15 éléments, pendant 15 minutes. Continuation les jours suivants.

16 *octobre*. Sort guéri.

Observation IV. — Jules Vanderschueren, 7 ans, entré avec son frère, le 26 septembre 1887. Herpès tonsurant ayant résisté à des traitements nombreux, après rasement des cheveux : turbith minéral, ara-roba, huile de croton.

3 *octobre*. Début du traitement par le sublimé à 3 °/₀₀, 10 éléments, pendant 10 minutes ; sensibilité extrême à l'action de l'électrode positif imprégné du sel mercuriel. Traitement continué chaque jour.

16 *octobre*. Plaques lisses, dépourvues de squames. Sort guéri.

Observation V. — Catherine Vierendeels, 5 ans, traitée à la consultation.

5 *octobre*. Vaste plaque siégeant au sommet de la tête, ayant l'étendue de la paume de la main ; l'affection n'a encore été modifiée par aucun traitement. Nous agissons immédiatement sur la surface malade avec une solution à 3 °/₀₀ et 20 éléments pendant 15 minutes. Continuation jusqu'au :

23 *octobre*. Solution portée à 5 °/₀₀, électrisation avec 15 éléments.

24 *octobre*. Plus aucune manifestation apparente de la maladie.

Observation VI. — Jean-Baptiste Van Roelem, 8 ans. Entré le 8 août 1887 ; il est atteint d'un herpès tonsurant disséminé par petites plaques sur tout le cuir chevelu; l'affection est demeurée rebelle à tous les traitements institués jusqu'au 3 octobre, époque où l'on fait pour la première fois usage de l'application de 20 éléments, l'électrode positif imprégné d'une solution mercurielle à 3 °/₀₀, pendant 15 minutes.

Continutaion les jours suivants.

13 *octobre*. Guérison.

Observation VII. — Berthe Jongbloed, 6 ans, traitée à la consultation.

4 *octobre*. Herpès tonsurant siégeant au sommet de la tête sur la ligne médiane; plaque ovalaire mesurant 8 centimètres sur 7. Maladie durant depuis un an et traitée par diverses frictions antiparasitaires après rasement, depuis trois mois environ.

A cette date, on commence l'électrisation (25 éléments) avec une solution à 3 °/₀₀ pendant 15 minutes. Continuation les jours suivants.

23 *octobre*. Solution portée à 5 °/₀₀.

27 *octobre*. L'enfant est guérie.

Observation VIII. — Léon Modave, 7 ans. Herpès datant d'un an; a été soigné pendant les trois premiers mois de la maladie à la consultation par la pommade au turbith, après rasement du cuir chevelu, sans résultat; ensuite par le bâton cosmétique au croton; l'affection s'est dès lors améliorée, mais n'a pas complètement disparu. A partir du quatrième mois, l'enfant a été présenté irrégulièrement à la consultation avec des plaques herpétiques qui ne pouvaient céder à un traitement trop intermittent.

10 *octobre*. A cette date, deux plaques très rebelles, de la grandeur d'une pièce de 2 francs, persistent encore au sommet de la tête. Traitement par l'électrisation (20 éléments) avec une solution de sublimé à 3 ‰, pendant 15 minutes.

25 *octobre*. Guérison.

XI.

PÉRIOSTITE PHLEGMONEUSE

CHEZ UNE ENFANT DE NEUF ANS.

Clinique du docteur CHARON, recueillie par le docteur GEVAERT (24 mai 1888).

Messieurs, j'ai l'honneur de vous mettre sous les yeux, les deux fémurs d'une enfant de neuf ans dont l'autopsie a été pratiquée mardi dernier.

La nommée Julie B..., entrée dans notre service le 3 mai, présentait sur ses traits une expression d'abattement, de souffrance, qui, au premier aspect, indiquait la gravité de son état; sa prostration, ses yeux cernés, sa langue fuligineuse, sa peau chaude et sèche rappelaient tout d'abord, l'habitus propre aux typhisés. En découvrant la patiente, nous constations que toute la cuisse gauche, très douloureuse au toucher, était le siège d'un empâtement, dont la cause devait résider dans les tissus profonds; les veines superficielles étaient dilatés; la température atteignait 39°.

L'aspect du tégument, à part les arborisations veineuses, était de coloration normale; le tissu sous-cutané ne présentait pas de tuméfaction; il n'existait pas de trace de phlyctène; ces constatations négatives nous permettaient d'écarter le diagnostic de phlegmon diffus du tissu cellulaire, de reporter notre attention sur l'os fémoral lui-même, profondément altéré, comme l'événement nous l'a prouvé; en effet, l'autopsie devait malheureusement confirmer les lésions ostéo-périostiques, que nous avions dénoncées dès le principe.

La périostite phlegmoneuse est en effet la seule maladie de l'enfance à laquelle pouvaient se rattacher des lésions locales aussi tranchées, unies à des phénomènes généraux aussi graves et de telle nature que certains médecins la désignent *vulgairement* sous le nom de « *typhus des os;* » cette appellation est inexacte, puisque le microbe typhique n'est pas ici en cause et demeure étranger à tous ces désordres, mais elle offre peut-être l'avantage de faire ressortir l'importance des symptômes concomitants de l'inflammation aiguë du périoste et de la moelle osseuse; l'affection s'accompagne, dès le début, d'un état adynamique tout caractéristique qui, dans un grand nombre de cas, va progressivement en s'aggravant et conduit le patient à la mort. Je vais vous faire juges de quelle façon se sont succédés les accidents chez notre malade, pour aboutir très rapidement à une issue fatale.

Le lendemain de notre premier examen, nous pratiquons sous le chloroforme, à la région trochantérienne, où l'empâtement était le plus marqué, une ponction exploratrice et ayant obtenu quelques gouttes d'un liquide purulent, nous donnons issue par une incision de 10 centimètres de long, à un pus fétide, roussâtre, d'une odeur gangréneuse.

Une sonde introduite dans l'ouverture pratiquée, descendait en contournant la face postérieure du fémur, jusqu'à la partie inférieure et interne de la cuisse, un peu au-dessus du condyle; une contre-ouverture fut pratiquée à ce niveau et un large drain fut placé, qui suivait le trajet du vaste décollement sous-périosté, dans toute la longueur du fémur; une seconde contre-ouverture pratiquée à la partie supérieure et interne du membre, donna passage à un second drain.

Les jours suivants, l'écoulement du pus se produisit avec abondance et malgré des lavages antiseptiques et des pansements minutieux pratiqués journellement, la fétidité du liquide persistait, l'état de la patiente allait en s'aggravant; l'enfant demeurait plongée dans une prostration qui n'était interrompue que par des moments d'un léger délire, la température montait le soir à 40°; la cuisse malade était, par intermittence, le siège de violentes douleurs.

Le 20 mai, nous enlevions à la région externe et supérieure, un fragment osseux qui n'était autre que le grand trochanter, qui s'était détaché du fémur, au niveau de son cartilage spécial d'accroissement; pour l'enlever, il nous avait suffi d'agrandir un peu l'incision première que nous avions pratiquée; nous constations en même temps que le fémur était nécrosé dans sa totalité, décollé du périoste dans toute sa longueur, que les tissus avoisinant l'os présentaient un aspect noirâtre, comme gangréné; aussi nous apprîmes, sans étonnement, que la malade avait succombé, le soir même, après avoir été prise de convulsions, de délire et avoir vomi de la matière bilieuse.

Le 22 mai, l'autopsie est pratiquée par M. Gratia; les muscles qui entourent immédiatement le fémur offrent une coloration noirâtre; le périoste épaissi est décollé dans presque toute son étendue et n'est plus adhérent à l'os qu'au niveau des épiphyses; une coupe longitudinale du fémur nous montre les altérations de la moelle; en certaines parties, elle offre plus de consistance qu'à l'état normal; on y découvre plusieurs foyers caséeux, transformés au centre en une boue purulente; vers l'épiphyse inférieure, elle montre un piqueté noirâtre comme pigmentaire, produit par de petites hémorragies. Le cartilage épiphysaire inférieur a limité le processus inflammatoire et protégé l'articulation du genou; il n'en est pas de même supérieurement, le cartilage d'accroissement n'a pas été une barrière suffisante pour protéger l'articulation; le cartilage d'incrustation de la tête fémorale est rouge, velouté, aminci et érodé sur une étendue de 2 centimètres de long sur 1 centimètre de large[1].

Vous pouvez, messieurs, constater toutes ces altérations sur les pièces que je mets ici sous vos yeux.

Comme vous le voyez, le grand trochanter fait défaut du côté gauche; nous vous avons dit qu'il s'était détaché spontanément pendant la vie, j'ajouterai que la cavité cotyloïde correspondante à l'os malade était également altérée, que le cartilage d'inscrustation qui tapisse l'acetabulum avait presque entièrement disparu, que l'os coxal apparaissait au fond de la cavité cotyloïde, dénudé, rugueux et d'une coloration rouge sombre. Nous avons observé également, en différentes régions, des abcès métastatiques, qui prouvaient que la pyémie avait été la cause déterminante qui avait emporté la malade; deux foyers purulents s'observaient dans le poumon gauche, l'un au sommet, l'autre vers la base; un vaste

(1) E. Owen a insisté sur ce fait que dans la périostite phlegmoneuse du fémur, l'articulation coxo-fémorale est souvent entreprise; il attribue cette complication à ce que la diaphyse se prolonge très avant dans l'intérieur de la capsule.

abcès existait également à la région péri-trochantérienne du côté droit, tout à fait indépendant de l'os; une section longitudinale du fémur droit vous montre ici l'intégrité de la moelle, de l'os et du périoste de cette portion du squelette.

J'insiste sur un détail intéressant que nous offre le fémur malade et sur lequel j'attirerai pricipalement votre attention; çà et là, sur sa longueur, il est recouvert en partie par une lamelle invaginante de nouvel os; au milieu des désordres rapidement fatals, qu'avait présentés la malade, le périoste n'avait pas moins fourni, très promptement, vous le voyez, les premiers rudiments d'un os nouveau qui aurait fini par contenir l'os ancien, passé à l'état de sequestre invaginé; ce processus réparateur, s'il avait prévalu sur les autres accidents, aurait déterminé la guérison.

L'affection qui nous occupe a reçu des dénominations nombreuses, celle d'ostéomyélite, d'abcès aigu sous-périostique (Chassaignac), de périostite phlegmoneuse (Schutzenberger), d'ostéite épiphysaire (Gosselin), d'ostéite juxta-épiphysaire, d'ostéo-périostite péri-articulaire, d'ostéo-myélite spontanée diffuse, toutes appellations qui reflètent l'incertitude qui a régné dans la science sur la nature, sur le siège primitif, initial du processus. On peut résumer les idées qui ont cours aujourd'hui, en disant que pour les uns, c'est le périoste qui est primitivement atteint, que pour les autres, c'est dans la moelle osseuse qu'il faut chercher la lésion initiale. Pour Billroth, le périoste et l'os ont entre eux des rapports si intimes que l'inflammation de l'un de ces deux organes entraîne presque infailliblement celle de l'autre; pour Owen, également, l'inflammation aiguë de l'os et du périoste marchent de pair.

La périostite phlegmoneuse n'est pas une maladie fréquente; on la rencontre surtout à l'époque de l'adolescence, plus rarement de la seconde enfance; elle attaque plus souvent les os longs que les os plats; le tibia et le fémur en sont le plus souvent frappés; elle débute par des phénomènes fébriles d'une grande intensité, par des douleurs, du gonflement, de la tension profonde dans le membre malade dont les veines superficielles paraissent dilatées; le pus qui se forme lentement entre l'os et son enveloppe nourricière, amène le décollement du périoste; la fluctuation qui est profonde, ne se décèle que tardivement; la collection purulente demeure bridée par la paroi épaissie du périoste et ne se fait jour dans l'insterstice cellulaire des tissus, qu'après avoir perforé la trame fibreuse très résistante de l'enveloppe osseuse. Le cartilage épiphysaire vient servir de barrière pour protéger l'articulation voisine et l'épiphyse se détache au niveau de ce cartilage; quand cette infraction a lieu du côté des deux épiphyses, l'os est dans la situation d'un fragment mobile qu'il faudra extraire du milieu des tissus mous; dans le cas présent, c'est le grand trochanter seul qui s'est détaché au niveau de son cartilage de conjugaison. Quand des foyers de suppuration ont, comme chez notre malade, envahi la moelle osseuse, il peut arriver dans le cas heureux, que l'os entier nécrosé vienne à s'invaginer dans un nouvel os fourni par le périoste; c'est un mode de guérison qu'on peut voir se réaliser, à la condition que le sujet soit à même de résister à l'épuisement produit par la fièvre et par la suppuration; sur la pièce que je vous présente, ce travail d'invagination de l'os ancien avait commencé; on voit çà et là, des lamelles osseuses s'étaler à la surface du fémur gauche, frappé de nécrose. Nous possédons dans notre collection un péroné tout entier que nous avons retiré de la jambe d'un enfant, chez qui la maladie était heureusement passée à la période de chronicité; le séquestre enlevé, la guérison n'avait pas tardé.

On attribue, dans l'étiologie encore obscure de cette affection, un rôle important au refroidissement, au traumatisme, au surmenage. De Saint-Germain invoquerait volontiers comme facteur pathogène, un germe tuberculeux; mais dans la périostite phlegmoneuse, c'est la pyémie qui amène une issue fatale plutôt que l'empoisonnement bacillaire; les accidents font explosion avec un cortège de symptômes inflammatoires qui n'ont rien de l'allure discrète, de la marche lente de la tuberculose osseuse.

Le traitement fournit comme indication première d'obtenir la résolution de l'inflammation périostée et médullaire; mais nous ne connaissons pas de moyens réellement efficaces pour enrayer le processus à son début, et les badigeonnages du membre à la teinture d'iode, proposés par Billroth, n'ont pas fourni de succès et ont été abandonnés.

Dans la majorité des cas, la suppuration se produira fatalement, quoi qu'on fasse; il faudra se hâter de faire de larges et profondes incisions, allant jusqu'à l'os; on pratiquera le drainage dans toute l'étendue du décollement; les pansements seront faits en observant les règles d'une antisepsie minutieuse; on immobilisera le membre malade dans une gouttière; si, malgré ces moyens, les désordres augmentent et si le gonflement de l'os dans le voisinage de l'épiphyse, permet de diagnostiquer la présence du pus dans le canal médullaire, il y aura lieu de pratiquer la trépanation de l'os. Dans le cas présent, ce mode d'intervention n'était pas indiqué; le pus collecté çà et là, le long de la moelle, sous forme de boue épaisse ne se serait pas écoulé à l'extérieur, en admettant qu'une ouverture eût été pratiquée précisément au niveau d'un de ces dépôts caséeux, ramollis en leur centre seulement. En présence des symptômes flagrants d'ostéomyélite compliquée d'arthrite coxo-fémorale, aurions-nous dû recourir à une opération radicale, à la désarticulation de la cuisse? Nous n'avons pas osé soumettre à un pareil traumatisme cette patiente dont l'état général nous est apparu d'emblée si déplorable, chez laquelle l'affection avait pris une allure si précipitée. Je comprends que l'amputation du membre doive être pratiquée, sans hésitation, quand l'ostéo-myélite siégeant au tibia, l'articulation du genou vient à s'entreprendre. Billroth ne se déclare pas partisan de grands traumatismes chirurgicaux dans les processus aigus intéressant les os, surtout quand le mal siège au fémur; je ne regrette pas de n'avoir pas pratiqué la désarticulation du membre, seule opération radicale qu'il eût été possible de tenter.

Vous le voyez, messieurs, la périostite phlegmoneuse est une affection des plus graves et quand la suppuration est établie dans le canal médullaire, la terminaison la plus favorable que l'on puisse espérer c'est l'invagination de l'os ancien; une opération faite en son temps, ayant pour but d'extirper le séquestre, peut alors guérir définitivement le malade.

XII.

CAS D'INVAGINATION INTESTINALE

CHEZ UN GARÇON AGÉ DE NEUF MOIS.

Une tendance propre au chirurgien, c'est de ne relater que ses opérations heureuses; combien peu savent se résigner à confesser leurs revers. Certains cas, dans lesquels l'intervention chirurgicale n'est pas couronnée de succès, méritent cependant d'être connus et présenteront de l'intérêt, s'ils sont rapportés avec sincérité; cette considération nous a déterminés à publier l'observation suivante :

Le nommé Albert F..., âgé de 9 mois, est amené à l'hôpital Saint-Pierre, dans l'après-midi du 7 juin 1888; il avait été soigné pendant cinq jours par le Dr Bouchez pour une invagination intestinale; notre estimable confrère, après avoir épuisé tous les moyens médicaux et mécaniques usités en pareil cas, estimant qu'une laparotomie devenait la dernière chance de salut pour le petit malade, n'avait pu que tardivement décider les parents à mettre leur enfant à l'hôpital. Tous les médecins connaissent cette répugnance extrême qu'inspire à certaines personnes de la classe indigente l'hôpital, dont le nom seul les remplit d'effroi; le patient auquel elles s'intéressent n'y est amené qu'*in extremis* et quand toutes les tentatives praticables à domicile ont échoué; beaucoup de malades, principalement des enfants atteints du croup, sont journellement victimes de ces atermoiements.

A notre arrivée, nous trouvons ce petit garçon agonisant; le ventre est modérément ballonné, douloureux à la pression, uniformément distendu; par la palpation, nous ne découvrons aucune trace de tumeur; la percussion fournit sur toute l'étendue des parois abdominales un son également tympanique; pendant nos investigations, le patient rejette par le vomissement des matières liquides dont la couleur et l'odeur ne laissent pas de doutes sur leur nature fécaloïde; le facies est grippé, la peau du visage présente une pâleur mate, les yeux sont caves, cerclés de noir comme dans la péritonite; le pouls est filiforme, la peau des extrémités est froide. Le toucher rectal avait été pratiqué et avait amené l'expulsion de matières glaireuses et sanguinolentes; le tube de Faucher, introduit dans le rectum et poussé doucement, s'était buté, à une certaine profondeur, contre un obstacle infranchissable que l'on présumait devoir siéger dans le voisinage de la valvule iléo-cœcale, si l'on en jugeait par la portion de sonde qui avait pu pénétrer dans le tube intestinal. Outre ces symptômes, nous avions, pour asseoir le diagnostic, quelques renseignements que l'interne de garde avait pu obtenir des parents du malade; l'affection avait débuté cinq jours auparavant d'une façon très brusque; pendant son repas, l'enfant avait été saisi de douleurs qui lui avaient arraché des cris violents; puis il était tombé dans un état de prostration; à partir de l'invasion du mal, les selles avaient été supprimées et remplacées par le rejet intermittent par l'anus d'une matière muqueuse et sanguinolente, parfois de sang pur; il était survenu des vomissements d'abord bilieux et, vers la fin, manifestement fécaloïdes; malgré les soins dévoués du Dr Bouchez l'affection avait toujours été en s'aggravant.

Nous ne pouvions douter que nous ne fussions en présence d'une invagination intestinale, d'une intussusception, affection qui se produit lorsqu'une portion de l'intestin pénètre, à la manière d'un doigt de gant retourné sur lui-même, dans une autre portion du viscère; le symptôme pathognomonique manquait, il est vrai, la présence d'une tumeur allongée dans la cavité abdominale et perceptible par la palpation, mais ce symtôme, d'après les statistiques, fait défaut dans plus de la moitié des cas observés. Nous avions à intervenir dans un cas de volvulus datant de cinq jours, chez un enfant âgé de 9 mois. On avait, à l'hôpital, avant notre arrivée, fait des tentatives de réduction avec une sonde élastique, introduite profondément dans le rectum, puis, cette sonde avait servi à passer des lavements d'eau gazeuse, à l'aide d'un siphon d'eau de Seltz; aucun moyen de ce genre n'était plus à tenter, le temps pressait, il fallait recourir à une intervention plus périlleuse mais plus effective, la dernière qui laissât une lueur de salut pour le patient : nous pratiquâmes la laparotomie.

L'enfant fut chloroformé et avec les précautions antiseptiques de rigueur, l'incision des parois abdominales fut pratiquée sur la ligne médiane entre le pubis et l'ombilic dans une étendue de douze centimètres environ; les anses de l'intestin grêle également dilatées, d'une coloration plus rouge que normalement, nous apparurent;

nous pûmes aisément promener notre main dans la cavité abdominable, à la recherche de la partie invaginée, mais il nous fut impossible de la découvrir; l'état du patient ne nous paraissant pas permettre des manœuvres plus prolongées, nous nous hâtâmes de rentrer les intestins et de suturer les parois abdominales; l'enfant succomba le lendemain matin, après avoir présenté quelques vomissements.

L'autopsie fut pratiquée le 9 juin, par le Dr Gratia. L'intussusception siégeait au niveau de la valvule iléo-cœcale; l'intestin grêle était invaginé dans le côlon ascendant et avait entraîné avec lui le cœcum retourné sur lui-même; de plus, le côlon ascendant s'était, au même niveau, invaginé dans lui-même; on se trouvait en présence d'une tumeur d'une forme cylindrique, d'une consistance dure; on y découvrait successivement les couches suivantes : d'abord les tuniques du côlon ascendant invaginées l'une dans l'autre, se touchant par leur surface péritonéale, et, dans l'intérieur de ce cylindre à double paroi, se trouvaient une petite portion de l'intestin grêle et tout le cœcum retourné sur lui-même; la surface externe du cylindre invaginant présentait une coloration normale, qui contrastait avec celle du cylindre invaginé; ce dernier était brunâtre, dépoli, comme velouté; par places, la tunique intestinale la plus profondément située offrait plusieurs surfaces arrondies, de la grandeur moyenne d'un franc, au niveau desquelles la paroi du tube digestif était complètement sphacelée. La tumeur formée par l'intussusception se trouvait dans le voisinage des dernières vertèbres lombaires et remontait jusqu'au foie; nous l'avions perçue, lors de notre exploration manuelle, mais sa consistance dure et sa position le long du rachis nous l'avaient fait prendre pour la colonne vertébrale même, contre laquelle elle était collée. Les adhérences entre les parties invaginées étaient lâches; en les déchirant sans grande difficulté, il fut possible de déployer la portion totale de l'intestin qui formait la tumeur et qui mesurait 35 centimètres de long; cependant, au niveau des parties sphacelées, les tractions pour détruire les adhérences amenèrent des ruptures complètes des parois de l'intestin.

Dans ce cas, l'invagination s'était produite dans la cavité du côlon ascendant; on sait que chez les sujets de la seconde enfance, ce serait toujours dans le gros intestin que s'établirait le processus, et que ce n'est qu'à partir de cinq ans que l'on commence à l'observer dans l'intestin grêle, comme chez l'adulte.

Les phénomènes morbides que nous avons observés pendant la vie, chez ce jeune garçon, sont ceux qui sont propres généralement à l'invagination dans le jeune âge, mais, nous insistons sur ce fait, nous n'avons pas constaté dans ce cas le symptôme que l'on a donné comme pathognomonique de l'intussusception, la tumeur abdominale; quand elle est perceptible par le palper, elle se présente sous la forme d'un corps allongé, dur ou d'une consistance pâteuse, le plus souvent à gauche de l'ombilic et se dirigeant obliquement vers la fosse iliaque gauche.

Nous avons basé notre diagnostic sur les anamnestiques fournis par M. Bouchez, le médecin traitant, sur le ballonnement du ventre, sur le rejet par l'anus de mucosités sanguinolentes, sur les vomissements fécaloïdes. Toutefois, malgré les anamnestiques, malgré les symptômes que nous avons relevés nous-mêmes sur le malade et qui constituaient de grandes présomptions en faveur du diagnostic d'invagination, nous avouons que, dans notre cas, l'absence d'une tumeur perceptible par le palper à travers les parois abdominales, donnait un caractère hasardeux à l'intervention par la laparotomie; on risque, comme l'avancent Barthez et Sanné[1], d'ouvrir l'abdomen sans pouvoir trouver l'oblitération, soit que celle-ci n'existe pas, soit qu'elle se dérobe aux investigations; mais avec l'innocuité que présentent de nos jours, grâce à l'antisepsie, les opérations réputées jadis comme les plus graves, le « melius anceps quam nullum » commandait à notre conscience de tenter au moins une incision exploratrice de l'abdomen.

En présence de l'insuccès de notre tentative, l'entérotomie n'était pas indiquée chez cet enfant, car cette opération, qui n'est que palliative, n'a jamais été couronnée de succès chez les sujets au-dessous de quatre ou cinq ans. Si, après l'incision des parois abdominales, nous avions pu découvrir la tumeur, les tuniques intestinales auraient cédé sous l'influence de nos tractions, et des déchirures se seraient produites, comme cela est arrivé à l'amphithéâtre, au niveau des parties sphacelées; dès lors, nous aurions été mis en demeure de réséquer 35 centimètres du tube digestif, de terminer en procédant à la suture de l'intestin grêle avec le gros intestin, et la différence extrême de leur calibre aurait rendu cette opération très laborieuse. Notre intervention, inefficace dans ce cas, doit être cependant tentée dans l'intussusception confirmée, surtout quand la tumeur est perceptible par le palper à travers les parois de

(1) *Traité clinique et pratique des maladies des enfants*, t. II; Paris, Alcan, éditeur.

l'abdomen. Grâce à l'antisepsie, la laparotomie n'offre aucun danger; cette opération n'avait pour ainsi dire pas laissé de traces chez notre sujet; les lèvres de la plaie abdominale étaient déjà adhérentes entre elles au bout de douze heures; nul doute que, faite en temps, dès que l'on a constaté l'impuissance des moyens médicaux et mécaniques, l'opération doive fournir un heureux résultat. Barthez[1] rapporte que sur 15 cas de gastrotomie pratiquée sur des enfants âgés de moins de quinze ans et fatalement voués à la mort, on a obtenu 5 guérisons.

(1) *Loco citato.*

XIII.

HERNIE CONGÉNITALE

CHEZ UN ENFANT DE CINQ ANS

Opération de la cure radicale. Guérison.

Dans son ouvrage intitulé : *Cure radicale des hernies*, paru en 1887, le Dr Just. Lucas-Championnière relate dix cas de guérison obtenue chez des hernieux adultes ; les observations ayant trait à la cure radicale de la hernie chez l'enfant sont rares dans la science, et le chirurgien de l'hôpital Tenon, au chapitre des indications, dit que « l'on ne doit pas tenter l'opération chez les vieillards et les enfants[1] (première enfance) » ; mais on ne s'entend pas encore dans la science sur les limites assignées à la première enfance ; pour les uns, elle s'étend jusqu'au sevrage, jusqu'à 12 ou 14 mois ; pour les autres, elle va jusqu'à 7 ans ; puis commencerait la seconde enfance qui durerait jusqu'à l'adolescence. Toutefois, Just. Lucas-Championnière est d'avis qu'il faut opérer les hernies incoercibles et les hernies congénitales avec ectopie

(1) *Cure radicale des hernies*, par le Dr JUST. LUCAS-CHAMPIONNIÈRE, chirurgien de l'hôpital Tenon ; Paris, 1887, p. 19.

testiculaire. Chez notre sujet, il n'y avait pas d'ectopie; nous constations la présence du testicule à la partie inférieure du sac.

Jean Leskens, né en 1883, était entré dans notre service le 23 avril 1888, comme atteint d'*eczema capitis.* Sa hernie, siégeant du côté droit, pouvait avoir le volume du poing d'un enfant de son âge. Chez ce jeune hernieux, la marche était faible, chancelante; il ne demandait qu'à rester immobile dans son lit ou sur un hamac, à cause des souffrances qu'il ressentait après avoir fait quelques pas. La dilatation extrême de l'anneau inguinal permettait la réduction assez facile de la hernie, mais, le plus souvent, le testicule rentrait en même temps que la tumeur dans la cavité abdominale. Nous commençâmes par faire fabriquer pour ce malade un bandage herniaire double, suivant les indications du D[r] De Saint-Germain, en cas de hernie, *même simple* chez les enfants. D'après cet auteur, le bandage double se déplace moins facilement et empêche la production d'une nouvelle hernie du côté opposé. Le bandage herniaire ne put être supporté; mal confectionné, il est vrai, il produisit une escarre au niveau de la base du sacrum; à peine la hernie réduite, le bandage placé, la tumeur se reproduisait, mais elle réapparaissait sous la pelote, et dans ces conditions, le bandage était plus nocif qu'avantageux, exposant l'enfant à l'engouement ou à l'inflammation du sac; j'avais vu naguère qu'un bandage placé inconsidérément chez un jeune garçon atteint de hernie congénitale avait déterminé une pression sur le sac, suivie d'une péritonite mortelle. Nous ne parvînmes pas davantage à maintenir la hernie à l'aide de tampons de ouate, de coussins fixés au niveau de l'aine au moyen d'un spica, après réduction soit de la masse intestinale seule, soit de tout le contenu du sac, y compris testicule et cordon.

Les élèves du service et mon adjoint, M. Gevaert, me poussaient, dans cette occurrence, à tenter chez ce jeune sujet la cure radicale. J'avais le temps de la réflexion, rien ne pressait ; l'enfant, dans le débitus ou assis sur un hamac, ne ressentait aucune douleur, même s'il n'était porteur d'aucun appareil contentif, alors que la tumeur herniaire demeurait non réduite. Je mis cinq mois avant de me décider à l'opération. Dans les ouvrages que je consultai entretemps, je ne trouvai que de bien rares documents sur la cure de la hernie congénitale chez les jeunes sujets ; des auteurs, Holmes(1) entre autres, qui n'écrivaient pas encore sous l'influence d'une foi bien profonde en l'antisepsie, déconseillent formellement l'opération chez les enfants ; dans les autres traités spéciaux, il n'était même pas question du traitement de la hernie congénitale.

Je finis néanmoins par me décider à une intervention chirurgicale chez ce jeune sujet, bien convaincu qu'aucun autre moyen ne parviendrait à le débarraser ni même à le soulager de sa cruelle infirmité. Une fois ma résolution prise, je dus subir la lenteur traditionnelle que mit le fabricant d'instruments à me fournir divers objets que je croyais indispensables et dont je ne me servis pas ; car l'appareil instrumental nécessaire pour la cure radicale de la hernie est des plus simples. Aidé des conseils de M. le professeur Tirifahy, je pratiquai l'opération le 19 décembre 1888 ; la première incision partait du canal inguinal et s'étendait jusqu'à la partie inférieure

(1) *Thérapeutique des maladies chirurgicales des enfants*, par T. HOLMES, trad. par O. Larcher ; Paris, Baillière, éditeur, 1876.

du scrotum; le sac mis à nu fut isolé de ces couches membraneuses, minces et transparentes, si nombreuses à cette région; les doigts seuls peuvent sans danger procéder à ce travail d'exfoliation; quand le sac fut bien isolé, je l'ouvris et le trouvai rempli par une masse intestinale appartenant à l'intestin grêle dont les anses adhéraient les unes aux autres; inférieurement se trouvait le testicule; les éléments du cordon, dissociés, étalés en éventail, étaient accolés à la paroi du sac; avec les doigts, les adhérences de l'intestin furent rompues; les anses herniées purent dès lors être refoulées dans la cavité abdominale.

En tendant contre le jour la paroi du sac, on voyait par transparence les éléments dissociés du cordon; ils furent disséqués et laissés dans le scrotum avec le testicule dépourvu de *tunique vaginale pariétale.*

Le collet du sac, disséqué très haut, fut traversé par trois doubles fils de catgut, ce qui nous fournit six ligatures; dès qu'ils furent noués, le sac fut réséqué au-dessous, puis un drain fut placé qui allait de la partie la plus déclive du scrotum jusqu'aux sutures profondes; la plaie scrotale fut réunie par des sutures superficielles au catgut.

Inutile de dire que l'antisepsie fut minutieuse; j'insiste sur ce point; Lucas-Championnière dit avec raison : « *Cette part nouvelle de la chirurgie ne paraît devoir être abordée que par les fidèles de la méthode antiseptique.* » Je suis persuadé que, dans une semblable opération, il vaut mieux avoir affaire à un chirurgien médiocre mais minutieux qu'au plus habile, au plus anatomiste, mais qui négligerait le moindre détail d'une antisepsie rigoureuse.

Je n'insisterai pas sur le pansement dans lequel

j'exagérai les précautions, en plaçant un excès de ouate iodoformée qui fut maintenue par des spicas de gaze au sublimé; le tout fut recouvert en ultime ressort par un morceau de papier de gutta-percha, percé au centre d'un trou pour laisser passer le pénis. Le soir, pas de réaction; un léger mouvement fébrile, qui fournit $38^{\circ}\,{}^{2}/_{10}$ fut observé le lendemain matin; quinze jours après, la cicatrisation était complète après trois pansements.

Je rapprocherai de cette observation le cas suivant que M. Gevaert a traduit de l'italien; on y verra que le professeur Cacciopoli fut forcé dans un cas analogue de faire une semi-castration; le mal ne doit pas être grand; un testicule dont les éléments du cordon sont aplatis, étalés, comme je les ai rencontrés chez l'enfant Leskens, ne peut probablement rendre à l'avenir d'autres services que ceux qui sont du ressort de la symétrie et de l'esthétique.

Cure radicale de hernie abdominale double chez un enfant de six ans, par le professeur Cacciopoli. — L'enfant, âgé de quatre mois, présentait deux petites tumeurs, l'une à l'ombilic, l'autre à la région inguinale droite; elles se réduisaient par la pression; leur volume augmentait et diminuait tour à tour; à l'âge de trois ans, ces tumeurs avaient atteint un volume considérable. Sur le conseil des médecins, on appliqua des bandages, sans obtenir d'amélioration.

Cacciopoli constata que la hernie ombilicale présentait à la base une circonférence de $0^{m}18$, un diamètre transverse de $0^{m}08$, un diamètre antéro-postérieur de $0^{m}09$; la circonférence totale mesurait $0^{m}21$. La circonférence de la hernie inguinale mesurait à la partie médiane non moins de $0^{m}32$.

Le volume des tumeurs, leur réductibilité, l'action négative des bandages furent les raisons qui déterminèrent le professeur à intervenir par une opération radicale; elle fut exécutée pour la hernie ombilicale le 29 janvier; pour la hernie inguinale, le 30 mars 1885.

Pour la hernie ombilicale, Cacciopoli pratiqua sur le sac une suture avec du fin catgut au sublimé; ensuite, enlevant toutes les enveloppes de la hernie, il pratiqua une seconde suture (suture de Lembert), dont les points étaient peu distants l'un de l'autre et dans une direction croisée relativement à la première suture. Pansement iodoformé. Suture de la peau avec la soie phéniquée.

Pour la hernie inguinale, après avoir fait l'incision des téguments communs de la tumeur, le professeur maintint la hernie réduite à l'aide de la pression digitale; il incisa le sac dans sa longueur et obtura le canal inguinal avec une petite éponge montée sur une pince; puis il procéda à la dissection du sac herniaire; par suite de la disposition spéciale des éléments du cordon, il fut nécessaire de pratiquer la semi-castration, après avoir placé trois ligatures préalables sur les éléments du cordon; il fit sur le sac une suture à points continus, puis une suture de Lembert, comme dans le cas précédent.

La partie cousue avec le catgut au sublimé fut rentrée dans la cavité abdominale et les piliers de l'anneau inguinal externe furent réunis avec une suture entrecoupée. La séreuse pariétale fut refermée avec deux points de fil. Chloroformisation dans les deux cas. La guérison fut obtenue dans le premier, au bout d'un mois; dans le second, au bout de vingt jours. (Extrait de l'*Archivio di Patologia infantile;* mars 1887. Fasc. 2, p. 88.)

On peut tirer de ces deux observations les conclusions suivantes : 1° grâce à l'antisepsie, on ne doit pas reculer devant la cure radicale de la hernie congénitale chez un jeune garçon, âgé même de cinq ans seulement; 2° il est possible, avec des précautions minutieuses, d'isoler le cordon, de conserver le testicule; mais une opération radicale, *même au prix d'une semi-castration*, vaut mieux que l'abstention de toute intervention chirurgicale, si l'on considère les inconvénients qui résultent pour l'enfant, au point de vue de son développement et de sa santé générale, du fait d'être atteint d'une hernie congénitale incoercible; 3° la cure radicale ne doit pas toujours, comme le dit Lucas-Championnière, être une opération difficile sous peine d'être sans valeur; pour ma part, je n'ai pas rencontré dans le cours de cette opération de réelles difficultés, et j'estime de quelque valeur le fait que l'opéré peut marcher actuellement sans voir se reproduire sa tumeur.

E. C.

XIV.

DU TRAITEMENT GÉNÉRAL ET LOCAL DU RACHITISME.

DE L'OSTÉOCLASIE.

Clinique du 21 mars 1889.

Messieurs, j'ai passé en revue, jeudi dernier, l'anatomie pathologique, l'étiologie du rachitisme, sa pathogénie encore si obscure, ses principaux symptômes; il ne me reste plus à vous parler que de son traitement. Tous les médecins sont d'accord sur les mesures prophylactiques à conseiller pour qu'un nourisson ne devienne pas rachitique; sur la nécessité, dès la première période de la maladie, de le placer, avant tout dans de bonnes conditions hygiéniques; de lui prodiguer l'oxygène et la lumière; quand l'enfant n'est plus en âge de têter, de lui fournir une alimentation dans laquelle dominent la fibrine, l'albumine, le sel marin; de lui faire journellement sur tout le corps des frictions stimulantes salées et alcooliques, suivies de frictions sèches et d'une sorte de massage des membres. Mais le rachitisme est surtout l'attribut des enfants de la classe pauvre; dans la majorité des cas, les ressources manquent pour réaliser ce programme et les conseils du médecin ont quelque chose

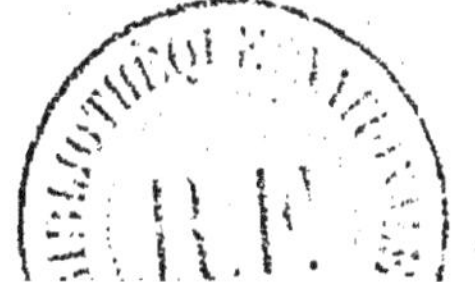

d'ironique et de poignant, car, chez les pauvres gens, on ne voit autant d'enfants rachitiques que parce que, le plus souvent, la mère, vaincue par les privations, a vu se tarir son lait; elle a dû prématurément alimenter son nourrisson de panades indigestes, de pommes de terre, de pain trempé dans du café, et nous savons que, dans les grandes villes, le logis des déshérités est généralement insalubre, privé d'air et de soleil. Ce que l'indigent vient nous demander à notre consultation, ce ne sont pas ces préceptes idéaux d'hygiène qu'il lui est impossible de suivre, déjà difficiles même à observer pour le petit bourgeois; c'est un médicament qu'on lui fournira gratuitement, c'est un appareil quelconque pour redresser le membre de son enfant. D'après Trousseau, l'huile de poisson serait le remède par excellence pour guérir le rachitisme, ainsi que l'ostéomalacie, qui, d'après lui, ne serait que le rachitisme des adultes; par ses propriétés analeptiques, elle suppléerait à une nourriture défectueuse, aux conditions hygiéniques défavorables; son emploi est légitimé par le fait d'un passé déjà long de succès incontestés; si l'huile de poisson fut d'abord employée, d'une façon empirique, son analyse a prouvé que son usage a, dans cette affection, quelque chose de rationnel, l'huile y étant combinée d'une façon intime, naturelle, à des sels de phosphore, à l'iode. « Il y avait à Tours, en 1827, dit Trousseau(1), une famille hollandaise à laquelle Bretonneau donnait ses soins. Un des enfants, âgé de quinze mois, devint rachitique au plus haut degré. Depuis quatre ou cinq mois, Bretonneau luttait inutilement contre le mal, épuisant toute la série des médications usitées à cette époque, lorsque le père de

(1) *Clinique médic. de l'Hôtel-Dieu de Paris*, par A. TROUSSEAU, t. III, p. 530.

l'enfant lui dit que son fils aîné, atteint de la même maladie, avait été guéri en Hollande par un remède populaire, l'huile de poisson. Bretonneau l'engagea à employer le même remède et le succès fut rapide. » L'huile de poisson, patronnée dans la science par des médecins tels que Bretonneau, Trousseau, Guersant, Cloquet, n'a pas encore été détrônée par aucun agent dans le traitement du rachitisme; malheureusement, il arrive, principalement en été, qu'elle n'est pas digérée par l'enfant rachitique, qu'elle provoque alors de la diarrhée, des vomissements et supprime l'appétit. Si l'on a affaire à des gens aisés, il serait peut-être sage, en pareil cas, de se borner aux prescriptions purement hygiéniques; mais un mode de traitement qui n'est pas complété par l'administration d'un remède quelconque ne jouit d'aucun prestige aux yeux du public, *vulgus vult decipi*, et, sous peine de perdre la confiance des parents, il faudra vous résigner à conseiller quelque médicament, concuremment avec les mesures hygiéniques qui feront probablement seules les frais de la guérison. Si l'huile de poisson est mal digérée, vous songerez à administrer le phosphate de chaux, soit en sirop, soit en poudre, comme le prescrivaient Bouchut et Henriette; vous donnerez, par exemple, la poudre que ce dernier formulait comme suit :

R.	Phosphate de chaux	30 grammes.
	Carbonate de chaux	8 »
	Sucre de lait	15 »

A administrer une pincée, trois fois par jour, mêlée au lait, au potage, aux aliments.

Vous pouvez alterner cette poudre avec le sirop de lactophosphate de chaux, soit pur, soit combiné de moitié avec un sirop amer : le sirop de rhubarbe, si l'enfant est habituellement constipé; de gentiane, si l'appétit fait défaut; de quinquina, si le rachitisme s'accompagne de poussées fébriles; vous pourrez joindre au sirop de lacto-phosphate 50 centigrammes à 1 gramme p. c. de pyro-phosphate de fer citro-ammoniacal, mélange agréable, que le malade prend généralement avec satisfaction et qui est surtout indiqué si le rachitisme est lié à l'anémie, à l'hypoglobulie; mais je vous conseille de ne pas attribuer une trop grande vertu à l'emploi des phosphates dans le rachitisme; vous feriez preuve d'une crédulité peu compatible avec l'exercice de votre art. Les phosphates ne furent pas, comme l'huile de poisson, administrés d'abord d'une façon empirique, mais sous l'influence des idées que l'on se faisait sur la pathogénie du rachitisme : on croyait que, si les sels venaient à faire défaut dans les os, c'était parce qu'ils passaient en trop grande quantité dans les urines, dissous dans l'économie par l'action d'un acide en excès, l'acide lactique, dont on n'a jamais perçu de trace dans la trame osseuse des rachitiques; Seeman, au contraire, a trouvé une diminution de la chaux dans les urines de ces malades, et Baginsky[1] n'aurait constaté aucune différence dans l'excrétion calcaire entre les enfants sains et les rachitiques; par contre, chez ces derniers, Petersen aurait découvert dans les fèces plus de chaux que chez les enfants bien portants. Aussi Henoch, qui rapporte ces faits, en conclut que l'essence de l'affection consiste dans une diminution de l'absorption des phosphates dans le tube digestif; mais il avoue que la question n'est pas encore assez élucidée pour donner au traitement du rachitisme une base

(1) *Leçons cliniques sur les maladies des enfants*, par le Dr Ed. Henoch, traduction par le Dr Hendrix, 1885, p. 660.

vraiment scientifique; il n'a jamais vu les sels de chaux produire de bons résultats, il y a renoncé depuis longtemps et basé le traitement médical plutôt sur les symptômes qui accompagnent l'altération; il administre les préparations de fer, de facile digestion; en cas d'anorexie, l'acide chlorhydrique, la teinture de rhubarbe.

D'Espine et Picot recommandent l'emploi d'un sirop magistral souvent employé à Genève, dont la limaille de fer semble être l'agent le plus efficace, mélangé à de la crème de tartre, de la rhubarbe, de l'écorce d'orange, du sucre et du vin blanc.

S'il ne vous répugne pas trop d'employer un remède pour lequel, en ce moment, les réclames abondent, dont la préparation n'est pas connue, vous pourrez recourir à l'émulsion de Scott, qui a l'avantage d'être prise assez facilement par les enfants et qui, d'après le prospectus, serait une émulsion d'huile de foie de morue et de sels de chaux; mais, si votre puritanisme vous interdit l'emploi des remèdes secrets, vous préférerez le mélange, conseillé par D'Espine et Picot, de deux parties d'huile de poisson avec une de sirop de lactophosphate et une d'eau de chaux.

Quand la chose est possible, il faut envoyer les enfants rachitiques au bord de la mer pour y prendre des bains de sels et y respirer un air vif, fortement oxygéné; c'est dans le rachitisme surtout qu'agit favorablement le traitement maritime longtemps continué, ainsi que le prouvent les nombreux succès obtenus à Middelkerke, à Berck, au Lido.

Nous terminerons en pratiquant devant vous l'ostéoclasie chez cette petite fille âgée de cinq ans, qui, en voie de guérison de son rachitisme, conservait un double *genu valgum*. Comme vous pouvez le voir, l'opération ayant redressé parfaitement le membre gauche, nous sommes encouragé aujourd'hui à intervenir par le même moyen sur la cuisse droite; mais, auparavant, je vous dirai quelques mots au sujet de l'ostéoclasie, opération sur laquelle on possède peu de travaux. J'emprunte les aperçus que je vous communiquerai à la thèse d'Aysager parue en 1879, et à celle de Chalot intitulée : *Comparer entre eux les divers moyens de diérèse*, thèse soutenue à la faculté de Paris, en 1878.

L'ostéoclasie est définie, par le premier de ces auteurs, une méthode qui consiste à fracturer les os artificiellement, sans déchirure des téguments, dans un but thérapeutique.

L'opération de l'ostéoclasie a été pratiquée dès le commencement du XVIIIe siècle par Lamothe, un Français, et par Muys, un Hollandais; mais c'était pour remédier à des cals vicieux. Ce fut Guérin, un de nos compatriotes, puisqu'il est né à Jemmapes, qui, le premier en France, dès 1843, fit l'ostéoclasie manuelle, pour remédier aux courbures rachitiques des membres; puis l'opération, critiquée par Guersant et d'autres médecins, tomba dans l'oubli jusqu'au jour où elle revint en honneur, après avoir été pratiquée avec succès par Billroth en 1875 et par Volkmann en 1876.

Malgré un traitement maritime longtemps continué, l'administration de médicaments usités contre le rachitisme, l'observation des prescriptions hygiéniques, on voit certains enfants conserver les déviations de leurs membres, acquises pendant la période de ramollissement de cette affection. On a conseillé, dans ces cas, l'usage d'appareils redresseurs; mais les machines, comme l'a prouvé Bouvier, n'ont plus d'action bien efficace à la période d'éburnation; d'autre part, pendant la période de ramollissement, seul moment où elles pourraient redresser les membres déviés, elles sont mal tolérées, elles gênent la croissance et, de plus, se détraquent aisément, ce qui rend leur emploi trop onéreux chez les pauvres. Dans la classe aisée, on ne peut les employer chez les enfants très jeunes, chez ceux qui sont trop faibles; on réservera leur emploi à la période de réparation, quand le patient est en état de marcher et uniquement pour combattre les déviations peu prononcées, quand il y a seulement, dit Bouvier, affaissement des surfaces articulaires.

Dans les cas de déviations prononcées des membres et quand le malade est arrivé à la période de réparation, d'éburnation, c'est à l'ostéoclasie qu'il faut recourir.

On a commencé par pratiquer l'ostéoclasie manuelle, sans intervention de machines : on supposait que le procédé était plus inoffensif, que la main intervenait avec plus d'intelligence et ne produisait jamais ces délabrements des tissus mous que l'on avait obtenus avec certains ostéoclastes. Cela pouvait être vrai quand on n'avait à sa disposition que des appareils mal conçus. Le procédé manuel a perdu beaucoup de terrain depuis l'invention des ingénieux instruments de Robin et de Collin; ils ont l'avantage de réussir, alors que les forces manuelles ne parviennent pas à briser l'os, ce que j'ai observé même chez de très jeunes enfants.

Avant d'arriver à construire des appareils aussi perfectionnés que ceux dont on fait usage de nos jours, il y a eu des tâtonnements; on imagina des ostéoclastes qui sont tombés dans l'oubli : la machine à vis de Purmann, le dysmorphotéopalinclaste de Bosch, l'instrument de

Louvier, qu'il employait dans l'ankylose du genou et qui ne donna lieu qu'à des mécomptes et à des accidents.

En 1845, Rizzoli inventa un instrument mieux conçu, destiné plutôt à briser le fémur dans sa longueur qu'au voisinage des épiphyses. Cet appareil se compose d'une barre en acier qui présente en son centre un pas de vis; ce dernier est traversé par une vis de pression à trois hélices; cette vis est terminée par un arc métallique qui porte sur le point de l'os à briser; en tournant la vis, on fait progresser l'arc métallique vers l'os; deux anneaux de cuir sont placés aux extrémités de la barre d'acier pour recevoir le membre qui doit être brisé; Menrique, de Madrid, a adapté deux vis à l'ostéoclaste de Rizzoli, et la fracture de l'os se produit entre les deux.

Maisonneuve (1861) est aussi l'inventeur d'un ostéoclaste, qu'on n'emploie plus, mais dont on peut retrouver le dessin dans des ouvrages spéciaux traitant de la confection des instruments de chirurgie; ce praticien distingué l'employa pour rompre une ankylose de la hanche; il l'appliquait à rompre les os avant de procéder à l'amputation par les caustiques.

L'ostéoclaste le plus usité de nos jours est celui de Robin, de Lyon; il a fait ses preuves puisque, en 1884, son inventeur avait déjà pratiqué avec succès, sur le vivant, 84 ostéoclasies (Chalot). Cet instrument agit comme un étau puissant qui enserre la cuisse jusqu'au niveau où elle doit être fracturée; à l'aide d'un levier, on brise le membre en lui faisant subir un mouvement de flexion de bas en haut et d'arrière en avant; il brise l'os d'emblée avec une grande précision et, le chloroforme annihilant la douleur, je ne vois pas l'utilité d'essayer au préalable, à moins de cas très exceptionnels, l'ostéoclasie manuelle. Je ne décrirai pas davantage l'instrument de Robin, que nous allons employer sous vos yeux. M. Claesen, sous les auspices du professeur Sacré, a fait

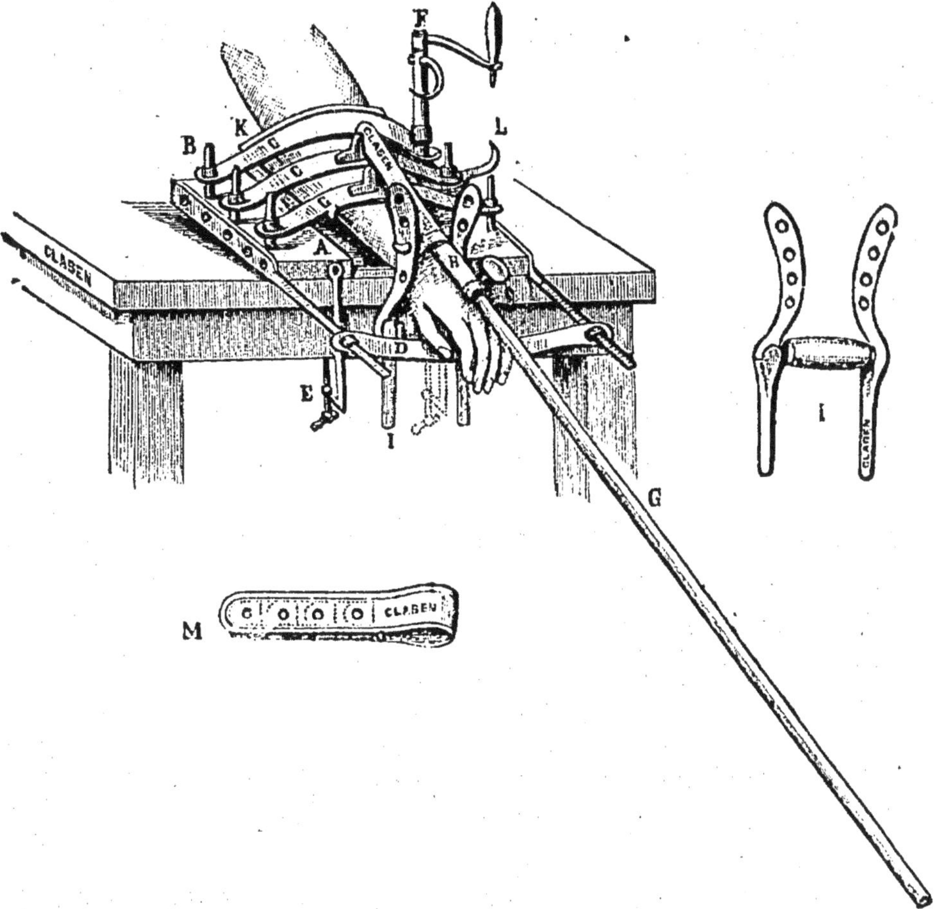

Fig. 9. — Ostéoclaste de Robin modifié par Claesen.

une modification importante à l'ostéoclaste de Robin; il remplace le collier de pression en cuir par un demi-anneau en acier; on a pu utiliser l'action puissante et précise de cet instrument ainsi perfectionné à produire la fracture du bras dans un cas de cal vicieux qui compromettait les fonctions du membre.

On a observé qu'après l'ostéoclasie, il y avait parfois des récidives dans les déviations des membres; cela arrive quand on intervient à une époque où le processus rachitique n'est pas encore enrayé, quand on brise imparfaitement l'os, quand, après sa fracture, on ne place pas un appareil convenable, maintenant, pendant tout le temps de la formation du cal, le membre dans une bonne direction.

Un point important après l'ostéoclasie pour obtenir un bon résultat, un complet redressement du membre, c'est l'application d'un bon bandage. Je n'emploie pas, comme dans les autres pays, l'appareil plâtré après la fracture : je préfère de beaucoup le système de déligation qu'employait Seutin, le bandage amidonné amovo-inamovible. Seulement, au lieu d'attelles de carton, je fais usage d'attelles en zinc, comme les employait le professeur Henriette pour les fractures des extrémités inférieures; chez les enfants, les urines et les fèces auraient vite imbibé le carton.

Avant de faire agir l'ostéoclaste, nous avons collé une grande bande de diachylon, formant étrier au-dessous du pied, sur les faces latérales du membre dévié; cet étrier nous servira à pratiquer l'extension du membre jusqu'à dessiccation de l'appareil.

Une fois l'appareil bien séché, nous cessons l'extension et nous plaçons le jeune sujet pendant le jour sur un hamac, et durant la nuit sur un lit plat et dur.

Quatre semaines sont nécessaires pour arriver à la consolidation complète de l'os chez les sujets de la seconde enfance. E. C.

XV.

DE L'ANTISEPSIE DANS LA CHIRURGIE INFANTILE.

Clinique du 2 mai 1889.

Messieurs, vous m'avez vu, il y a quatre semaines, opérer cet enfant âgé de 3 ans, atteint d'un pied bot varus équin de nature osseuse; c'est à la tarsectomie postérieure que j'ai eu recours sous vos yeux pour corriger cette infirmité; j'extirpai l'astragale pour remédier à l'équinisme, j'excisai la malléole externe pour corriger la position varus du pied. Parfois, pour parvenir à porter le pied en dehors, il faut aussi enlever par l'ostéotomie une portion du calcaneum; vous avez pu constater que, dans ce cas, une fois la malléole excisée, nous avons pu ramener le pied dans sa position normale. L'enfant n'a jamais présenté de réaction fébrile; jeudi passé, j'ai fait le premier pansement, le 21e jour après l'opération; la plaie était cicatrisée, le drain osseux résorbé.

Je veux vous entretenir aujourd'hui des précautions qu'il faut prendre pour aboutir à un pareil résultat dans les opérations pratiquées chez les enfants. Des voix plus autorisées que la mienne vous parleront, dans vos cours et dans vos cliniques, de l'antisepsie en général; je me bornerai à vous indiquer comment il faut appliquer la méthode de Lister à la chirurgie infantile; je vous dirai un mot, en terminant, sur quelques opérations dans lesquelles les précautions antiseptiques fourniront, à l'avenir, des résultats plus favorables que par le passé, dans le bec-de-lièvre, dans la cystotomie, dans la trachéotomie.

Si vous aviez assisté à la clinique des enfants il y a quelques années, quand les deux services de médecine et de chirurgie étaient réunis, vous auriez constaté que les opérations s'exécutaient sans le secours de l'antisepsie; aussi ne pouvait-on pas entreprendre, alors, les résections de la hanche, les tarsectomies; on se bornait à pratiquer la taille, la trachéotomie, l'opération du bec-de-lièvre, à ouvrir les abcès, les phlegmons. Vous auriez tort de critiquer cette attitude prudente qui nous était imposée : vous entrerez un jour dans les hôpitaux comme élèves, comme adjoints, comme chefs de clinique, — ce que je vous souhaite dans le plus bref délai, — vous trouverez l'antisepsie ayant pris droit de domicile dans tous les services, et vous ne vous douterez pas de l'énergie quotidienne qu'il nous a fallu prodiguer pour arriver à ce que notre personnel s'identifiât avec les exigences d'une chirurgie nouvelle, et encore aujourd'hui, après quatre ans de lutte, nous sommes souvent trahis par nos aides subalternes, les infirmières, qui outragent, inconsciemment je le veux bien, les lois de l'antisepsie.

En Belgique, plus qu'en aucun autre pays, à Bruxelles spécialement, les sommités médicales mirent beaucoup de lenteur à s'assimiler les idées de Lister; peu s'en fallut, il y a quelques années, qu'on ne défendit dans les hôpitaux l'emploi des pansements antiseptiques comme trop coûteux et superflus! Il fallut l'énergie du Dr Van

Volxem, qui obtint, l'un des premiers, de brillants succès dans ses ovariotomies, pour mettre obstacle à une semblable prohibition. Un jeune médecin éminent, M. Du Pré, publia, dans le *Journal de Médecine*, des lettres adressées au professeur Van den Corput des divers pays où l'antisepsie était depuis longtemps en honneur; ces lettres, très remarquées, dans lesquelles M. Du Pré mit toute l'ardeur, toute la foi d'un néophyte, contribuèrent pour une large part à la propagation des idées de Lister à Bruxelles, et les étonnants et audacieux succès du Dr Thiriar firent bien des conversions.

Vous arrivez, messieurs, dans la carrière au moment favorable; ne traitez pas avec trop de dédain vos devanciers, qui ont assisté, comme nous, à la période de transition, celle où il nous a fallu prodiguer tous nos efforts pour nous dégager des errements du passé et entrer résolument dans le courant des idées nouvelles; vous trouverez le terrain déblayé pour marcher vers le succès, car les arguments contre l'antisepsie n'ont plus cours aujourd'hui et n'émanent plus de médecins sérieux. Danzel, de Hambourg, a pu dire avec l'approbation de De Nussbaum, l'éminent praticien de Munich, que *celui qui n'a pas de plaisir à pratiquer la méthode antiseptique n'est pas un honnête homme.*

Vous ne vous rendrez jamais compte de la lenteur que mettaient jadis les plaies à se cicatriser, de quelle manière un simple abcès du cou, une plaie de tête, traités sans le concours de l'antisepsie, amenaient à leur suite des clapiers, des décollements, qui nécessitaient des débridements réitérés. Vous ne verrez peut-être plus ces complications qui suivaient des opérations aujourd'hui couronnées de succès; la pyohémie, la septicémie, l'érysipèle, la pourriture d'hôpital sont, de jour en jour, plus rarement observés dans les services de chirurgie.

Dans nos premiers essais, nous avons employé les pansements humides, tels qu'au début Lister les conseillait; l'opération était pratiquée sous la poussière du spray; c'était une pratique mauvaise, principalement chez les enfants, qui présentaient parfois des phénomènes d'intoxication dus à l'acide phénique; Lister conseillait, à l'origine de sa méthode, de placer sur la plaie un étroit morceau de *silk* ou *protective;* au-dessus de celui-ci, des compresses de gaze imbibées d'eau phéniquée à 25 p. c.; puis venaient, plus étendues que ces dernières, des compresses de gaze phéniquée sèche; ensuite on recouvrait cette première partie du pansement de huit pièces de gaze phéniquée; entre la septième et la huitième se plaçait le mackintosch; on ajustait le tout avec des bandes phéniquées, après avoir bourré les vides de ouate, phéniquée ou salicylée. Lister drainait les plaies avec des tubes de caoutchouc non résorbables, qu'il enlevait le troisième ou quatrième jour.

Ce pansement occasionnait parfois, principalement sur la peau mince, irritable des jeunes sujets, de l'érythème, de l'impétigo, de l'eczéma et d'autres éruptions; les émanations phéniquées qui se dégageaient du pansement, absorbées par les voies respiratoires, bien plus, l'absorption de l'acide phénique à la surface de la plaie, amenaient chez nos opérés les troubles digestifs et l'urine noire, caractéristiques de l'intoxitation phéniquée; cette coloration ne se produisait souvent qu'après plusieurs heures de séjour de l'urine à l'air libre. L'intoxication phéniquée se manifeste très promptement chez les jeunes opérés, surtout s'ils sont atteints d'affections rénales, et vous savez combien il est fréquent de rencontrer un commencement de dégénérescence amyloïde des reins chez les malades qui ont présenté des suppurations prolongées, entretenues par des foyers de tuberculose osseuse siégeant principalement au niveau des épiphyses.

Je crois que, pour ce motif, il faut rejeter, dans les opérations pratiquées chez les enfants, les irrigations des plaies avec de l'eau phéniquée, leur préférer les irrigations d'eau au sublimé et répudier dans les pansements l'emploi des compresses phéniquées, les bandes et l'ouate imprégnées d'acide phénique. Quant au spray, on abandonne de jour en jour son emploi pendant l'opération même; il peut être avantageux, dans un hôpital principalement, pour désinfecter la salle, mais avant et non pendant les manœuvres chirurgicales. Il est prouvé que les microbes répandus dans l'air résistent à l'action de l'acide phénique, que ces microbes stagnants ne se déposeraient sur la plaie que lorsqu'ils sont entraînés par un courant d'air ou par le jet d'un liquide pulvérisé, que des liquides de culture soumis pendant quelques instants à l'action de l'air avec ou sans intervention du spray s'altèrent de la même façon (Troisfontaines) (1). On se préocuppe moins de microbes qui peuvent planer dans l'atmosphère : on reconnaît qu'il y a plus d'importance à combattre ceux qui imprègnent les instruments, les doigts, les vêtements de l'opérateur et de ses aides; on conserve l'acide phénique à 5 p. c. pour la désinfection des instruments et des mains. Peut-être même cette pratique sera-t-elle abandonnée avant peu; l'asepsie,

(1) *Manuel d'antisepsie chirurgicale*, par le Dr P. TROISFONTAINES; Paris, Steinheil, éditeur, 1888, pp. 91 et suiv.

telle que la professent déjà Lawson-Tait et Neuber, remplacera un jour l'antisepsie et l'on stérilisera les instruments à l'aide de la vapeur d'eau portée à 110°, sous pression. Quant au spray phéniqué, on peut lui substituer des irrigations de sublimé pendant et après l'opération. Disons cependant que De Nussbaum est resté partisan du spray; il se fonde, pour le maintenir, sur une expérience qui est la contre-partie de celle des liquides de culture dont parle Troisfontaines. « Faites bouillir, dit De Nussbaum(1), vivement de l'urine dans un récipient, puis laissez-la refroidir et fermez le col de la bouteille, tout cela dans le brouillard d'un pulvérisateur rempli d'eau phéniquée à 5 p. c. L'urine restera pendant longtemps claire, pure et sans aucune modification. En faisant une expérience de contrôle, exactement semblable en tous points, mais sans spray, on constate, peu de jours après, que l'urine est trouble et s'est putréfiée. »

M. Gallet, dans sa thèse d'agrégation, sur *la Pleurotomie antiseptique et l'opération d'Estlaender*, parue récemment, emprunte à Bouveret le passage suivant : « Si le spray devait disparaître de la chirurgie antiseptique, il faudrait encore le conserver pour l'opération de l'empyème. » Je ne me suis pas, jusqu'à ce jour, repenti d'avoir supprimé le spray pendant la durée des opérations pratiquées sur les enfants; il gêne considérablement l'opérateur et les aides, et il me semble que c'est précisément dans l'empyème que la poussière du spray pourrait avoir pour effet de chasser vers la cavité pleurale les micro-organismes répandus dans l'atmosphère; je crois qu'il vaudrait mieux faire la pulvérisation prolongée avant

(1) *Le pansement antiseptique*, par J. De Nussbaum, traduit par E. De la Harpe; Paris, Baillière et fils, éditeurs, 1888, p. 61.

la pleurotomie, puis d'ouvrir la plèvre sans le recours du spray.

Les irrigations au sublimé m'ont toujours semblé inoffensives chez les enfants ; il est vrai que les incisions, dans la plupart de nos opérations, étant toujours restreintes, ne présentant pas de surfaces aussi étendues que chez les adultes, diminuent les chances d'absorption. Vous savez qu'à la suite d'irrigations prolongées, dans les laparotomies, ou quand le sublimé a été versé abondamment sur de vastes surfaces sanglantes, on a constaté, chez les adultes principalement, des phénomènes très graves d'intoxication, des symptômes de gastro-entérite avec diarrhée aqueuse, puis sanguinolente, suivis de la mort du patient en peu d'heures, dans un collapsus complet; on observe de la diminution dans la quantité des urines, parfois de l'albuminurie et même des désordres urémiques. La lésion caractéristique de cet empoisonnement consiste dans des ulcérations simples ou diphtéritiques de la dernière portion de l'intestin, spécialement du rectum; les reins offrent les caractères de la néphrite parenchymateuse (1). Il est bon d'avoir cet effrayant tableau devant les yeux; je n'ai jamais observé rien de pareil, bien que je fasse un large usage du sublimé, mais toujours sur des plaies restreintes. Il se pourrait que vous eussiez à pratiquer la laparotomie chez l'enfant, pour un cas de volvulus par exemple ; que vous dussiez irriguer le péritoine; ou bien il se pourrait à la suite d'écrasement, en présence de surfaces cruentes très étendues, que vous fussiez dans l'obligation de faire de larges lavages, très prolongés; il serait prudent, dans ces cas, de n'employer que de l'eau stérilisée ou, à son défaut, de l'eau boriquée.

(1) TROISFONTAINES, *Loc. cit.*

Je vous ai dit quel était le premier pansement de Lister: c'était un pansement humide; le silk y était indispensable pour protéger la plaie contre l'action irritante de l'acide phénique; la mackintosh entretenait dans ce pansement la chaleur et l'humidité, deux conditions favorables à la multiplication des microbes; puis on s'aperçut que le pansement phéniqué avait ses inconvénients: la plaie fournissait une abondante sécrétion, d'abord d'un brun noirâtre, puis jaunâtre; le drain ne fonctionnait pas toujours bien; la rétention des matières sécrétées amenait de la douleur et de la fièvre. On fit alors des essais de substituer à l'acide phénique d'autres substances antiseptiques; la plus parfaite est, sans contredit, le sublimé, qui, d'après Koch, empêche le développement des bactéries à une solution d'un trois cent millième. Bergmann et Schede employèrent des pansements au sublimé; je les ai essayés chez l'enfant, remplaçant la solution phéniquée à 2,5 p. c. par celle au sublimé à 0,10 p. c., me servant de bandes, de gaze et d'ouate au sublimé; mais c'étaient encore des pansements humides avec mackintosh, et ces pansements eurent pour effet, sur la peau délicate des jeunes sujets, de produire de l'érythème suivi de desquammation, des éruptions vésiculeuses, pustuleuses, eczémateuses; je dus abandonner les pansements au sublimé. Je n'ai pas fait l'essai des pansements à l'acide salicylique, à l'ichthyol, à l'iodol, au menthol, ni à d'autres corps dont l'action n'est pas aussi puissamment microbicide que celle du sublimé.

Mosetig von Moorhof, en 1880, recommande l'iodoforme comme un des meilleurs antiseptiques. Ce corps était déjà connu depuis longtemps; il avait été découvert en 1832 par le chimiste Serullas; il offre des propriétés qui ont permis de substituer aux pansements humides, phéniqués ou sublimés le pansement sec, — c'est le pansement que nous avons adopté dans le service et qui nous a fourni le plus de succès. Pour appliquer avec sécurité le pansement sec, il fallait que l'on eût, au préalable, reconnu les remarquables propriétés de l'iodoforme; ce corps est lentement volatil; son absorption se fait rapidement sur les plaies fraîches, plus lentement sur les surfaces bourgeonnantes; en poudre fine, il est plus rapidement absorbé qu'en paillettes et il serait surtout décomposé par les éléments septiques, bactéries ou ptomaïnes; elles provoqueraient, principalement sous l'influence de la chaleur, la décomposition de ce corps et le dégagement de l'iode à l'état naissant. L'iodoforme exerce un pouvoir dessiccatif sur les plaies, défavorable à la multiplication des éléments microgènes; son action est lente et durable; toutes ses propriétés en font le corps par excellence à employer dans les pansements secs, les plus simples, les plus sûrs de la chirurgie actuelle. Voyez quels perfectionnements successifs! Combien la méthode, à mesure qu'elle se simplifie, a plus de chances d'être généralement adoptée; avec le pansement à l'iodoforme, le silk devient superflu; plus de mackintosh; le spray est supprimé et remplacé par des irrigations d'eau stérilisée ou celles d'une solution de sublimé au millième; la plaie est recouverte directement de compresses de gaze à l'iodoforme; les vides sont comblés avec de l'ouate à l'iodoforme; on emploie des bandes de gaze imprégnée du même corps; les sutures et les ligatures se font au catgut; s'il faut placer des drains, on ne se sert que des drains résorbables en os décalcifiés. S'il faut immobiliser une articulation, comme dans notre cas de tarsectomie ou après une résection, une ostéotomie, on ne fait intervenir que des bandes ou des attelles plâtrées bien désinfectées par leur immersion préalable dans une solution de sublimé; dans la majorité des cas, on n'ôte la bande d'Esmarch qu'après avoir terminé le pansement, et, vingt jours après une opération jadis pleine de dangers, on constate aujourd'hui la guérison du traumatisme chirurgical, sans trace de suppuration.

On a reproché à l'iodoforme son odeur : on s'y habitue promptement et on peut, d'ailleurs, la pallier par d'autres corps odorants, en le mélangeant avec la fève de Tonka, la poudre de café. Un autre inconvénient que présente ce corps, c'est son insolubilité; mais, s'il faut le faire pénétrer profondément, dans des cavités, dans des fistules étroites, on peut recourir à sa solution éthérée, que Verneuil a surtout préconisée en injection, pour modifier les foyers purulents d'origine tuberculeuse; il est clair qu'il ne faut pas songer à désinfecter les instruments avec l'iodoforme; aussi, pour cet usage seulement, nous conservons la solution phéniquée à 5 p. c.

L'iodoforme a-t-il aussi à sa charge le danger de produire un empoisonnement qui ait sa caractéristique, comme, par exemple, celui de l'acide phénique donnant lieu à des urines noires, celui fourni par le sublimé provoquant des ulcères intestinaux? Prodiguant depuis quatre ans dans le service l'iodoforme sur les plaies des enfants (en fines paillettes plutôt qu'en poudre, il est vrai), et n'ayant jamais constaté de phénomènes d'intoxication, j'ai interrogé les élèves des différents services de chirurgie: aucun d'eux ne m'a dit avoir observé un seul cas bien authentique, bien avéré, d'empoisonnement par l'iodoforme; j'en conclus que ces cas doivent être d'une excessive rareté; les auteurs qui traitent de cette intoxication disent que, pour qu'elle se produise, il faut avoir fait abus de doses excessives de cette substance, avoir opéré sur des sujets d'une idiosyncrasie qui les rendit particulièrement sensibles à l'action de l'iodoforme, avoir affaire à « des femmes débiles dont le cœur est en dégénérescence graisseuse, à des patients affaiblis par de longues souffrances ou par une hémorragie opératoire[1]. » En tout cas, les descriptions de cet empoisonnement ne nous fournissent rien de typique, de caractéristique : ce sont des phénomènes d'inappétence, de mélancolie; les malades perçoivent sans cesse le goût et l'odeur de l'iodoforme; ils ont des accès de pleurs, de délire; ces accès disparaîtraient pour reparaître plusieurs semaines après. Dans des cas plus terribles, un jour ou deux après l'opération, suivant De Nussbaum, le malade refuserait toute nourriture, puis il se mettrait à divaguer, à bégayer, enfin il tomberait dans un état de stupeur avec refroidissement, pouls filiforme, langue sèche, noirâtre, ne pourrait plus avaler une goutte de liquide et mourrait en deux ou trois jours.

Schede a divisé les phénomènes d'intoxication par ce corps en six catégories; Troisfontaines les résume en une intoxication aiguë et une intoxication chronique, présentant, l'une et l'autre, une forme bénigne et une forme grave. Chez les enfants, suivant cet auteur, les accidents prendraient la forme de méningite ou d'encéphalite avec irrégularité du pouls, inégalité des pupilles, convulsions, parfois contractures et enfin coma. Il reconnaît que les signes de l'empoisonnement par l'iodoforme

(1) De Nussbaum, *Loc. cit.*

n'ont rien de constant, d'univoque ni dans leur mode d'apparition, ni dans leur succession.

N'ayant jamais observé de semblables accidents, j'ai dû m'en rapporter aux descriptions des auteurs; je les trouve empreintes de beaucoup de vague; le chirurgien n'aime pas généralement à attribuer la mort du patient à son intervention; n'a-t-il jamais mis injustement sur le compte de l'iodoforme la cause de son insuccès? ou

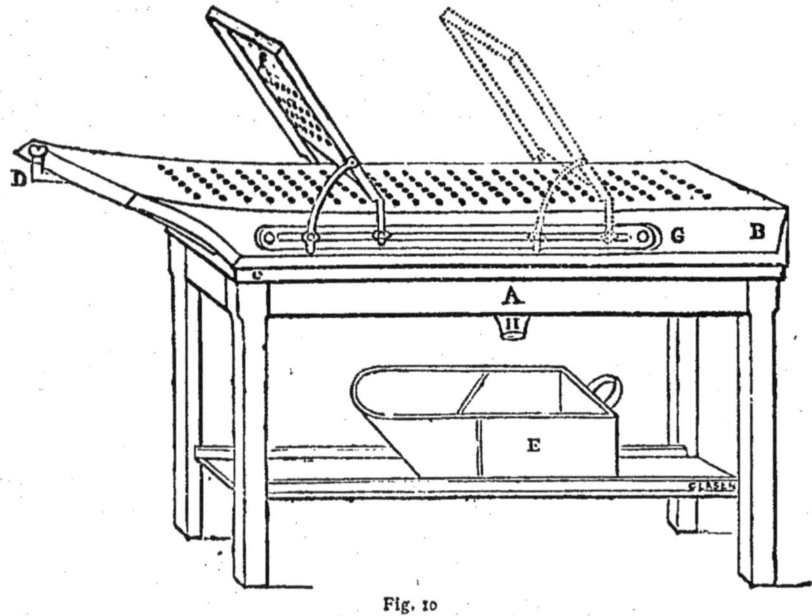

Fig. 10

bien, chez les patients qui avaient perdu beaucoup de sang, les phénomènes nerveux n'étaient-il pas dûs à l'anémie cérébrale? Si l'iodoforme a vraiment son intoxication spéciale, il est probable qu'elle sera l'objet d'une étude plus approfondie, s'appuyant sur des désordres caractéristiques trouvés à l'autopsie des rares malades empoisonnés par la présence de ce corps dans leurs pansements.

Nous pratiquons toutes nos opérations sur la table de Juillard, modifiée par Claesen (voir fig. 10).

En terminant, je vous conseillerai, messieurs, de ne pas négliger les précautions antiseptiques chez les enfants, même pour les opérations les moins graves, même pour la simple ouverture d'un abcès ; vous obtiendrez la guérison avec un seul pansement, tandis qu'anciennement les enfants atteints d'abcès encombraient pendant des semaines notre consultation et réclamaient des pansements multiples avant la guérison.

Depuis que nous faisons de l'antisepsie dans l'opération du bec-de-lièvre, nos insuccès deviennent plus rares et M. Gevaert, l'adjoint du service, vous dira que, depuis deux ans, nous avons toujours obtenu la réunion de la plaie labiale. Suivant les conseils de Kœnig, nous lavons d'abord soigneusement avec de l'eau et du savon la région des lèvres; puis, nous la désinfectons avec une solution au sublimé; les cavités du nez et de la bouche sont nettoyées avec des éponges trempées dans de l'eau boriquée; les instruments sont plongés dans la solution phéniquée, et nous pansons la plaie avec du lint, après l'avoir couverte abondamment de vaseline boriquée; nous n'employons que des éponges tordues, après les avoir désinfectées dans le sublimé; les fils sont enlevés le deuxième ou le troisième jour, sous la narcose et nous resserrons la suture sèche au-dessus du lint boriqué.

Même dans la taille, il y a lieu de s'inspirer des principes de Lister; la région périnéale subit les trois lavages classiques qui précèdent actuellement toute incision cutanée ; nous injectons de l'eau boriquée dans la vessie et dans le rectum et, pendant l'opération, nous suivons le plus rigoureusement les lois de l'antisepsie. Le

Dr Parona a proposé l'introduction, dans le rectum, d'un ballon en caoutchouc traversé par un large tube élastique; ce dernier a pour objet de préserver la plaie du contact des fèces et des gaz; le ballon produit le rapprochement de la lèvre postérieure de la plaie périnéale; Parona suture celle-ci, puis la recouvre d'iodoforme; il place un cathéter élastique dans l'urèthre et, immédiatement après la taille, il fait dans la vessie des injections de sublimé au millième; par ces précautions, il a obtenu deux fois la guérison dans ses cystotomies en cinq jours, une fois en six jours(1).

Enfin, il n'y a pas lieu de négliger l'emploi des antiseptiques dans la trachéotomie. Pourquoi ne pas laver, au préalable avec soin la région du cou avec du savon, de l'éther, de l'acide phénique? Cela peut être fait en quelques secondes. Pourquoi ne pas désinfecter, comme pour les autres opérations, les éponges, ses scalpels, son dilatateur? Roser de Marburg se sert de canules trachéales entourées de gaze iodoformée, qu'il laisse deux jours en place et qu'il change au bout de ce temps(2). Ces canules ainsi enveloppées ne donnent jamais lieu à des eschares. Roser pense que la gaze iodoformée agit en enrayant le développement ultérieur des fausses membranes, autour de la canule et au-dessous d'elle.

En tout cas, les précautions antiseptiques dans l'opération de la trachéotomie auront pour effet de prévenir la diphtérie de la plaie, qui emporte souvent le patient à une période de l'affection où il n'existe plus d'obstruction des voies aériennes; guéri du croup, l'enfant succombe souvent à l'infection diphtéritique, qui a pris son point de départ dans la plaie même. E. C.

(1) *Archivio di ortopedia*, 5e année, fasc. 1 et 2; Milan, 1888, pp. 12 et 13.

(2) *La trachéotomie en Allemagne*, par le Dr W. Blanc. *La Clinique* du 11 avril 1889.

XVI.

SYPHILIS HÉRÉDITAIRE.

Observation clinique (3 février 1889).

Il a été présenté à la consultation du professeur Charon, le 23 janvier dernier, une enfant née le même jour à une heure du matin et qui offrait les particularités suivantes :

Le sujet, né à terme, montrait au premier abord une incurvation caractéristique de tous les membres, qui semblaient fracturés.

En examinant de plus près, M. Charon percevait une *crépitation* manifeste au niveau de l'épiphyse inférieure du tibia gauche, de l'épiphyse fémorale inférieure du même côté, de l'épiphyse tibiale supérieure à droite.

Au niveau du cartilage supérieur de conjugaison de l'humérus gauche, il existait une crépitation analogue. A toutes ces régions on sentait une mobilité parfaitement appréciable des épiphyses.

Les autres cartilages épiphysaires étaient tous gonflés, ramollis et, à leur niveau, la substance osseuse jouissait d'une flexibilité anormale, très-étendue.

L'enfant présentait à la plante des pieds, ainsi qu'à la paume des mains, une desquammation caractéristique de l'épiderme, en « pelure d'oignon. »

Il s'écoulait de la vulve un liquide muco-purulent, assez abondant.

La face interne des petites lèvres et des grandes lèvres, était plus colorée que normalement, d'aspect ardoisé.

La muqueuse buccale offrait une coloration normale. Pas de coryza. Pas de manifestations cutanées.

Du côté des os du crâne, les pariétaux et l'occipital montraient un arrêt de développement; la raréfaction du tissu osseux était telle, que tout le sommet et la partie postérieure de la tête n'étaient représentés que par une vaste fontanelle, s'étendant du front à l'occiput.

Diagnostic. — Syphilis héréditaire.

Pronostic. — Guérison possible.

Traitement. — Sirop de Gibert. Bains mercuriels.

Réflexions.— Malgré le manque de tous renseignements, et malgré l'absence de la mère de l'enfant, M. le Dr Charon a pu diagnostiquer la syphilis sur les seuls symptômes objectifs que nous avons rapportés, parce qu'il n'est aucune autre affection à laquelle puisse se rapporter un ensemble clinique défini pareillement.

Tous les auteurs signalent des lésions de ce genre dans la syphilis héréditaire. Il existe cependant peu d'exemples d'altérations aussi caractérisées, aussi nettement patentes.

Voici ce que dit à ce propos Henoch, dans ses admirables Cliniques pédiatriques : « La séparation de l'épiphyse appréciable pendant la vie, ne se rencontre que par exception, et se traduit par une mobilité anormale à la limite de l'épiphyse et une « dislocation » insolite de la main. Je n'ai pu constater qu'une fois de la crépitation à l'endroit malade. » G. G.

XVII.

EXSTROPHIE DE LA VESSIE.

Observation clinique (24 février 1889).

Un enfant, âgé de huit jours, est arrivé à la consultation du professeur Charon, le 15 février dernier; il présentait la curieuse anomalie congénitale suivante :

Anamnestiques. — Le sujet, du sexe féminin, est un jumeau. L'autre enfant, du même sexe, est sain et de conformation normale.

Les parents sont bien portants, parfaitement constitués, ils possèdent encore cinq autres enfants d'une santé excellente. Ils sont respectivement âgés de 28 et 30 ans.

Description de la tumeur. — La tumeur présente une largeur de cinq centimètres, et une hauteur de trois centimètres.

Elle est de coloration rouge pourpre, d'aspect velouté; sur cette surface muqueuse, nous observons plusieurs sillons longitudinaux, divisant la tumeur en six segments, égaux à peu près, en étendue; ces segments correspondent aux *colonnes* de la vessie.

La tumeur s'étend de la région ombilicale, aux organes génitaux externes profondément atrophiés, et divisés sur la ligne médiane.

A la partie supérieure de la tumeur nous voyons une ulcération transversale, à fond grisâtre, mais l'ombilic fait défaut.

Les uretères sont situés à la partie inférieure de la vessie, au sommet de deux petites éminences mamelonnées qui correspondent à leur ouverture. Ces pertuis, dont il est facile de pratiquer le cathétérisme avec un stylet, laissent suinter de l'urine, par intermittence.

Immédiatement en dessous de la tumeur, on aperçoit un petit tubercule, d'aspect conique qui correspond vraisemblablement à l'urèthre, au méat urinaire et au tubercule du vagin.

En arrière de celui-ci, nous rencontrons un mince pertuis, qui permet l'introduction d'un fin stylet, et laisse écouler un liquide séro-muqueux. Ce pertuis, qui conduit dans le vagin et vers la matrice, est formé par l'accolement des parois vaginales, et l'adossement de la membrane hymen.

Si nous abandonnons la ligne médiane pour observer les organes latéraux, nous remarquons des deux côtés de l'orifice précédent, de part et d'autre, d'abord un repli charnu, bilobé à sa partie libre et qui représente le rudiment des petits lèvres, ensuite un bourrelet cutané épais, fusiforme, se dirigeant transversalement vers le pli inguinal, au niveau duquel il vient se confondre avec le tégument de cette région; ce bourrelet n'est autre que la grande lèvre.

La symphyse pubienne est absente; il existe entre la tumeur et les organes génitaux externes rudimentaires une perte de substance osseuse, d'environ un centimètre et demi de largeur, laquelle correspond à l'arcade pubienne qui fait défaut.

Il n'existe pas de hernies inguinale ou ombilicale.

L'anus normal se trouve à sa place habituelle.

En résumé, nous avons affaire à un arrêt du développement des organes génito-urinaires; l'ensemble de l'anomalie nous montre la paroi postérieure de la vessie, laquelle est étalée sous forme de tumeur, de forme convexe; la partie antérieure de l'urèthre fait défaut; les organes génitaux externes, petites lèvres, grandes lèvres, séparés à leur commissure supérieure, sont déviés latéralement, en sorte qu'à leur direction habituelle, longitudinale, a fait place une situation transverse et excentrique.

Diagnostic. — Exstrophie de la vessie

Pronostic. — Cette anomalie est compatible avec la vie.

Traitement. — Nul, pour le moment; avant deux ans, aucune intervention n'a de chance de succès; il est préférable d'attendre jusque vers huit ou dix ans. L'opération aura pour but de rétablir la paroi antérieure de la vessie, et de permettre la confluence des liquides dans un urinal, d'un emploi facile, et compatible avec une vie sociale supportable.

Réflexions. — La malformation qui nous occupe est très rare, puisque sur 70,000 naissances, on ne la rencontre que 7 fois; elle est beaucoup plus fréquente chez les garçons que chez les filles.

Notre cas présente encore cet intérêt que, contrairement aux faits généralement observés et renseignés dans la science, la tumeur était ici plus large que longue, et que les uretères au lieu d'occuper la partie supérieure de la tumeur, siégeaient dans la portion la plus déclive.

G. G.

XVIII.

MONSTRE PSEUDO-ENCÉPHALIEN.

Observation clinique (10 mars 1889).

Un enfant du sexe masculin, nous est apporté à la consultation gratuite, le 6 mars 1889.

Le sujet est âgé d'un jour, et est né à terme.

Anamnestiques. — Le père est âgé de 25 ans et se porte bien; la mère jouit également d'une bonne santé, elle a 35 ans. Il existe un premier enfant âgé de 18 mois, bien portant et parfaitement conformé.

Examen de la tête. — La face et les parties latérales du crâne présentent une coloration bleuâtre, ardoisée.

A un centimètre au-dessus de la racine du nez, on constate une solution de continuité des os du crâne, laquelle s'étend jusqu'à l'occiput, et qui semble produite par une section transversale de toute la voûte crânienne.

Cette fissure est de forme arrondie. Elle mesure 7 centimètres dans son diamètre transversal, et 8 centimètres dans le sens antéro-postérieur.

Par cette brèche, la substance cérébrale atrophiée fait hernie. Les hémisphères sont représentés par deux bourgeons. Le droit moins développé que le gauche se réduit à une petite tumeur de la grosseur d'une noix, le gauche plus volumineux présente l'aspect d'un petit œuf. Toute la tumeur est recouverte de la membrane arachnoïdienne, laquelle nous montre, à sa partie postérieure, un mince pertuis qui laisse écouler quelques gouttes de liquide encéphalo-rachidien.

L'ensemble de l'extrémité céphalique est fortement réduit. La tête est aplatie de haut en bas, d'un volume moindre de moitié de celui d'un enfant normal.

Les yeux sont saillants, les paupières supérieures apparaissent comme deux bourrelets proéminents, arrondis et tuméfiés.

Le nez est aplati, le front fuyant, les oreilles se dirigent tranversalement.

La physionomie a un aspect repoussant et bestial.

Examen des autres organes. — Les extrémités des membres, les mains et les pieds, présentent, comme la face, une coloration bleuâtre, ardoisée.

Les genoux et les hanches sont fortement contracturées, comme dans le tabes spasmodique (myélite latérale).

Les pieds montrent un faible degré de *talus* congénital.

Les mouvements des bras s'effectuent librement et spontanément, sans contracture ni raideur.

Les mouvements respiratoires sont saccadés et lents (20 par minute).

On a de la peine à entendre les bruits du cœur, très faibles et irréguliers.

Aucun trouble de la déglutition; l'enfant avale bien le lait qu'on lui présente.

La phonation se présente sous son habitus normal.

Le cordon ombilical est mince, mais paraît sain.

Pendant que nous l'examinons, l'enfant est en proie, par moments, à des convulsions toniques, qui atteignent tous les membres. La respiration semble s'arrêter, la face devient vultueuse, il s'écoule un peu d'écume blanchâtre par la bouche.

Diagnostic. — Nous avons sous les yeux le produit d'un arrêt de développement du fœtus, une monstruosité classée dans le groupe des *pseudo-encéphaliens*.

Réflexions. — Ce qu'il y a d'intéressant dans ce cas, c'est que malgré l'importance de l'anomalie, les fonctions de la vie végétative s'effectuent presque normalement, l'enfant pousse des cris d'une intensité et d'une tonalité habituelles, il déglutit parfaitement le lait qu'on lui présente, ses membres supérieurs se meuvent librement.

Nous pensons cependant que cette malformation n'est pas compatible avec une existence prolongée au delà de quelques jours.

M. Nicaise a présenté à la séance de la Société anatomo-pathologique du 17 février dernier, le cadavre d'un monstre qui offrait une malformation presque identique, avec complication toutefois de bec-de-lièvre, et de pied-bot.

Cette pièce a fait le sujet d'une très intéressante communication de M. Nicaise, laquelle a paru dans la *Presse médicale*.

G. G.

XIX.

KYSTE SÉREUX CONGÉNITAL GUÉRI PAR L'ÉLECTROLYSE.

Clinique du 17 mars 1889.

Il s'agit d'un enfant âgé de cinq ans, de bonne constitution, et qui montre à la partie latérale gauche du cou une tumeur, dont le développement est progressivement croissant.

Anamnestiques. — Les parents du sujet, qui sont bien portants, ont remarqué que leur enfant, dès les premiers mois de la vie, présentait un développement insolite de la région cervicale.

La tumeur qui avait d'abord le volume d'un pois, et une consistance dure, occupe maintenant la région carotidienne, donnant lieu à une difformité des plus notables.

Description de la tumeur. — La tumeur a le volume d'une petite orange. Elle est indolore. Elle a une consistance mollasse, faussement fluctuante. Elle augmente légèrement par les cris, les mouvements, ou les inpirations répétées. Elle n'est pas réductible; elle rend un son mat à la percussion. La peau ne présente aucun changement de coloration, et les ganglions ne sont pas engorgés.

Cette production ne donne lieu à aucun trouble fonctionnel important; par une ponction exploratrice on retire un liquide séreux, épais, quelque peu teinté de sang.

Diagnostic : kyste séreux congénital.

La consistance de la tumeur rappelait à s'y méprendre celle que peut donner un lipome.

La ponction capillaire exploratrice était seule capable, dans ces circonstances, de fournir la clef du diagnostic.

Ajoutons du reste que le lipome est une production néoplasique rare chez l'enfant; à notre connaissance, il n'en existe pas une seule observation.

L'augmentation de volume, en rapport avec les cris et les mouvements de l'enfant, est parfaitement d'accord avec les données anatomiques; nous savons en effet, que la paroi de ces kystes contient un grand nombre de vaisseaux sanguins, toujours d'un calibre important.

Pronostic. — Guérison spontanée impossible. Accroissement continu, à moins d'intervention curative radicale.

Traitement. — Le traitement ordinaire est l'extirpation, qui est toujours difficile, souvent périlleuse.

Dans le cas présent, nous avons eu recours à l'*électrolyse* de la tumeur.

Nous nous sommes servi de trois aiguilles en platine, très fines, enduites de gomme jusqu'à un centimètre de la pointe.

Les aiguilles sont enfoncées à une profondeur d'un centimètre et demi, et reliées à l'électrode positif.

Le pôle négatif a été placé sur la cuisse du sujet.

Lors de la première séance, la narcose chloroformique a été employée. Dans les séances suivantes, nous n'y avons plus eu recours, parce que cette pratique est inutile, l'opération étant indolore chez notre sujet.

C'est l'appareil à courant continu de M. Denis qui a servi parfaitement à notre expérimentation, laquelle n'exige que dix éléments de cette pile, recommandable à tous égards.

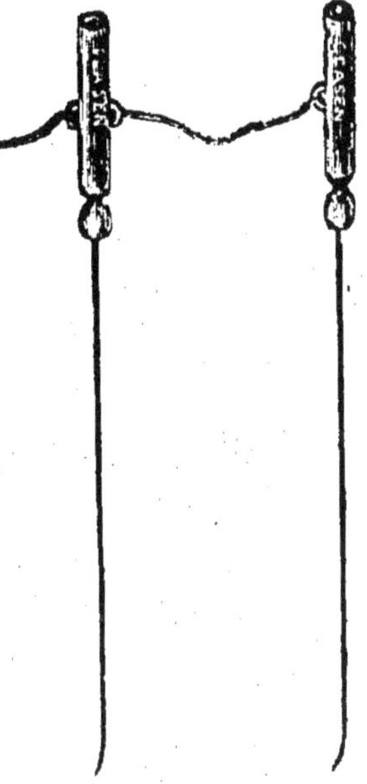

Fig. 11. — Aiguilles à électrolyse.

Les séances ont duré 10 minutes.

Elles ont été répétées tous les huit jours, pendant sept semaines consécutives.

Au bout de cet espace de temps, la tumeur a complètement disparu; la difformité n'existe plus; à peine perçoit-on un noyau dur, de consistance cartilagineuse, et qu'une palpation minutieuse seule peut faire découvrir.

Réflexions. — Ce cas de guérison de tumeur congénitale, par l'électrolyse, n'est pas le seul que nous possédions dans nos notes.

Nous avons eu maintes fois recours à ce traitement, qui nous semble une des nouvelles et des meilleures conquêtes de la thérapeutique chirurgicale, dans le traitement des tumeurs congénitales kystiques et sanguines.

G. G.

XX.

HERNIE SUS-CLAVICULAIRE DU POUMON.

Clinique du 14 avril 1889.

Le sujet qui nous occupe est âgé de 3 ans; il est entré à l'hôpital Saint-Pierre, pour être traité d'un vaste abcès froid de la cuisse gauche; cette collection siégeait à la région trochantérienne correspondante; elle fut opérée par le curettage et le drainage.

Peu de temps après cette intervention, nous vîmes survenir une tumeur, située au-dessus de la clavicule gauche.

Description de la tumeur. — Elle présente le volume d'une petite orange.

La peau n'offre aucun changement de coloration à ce niveau.

La tumeur est indolore, et *complètement réductible;* elle rend à la percussion un *son tympanique.*

A l'auscultation on reconnaît parfaitement le *murmure vésiculaire*, d'un timbre très doux, avec respiration légèrement prolongée (emphysème pulmonaire).

La consistance de la tumeur est molle, avec sensation de fausse fluctuation, assez analogue à celle que rend la palpation de certains foyers fongueux périarticulaires dans l'arthrite tuberculeuse du genou.

Le début de cette tumeur paraît avoir été brusque; il ne semble pas qu'elle ait de tendance à un accroissement rapide; toutefois, par les cris, les mouvements répétés de l'enfant, elle augmente notablement de volume; lorsque le calme réapparaît, elle reprend son aspect habituel.

Cette production anormale siège directement au-dessus de la clavicule, se prolongeant vers le bas, derrière celle-ci, dans l'interstice des muscles scalènes probablement; sur les régions latérales du cou, antérieures et postérieures, ses contours sont mal délimités; elle s'étend vers le haut jusqu'à environ trois doigts au-dessus de la clavicule.

Diagnostic : Hernie du poumon.

La réductibilité de la tumeur, les phénomènes de l'auscultation et de la percussion ne laissent aucun doute sur la nature de la maladie.

Deux affections seulement pouvaient donner lieu à quelque hésitation; c'est, d'une part, l'emphysème sous-cutané localisé; d'autre part, un kyste séreux congénital.

Notons cependant que la *réductibilité complète* de la tumeur est seule en rapport avec la maladie qui nous occupe.

Etiologie. — Nous croyons pouvoir rattacher la cause de la hernie à la circonstance suivante : Le sujet, lorsqu'il est entré dans notre service pour un abcès froid de la cuisse, se trouvait dans un état lamentable de misère physiologique; il était marastique, amaigri, et souffreteux. Le traitement de l'abcès nécessita la narcose chloroformique; il se produisit, pendant le sommeil, un état syncopal très grave, qui réclama une intervention immédiate puissante et d'assez longue durée, la respiration artificielle.

Ne se peut-il que, par l'action de cette manœuvre nécessairement énergique, le poumon brusquement dilaté, se soit frayé un passage à travers le tissu conjonctif lâche, et les muscles atrophiés et faibles de la région sus-claviculaire? En émettant cette hypothèse, nous croyons indiquer l'étiologie probable de cette affection, dont le début et la marche semblent corroborer notre manière de voir.

Traitement. — L'intervention a été très simple : réduction de la hernie, et maintien de la tumeur à l'aide d'une plaque de carton soigneusement capitonnée, et fixée par un spica de l'épaule.

Sous l'influence de ce bandage, et surtout grâce à l'amélioration très notable de l'état général à l'aide des reconstituants et des analeptiques, la guérison a été obtenue; trois mois après le début de l'intervention, lors de la sortie du malade, la tumeur n'était plus apparente.

Réflexions. — La hernie du poumon est excessivement rare chez l'enfant. Nous ignorons si cette anomalie a déjà été signalée à cette période de la vie.

G. G.

XXI.

ABSENCE DES ORGANES GÉNITAUX INTERNES

CHEZ UNE PETITE FILLE DE SEPT ANS.

Clinique du 19 mai 1889.

Le sujet qui fait l'objet de cette relation clinique, une fillette de 7 ans, est amené le 14 mai dernier, à la consultation du Dr Charon, par sa mère, laquelle vient nous demander de remédier à une infirmité que présente son enfant, et qui consisterait dans une grande difficulté d'uriner, et une douleur atroce dans l'acte de la miction.

Cet inconvénient se serait manifesté il y a 4 ans, à la suite d'une chûte sur le périnée.

Examen des organes génitaux. — Après avoir chloroformé l'enfant, nous examinons les organes génitaux et constatons les particularités suivantes :

A première vue, les organes génitaux externes paraissent sains, les grandes et les petites lèvres sont normales.

En regardant plus attentivement, on ne voit aucune trace de clitoris, de méat uriniaire, de vagin, ni de membrane hymen. La partie postérieure de la vulve, où ces différents organes devraient être situés, est simplement représentée par une épaisse membrane fibro-musculaire, laquelle, absolument lisse et exempte de tout pertuis, ne peut être considérée comme une synéchie vulvaire, car par un léger débridement, sur la sonde canulée, M. Charon s'assure que derrière ce rideau membraneux, il n'existe aucune trace des organes essentiels de la génération.

Cette paroi postérieure a une étendue de deux centimètres; à sa partie la plus inférieure, derrière le repli cutané mince de la commissure postérieure, on voit sourdre quelques gouttes d'urine.

A l'aide d'un fin stylet passé derrière ce repli, et fléchi de façon à présenter une courbe antéro-postérieure, M. Charon pénètre à une profondeur de 5 à 6 millimètres, puis abaissant l'instrument, il perçoit un orifice filiforme, dans lequel la sonde s'engage; ce pertuis conduit dans la vessie, comme le prouve un léger suitement d'urine, auquel donne immédiatement lieu cette manœuvre.

Le méat urinaire est donc situé à la région périnéale; il est fortement rétréci.

Par la sonde introduite dans la vessie, et concurremment avec le toucher rectal, on peut s'assurer qu'entre la vessie et le rectum il n'existe aucun organe; la matrice fait donc défaut.

Diagnostic. — Nous avons devant les yeux une malformation *congénitale*, due à un arrêt de développement, et qui consiste en une monstruosité, dans laquelle *les organes génitaux internes, essentiels à la génération et au coït, font défaut.*

Il n'existe ni clitoris, ni vagin, ni matrice, ni vraisemblablement d'ovaires.

La vessie est présente, mais *son orifice* fortement *rétréci, débouche à la commissure postérieure du vagin*, derrière un repli cutané du périnée.

Traitement. — Le chirurgien devra diriger un traitement s'adressant au méat urinaire, rudimentaire.

La seule indication thérapeutique que comporte le cas, est la *dilatation* lente et progressive de l'urèthre à l'aide de sondes de calibre différent.

La dilatation s'impose pour remédier à plusieurs symptômes.

1° A l'écoulement de l'urine goutte à goutte et aux douleurs internes dans la miction;

2° A la cystite purulente, occasionnée par la stase du liquide dans le réservoir vésical;

3° A l'irritation du tégument des grands lèvres, et de la face interne des cuisses, par l'urine s'échappant par suitement d'un orifice filiforme.

Réflexions. — Le cas précédent est un curieux exemple d'atrophie presque complète de l'appareil sexuel, chez une jeune enfant de 7 ans, du reste absolument saine et bien conformée sous tous les autres rapports.

Nous avons déjà plusieurs fois eu l'occasion d'observer des cas tératologiques ressemblant assez bien à celui que nous venons de relater, mais les uns nous montraient des anomalies qui rappelaient l'hermaphroditisme, les autres des caractères peu tranchés et des signes douteux; aucun ne se rapportait à l'*asexualité* pure, comme chez le sujet qui nous occupe.

M. Charon a observé un cas semblable avec M. Kufferath, chez une femme, mariée depuis six mois; comme chez cette petite fille, il n'existait pas de trace de vagin, ni de matrice, ni probablement de trompes, ni d'ovaires. Sur la déclaration des médecins, le mariage fut annulé par devant la loi et par devant l'église. G. G.

XXII.

FIBRO-CHONDRÔME BRANCHIAL.

Clinique du 30 juin 1889.

Il s'agit d'une petite tumeur *congénitale* siégeant au niveau de la commissure labiale, à droite, et distante d'environ un centimètre de celle-ci, chez un enfant du sexe masculin et âgé de quinze jours.

La tumeur a une forme arrondie et présente le volume d'un petit pois, elle est réunie à la joue par un pédicule assez large et court.

Au toucher elle fournit une sensation de consistance ferme, et ne se laisse pas déprimer par les doigts, entre lesquels elle roule par une légère pression.

La tumeur coupée dans sa longueur, montre à sa partie centrale et occupant l'axe de cette production, une tige formée de fibro-cartilage de dureté caractéristique et se continuant dans le pédicule, pour venir se perdre dans la base d'implantation. Cet axe cartilagineux est recouvert par la peau.

Traitement — Excision avec les ciseaux et cautérisation avec le crayon de nitrate d'argent.

Réflexions. — Ces tumeurs ont été parfaitement décrites

par Lannelongue, dans son bel ouvrage « *Traité des kystes congénitaux* » et il a proposé de remplacer les anciennes dénominations (appendices auriculaires, auricules surnuméraires, appendices congénitaux de la face), par le terme, plus rationnel de *fibro-chonôme branchial*, rappelant le caractère étiologique de ces productions.

Ces appendices sont plus souvent préauriculaires et s'attachent au devant du tragus ou sur le tragus lui-même.

On peut les rencontrer également au cou; enfin, comme dans notre cas, elles peuvent siéger à la face et alors, suivant la remarque judicieuse de Lannelongue, elles sont implantées sur la joue, le *long d'une ligne qui réunit le conduit auditif externe à la commissure labiale*, ou au-dessous de cette ligne.

D'après le même auteur, ces tumeurs auraient des rapports avec les cartilages dérivés du *bourgeon maxillaire inférieur*, car il existe à leur base d'implantation, un pédicule fibreux qui s'enfonce vers le maxillaire, sans qu'on puisse cependant affirmer qu'il atteint cet os.

G. G.

XXIII.

INVERSION INTESTINALE A TRAVERS L'OMBILIC.

Clinique du 21 juillet 1889.

J'ai eu l'occasion d'observer, il y quelques jours, un des cas les plus intéressants et les plus rares de la pédiatrie chirurgicale.

Un enfant de six semaines m'a été présenté à la consultation gratuite, offrant la particularité suivante :

A la région ombilicale siégeait une tumeur allongée, cylindrique, turgescente, de coloration rouge pourpre. Elle mesurait environ 12 centimètres. Sa consistance était flasque, mollasse; elle ne semblait contenir aucune matière liquide ou gazeuse. Cette production anormale s'était montrée depuis la veille, brusquement; elle n'était pas congénitale.

A première vue, j'avoue sincèrement que je ne savais pas quelle était la nature de cette tumeur, et si je n'avais eu connaissance des antécédents, et notamment de l'apparition récente du cylindre, j'aurais conclu à une néoplasie développée aux dépens et dans la substance même du cordon ombilical. La hernie simple de l'intestin par l'orifice ombilical déchiré ne pouvait être mise en cause, car nous avions sous les yeux un intestin borgne, véritable coecum hypertrophié.

Grâce aux renseignements pris près de la mère, ainsi qu'à la collaboration bienveillante et éclairée de M. le docteur Dubois, je pus arriver à poser le diagnostic de ce curieux accident pathologique.

Antécédents. — La section du cordon, opérée très près de la paroi abdominale, avait laissé à sa suite une fistule de l'intestin, qui permettait le suintement par un pertuis filiforme des matières fécales, au niveau de l'orifice ombilical.

Examen de la tumeur. — En tirant légèrement sur le cylindre hernié, nous attirons l'intestin et nous remarquons la continuité de la tumeur avec le canal intestinal; à la limite de ce dernier et de la tumeur, il existe un étranglement.

En refoulant la tumeur vers le collet de l'étranglement, nous assistons à une véritable réduction de celle-ci, qui se transforme peu à peu en un intestin normal, physiologique.

Diagnostic. — La chute du cordon a amené une fistule intestinale à l'ombilic. Sous certaines influences — la constipation sans doute — la poussée intestinale a permis la sortie par la fistule de la surface interne, muqueuse, de l'intestin, laquelle progressant toujours vers l'extérieur, a engendré l'invagination de 12 centimètres d'intestin à travers l'orifice ombilico-intestinal.

Nous avions donc devant les yeux une véritable *inversion intestinale*, l'analogue du prolapsus rectal ou de l'inversion utérine, avec cette différence dans notre cas, qu'il s'agissait ici non d'un orifice normal, l'anus, ou l'orifice cervical de l'utérus, mais d'un pertuis pathologique, une fistule entéro-omphalienne.

Traitement. — Bien que l'enfant fut très chétif, et dans un état désespéré, nous crûmes utile de tenter la réduction complète de la hernie, et la cure radicale.

Avec l'aide de notre confrère M. le docteur Dubois, l'invagination fut réduite. La plaie intestinale avivée et suturée par le procédé de Lembert, l'orifice ombilical débridé et l'intestin rentré, le tout dans la narcose chloroformique. La plaie abdominale fut suturée. L'enfant succomba 10 heures après l'opération.

Réflexions. — L'enseignement qu'on peut tirer de cette relation clinique est, à notre avis, qu'il faut avoir toujours en vue lors de la ligature du cordon ombilical, la possibilité de la hernie de l'intestin à l'intérieur de cet organe. Il importe donc de n'opérer la ligature qu'à 5 ou 6 centimètres de la paroi abdominale, et de s'assurer toujours de la vacuité du cordon.

Nous connaissons encore, grâce à l'amabilité de notre confrère M. le docteur Bayet, un cas de fistule entéro-omphalienne, liée à des causes identiques, chez un enfant de dix mois.

Outre les inconvénients de la sortie des matières fécales, il faut toujours prévoir la possibilité d'un accident semblable à celui que nous venons de signaler, accident rare à la vérité, mais dont l'apparition peut être considérée comme d'une gravité excessive.

G. G.

XXIV.

DEUX AUTOPSIES D'ENFANTS TUBERCULEUX.

Voulant poursuivre l'étude que nous avons commencée dans le service, de la tuberculose osseuse infantile, nous produisons ici deux *faits nouveaux*. Ils nous sont livrés par l'amphithéâtre de l'hôpital Saint-Pierre. M. le Dr Gratia, notre sympathique et excellent confrère, a bien voulu nous communiquer le protocole de ces deux autopsies, pratiquées sous sa direction.

Nous les transcrivons sans y changer un seul mot.

Première autopsie. — G. Marie, âgée de 4 ans, décédée le 16 mars 1889 (Service du professeur Charon).

Cadavre en rigidité incomplète, amaigrissement très prononcé. Le ventre est flasque, de coloration verdâtre. Les hypochondres sont élargis. La région sternale est saillante et la poitrine est aplatie latéralement à ce niveau.

Les articulations chondro-sternales sont légèrement tuméfiées — cheveux blonds, yeux gris, dentition régulière — les fontanelles sont fermées.

Sur la face dorsale du premier métatarsien droit, il

existe une cicatrice linéaire, c'est la trace d'une opération ancienne (ostéo-périostite).

Le métacarpien de l'index du même côté, se trouve dans le même cas.

Au devant du poignet gauche, il existe une fistule qui va jusque dans les extrémités épiphysaires des os de l'avant-bras.

Au coude on trouve plusieurs fistules pénétrant jusque dans une fausse articulation établie entre les extrémités de l'humérus, du radius et du cubitus, mutilées par une opération remontant à trois mois et pourvues de néoformations ostéo-cartilagineuses, tendant à remplacer, d'une part, l'olécrane et, d'autre part, l'épitrochlée.

Le tissu mou interposé, est recouvert de végétations fongueuses qui se prolongent, également, jusque dans la substance des os du voisinage.

Certaines parties osseuses sont ramollies, cariées et contiennent dans leur substance des masses tuberculeuses, arrondies, en voie de dégénérescence graisseuse. Les os dans leur totalité, humérus d'une part et cubitus et radius de l'autre, sont plus friables que normalement; leur substance médullaire est ramollie, la partie osseuse compacte, amincie et fragile.

Poumon gauche, sain, libre, sans adhérences.

Poumon droit, présente quelques foyers de broncho-pneumonie suppurée au niveau de son lobe moyen, et de la congestion de la base. *On ne trouve pas de tubercules.*

Cœur, normal.

Foie, offre des granulations miliaires bien évidentes, quoique rares.

Rate, mêmes caractères.

Reins, normaux.

Estomac et intestins, rien de particulier.

Centres nerveux, méninges fortement congestionnées; elles présentent au niveau de la base, dans l'espace interpédonculaire, autour du chiasma des nerfs optiques, dans la scissure de Sylvius, un exsudat grisâtre, fibrineux, agglutinant les parties voisines et présentant, de plus, des *granulations miliaires*. Ces dernières se remarquent également et d'une façon très évidente, le long des vaisseaux émanés de la sylvienne, surtout de l'artère du côté droit.

Résumé. — *Tuberculose osseuse multiple*, infection secondaire de quelques parenchymes et notamment des centres nerveux.

L'examen bactériologique n'a pas été fait.

DEUXIÈME AUTOPSIE. — S. Florent, agé de 1 an, décédé le 15 juin 1889. (Service du professeur Charon.)

Taille 73 × 43.

Crâne 16 1/2 × 14.

Cadavre en rigidité incomplète. Taches livides sur le tronc, le ventre, les membres inférieurs.

A la région sus-hyoïdienne, il existe de chaque côté, au niveau du bord inférieur du maxillaire, deux ulcérations recouvertes de croûtes et dont le fond tapissé d'une couche de pus, présente de chaque côté un petit pertuis fistuleux qui conduit dans le tissu cellulaire sous-cutané, jusque dans les ganglions sous-maxillaires, lequels sont tumifiés et caséo-purulents des deux côtés.

Au niveau du métacarpien du pouce gauche, il existe deux plaies ulcéreuses, s'étendant profondément jusqu'à la plaie occupée par le métacarpien qui a été enlevé dans une opération. Le fond de la plaie bourgeonne et présente un aspect favorable. Il n'existe plus de pus ni de matière caséeuse.

Dentition retardée et irrégulière, 2/2 incisives, 2 prémolaires supérieures, yeux bleux, pupilles contractées, égales, cheveux blonds.

Fontanelle antérieure présente les dimensions d'une pièce d'un franc.

Les articulations chondro-costales sont noduleuses et présentent, dans leur ensemble, la forme en chapelet.

Poitrine rétrécie en avant et légèrement saillante.

Epiphyses des os longs légèrement tumifiées. Les os sont flexibles; amaigrissement prononcé.

Cavité thoracique :

Pas d'épanchement dans les plèvres, pas d'adhérences.

Le poumon gauche est pâle dans son lobe supérieur, il est souple. Dans son lobe inférieur, on trouve un foyer d'hépatisation broncho-pneumonique, d'une coloration rouge-brun, de consistance ferme et laissant écouler des gouttelettes purulentes nombreuses.

Le poumon droit est pâle et souple dans toute son étendue, d'aspect tout-à-fait normal. En cherchant bien, cependant, on y trouve une petite nodosité (une seule) grisâtre, miliaire.

Les ganglions bronchiques sont volumineux, indurés et caséeux.

Cavité abdominale.

Pas d'épanchement, pas d'adhérences.

Ganglions mésentériques augmentés de volume et présentant, du moins quelques-uns, des foyers caséeux de volume variable, depuis celui d'un grain de chanvre jusqu'à un gros pois.

Le foie déborde les côtes d'un travers de doigt.

Il présente à sa surface des granulations miliaires visibles par transparence, à travers sa capsule. Le tissu est normal.

La rate présente des lésions semblables (granulations miliaires grises sous sa capsule).

Les reins sont normaux.

Estomac et intestins.— Les plaques de Peyer sont un peu saillantes, granulations miliaires, en relief, sur les parties voisines.

Centres nerveux.

On trouve sous la dure-mère du côté droit, un foyer hémorragique, en nappe, qui a décollé le feuillet pariétal de l'arachnoïde; le sang est coagulé et noir; le sinus longitudinal supérieur présente un thrombus fibrineux, se ramifiant dans les branches collatérales de la dure-mère. Une des veines de celle-ci, du côté droit, paraît avoir donné lieu à l'hémorragie susdite.

Les méninges de la voûte sont injectées. Elles présentent sur la face interne des hémisphères, au niveau de la région frontale, des granulations miliaires le long des vaisseaux et par places, un peu d'exsudat jaunâtre.

Du côté de la base, on trouve un exsudat grisâtre fibrineux, occupant tout l'espace interpédonculaire, le pourtour du chiasma des nerfs optiques, la scissure de Sylvius ainsi que la face inférieure de la protubérance.

Les ventricules latéraux sont distendus par de la sérosité légèrement louche.

Examen microscopique, démontre la présence de bacilles tuberculeux dans les ganglions du cou et l'exsudat méningé.

Dans le pus des bronches, leur présence est au moins

douteuse (dans une seule préparation qui en a été faite, on n'a pu les constater).

Réflexions. — Si nous résumons les principales constatations de ces deux autopsies nous voyons :

1° Qu'il s'agissait de deux cas de tuberculose osseuse multiple, chez deux malades opérés plusieurs fois.

2° Que la tuberculose osseuse a donné naissance consécutivement à la tuberculose miliaire généralisée, précisément à cause de ces localisations multiples de la tuberculose osseuse, lesquelles n'ont pu être complètement modifiées, par des opérations qui auraient dû enlever tous les foyers tuberculeux du même coup.

3° Que la tuberculose miliaire qui les a emportés s'est portée presque exclusivement sur les centres nerveux et les méninges, alors que les autres organes, le foie et la rate exceptés, sont restés presque indemnes.

4° Que ces individus atteints de tuberculose osseuse, morts de tuberculose généralisée, n'étaient positivement *pas tuberculeux des poumons.*

Le premier enfant était atteint de bronchopneumonie à droite, mais, dit M. Gratia, *on ne trouve pas de tubercules. L'autre poumon était sain.*

Dans le second cas, le poumon gauche était atteint d'hépatisation broncho-pneumonique. Le poumon *droit était normal*, on trouve cependant une *petite nodosité (une seule)*, miliaire. Étant donné qu'une seule granulation miliaire n'est pas suffisante pour faire dire qu'un poumon est tuberculeux, que d'autre part les recherches bactériologiques ont donné *un résultat négatif*, je crois que je puis dire que la tuberculose pulmonaire dans ce cas n'est pas avérée.

Si nous condensons ces résultats, nous arrivons à cette

conclusion : deux enfants positivement atteints de tuberculose, à laquelle ils succombent, et ne présentant pas de tubercules dans les poumons.

Ces faits peuvent paraître étranges et exceptionnels; il n'en est cependant rien, et dans un grand nombre d'autopsies d'enfants tuberculeux que nous avons faites depuis cinq ans, nous avons presque toujours eu l'occasion de faire des constatations identiques.

Nous sommes arrivé à pouvoir poser ces quelques règles :

1° L'enfant atteint de tuberculose osseuse, n'est pas nécessairement tuberculeux des poumons; il l'est même rarement;

2° L'enfant qui succombe à la tuberculose généralisée, présente des tubercules et des bacilles dans le cerveau, les méninges, les ganglions, le foie, la rate, etc.; les poumons ne sont pas toujours tuberculeux, et quand ils le sont, c'est toujours à un degré moins prononcé que les autres organes atteints.

G. G.

XXV.

CONSIDÉRATIONS ANATOMO-PATHOLOGIQUES
SUR
LA TUMEUR BLANCHE, LA CARIE ET LE SPINA-VENTOSA.

« Tout ce qui, jusqu'à présent, a été décrit sous le nom de carie des os, de pédarthrocace (spina ventosa), d'inflammation scrofuleuse des os et des articulations, de tumeur blanche, de fongus articulaire, d'arthrite strumeuse, et, dans ces derniers temps, d'après l'exemple de Billroth, sous le nom d'inflammation fongueuse des os et des articulations, appartient à la véritable tuberculose[1]. »

Tel est l'aphorisme qui servit en quelque sorte d'épigraphe à notre travail sur la *résection de la hanche*[2], lorsqu'il y a deux ans et demi, nous publiâmes les premiers résultats de notre pratique opératoire dans la *coxo-tuberculose*.

Depuis cette publication, nous avons, sans relâche, dirigé notre investigation vers ce champ pathologique, dont les observations méritent un contrôle nouveau et incessant.

(1) Volkmann. Bericht über die Verhandlungen der Deutschen Gesellschaft für Chirurgie, XIV Kongress, in Cent. f. Chir., n° 24, p. 9.

(2) E. Charon et G. Gevaert, *De la résection de la hanche, chez les sujets de la seconde enfance*, Bruxelles, 1887.

L'examen clinique journalier, les résultats des interventions opératoires, l'étude de l'anatomo-pathologie, tout nous a fortifiés dans nos idées sur la tuberculose osseuse, idées issues de la grande école allemande qui a Volkmann pour chef, et pour la vulgarisation desquelles en Belgique, nous avons déployé tous nos efforts.

Nous allons relater les caractères anatomiques de quelques pièces, prises au hasard de la pratique, dans notre contingent opératoire journalier chez les tuberculeux.

Nous devons à l'amabilité de MM. Depage et Destrée, actuellement à la tête du *laboratoire de médecine clinique* à l'hôpital Saint-Jean, les analyses microscopiques et bactériologiques, dont les détails vont suivre :

Premier cas. — Il s'agit de la *tête du fémur* d'un enfant de 10 ans, chez lequel nous avions fait la résection de la hanche.

On constate que le cartilage articulaire est complètement détruit; la surface osseuse est recouverte de tissu fongueux et présente des pertes de substance plus ou moins profondes. Des coupes faites sur des fragments de tissu osseux préalablement décalcifiés, et pris au niveau de la surface articulaire, offrent une *infiltration tuberculeuse diffuse avec cellules géantes, cellules épithélioïdes et cellules embryonnaires*. On rencontre disséminés dans la préparation quelques *bacilles de la tuberculose;* en certaines places, on découvre des foyers de dégénérescence caséeuse; c'est à leur niveau que l'on trouve le plus de bacilles (un ou deux dans le champ du microscope).

Cet enfant a guéri sans suppuration de la résection; depuis, sa santé générale est améliorée, il a pris de l'embonpoint, ce qui est dû à la disparition de son foyer localisé de tuberculose, à la cessation des douleurs nocturnes, qu'il ressentait depuis cinq mois et qui lui arrachaient des cris déchirants.

Deuxième cas. — Cette pièce se rapporte à un enfant de deux ans, atteint de cette affection que l'on nommait jadis improprement *spina ventosa* des doigts. Nous disons « improprement », car nous n'avons jamais rencontré le squelette des phalanges dans ces cas, boursoufflé, ou présentant les lésions de l'ostéite raréfiante. Ce qui produit le gonflement pyriforme du doigt, c'est la présence du tissu fongueux, lardacé ou caséeux autour de l'os. Il est rare qu'on n'y découvre pas de bacille tuberculeux.

D'après la note de MM. Depage et Destrée, le doigt est considérablement augmenté de volume, surtout au niveau de l'articulation de la deuxième et troisième phalange.

Cette augmentation est due à la présence du tissu fongueux entourant complètement les deux os de l'articulation. Ces os étaient détruits à partir de cette articulation jusque vers la partie moyenne de leur diaphyse; des coupes faites à travers le tissu osseux préalablement décalcifié présentent une *infiltration tuberculeuse diffuse avec cellules géantes, épithélioïdes et embryonnaires*, des foyers en voie de dégénérescence caséeuse; dans *une de ces cellules géantes, on constate la présence bien nette d'un bacille.*

Troisième cas. — Un doigt amputé pour *spina ventosa* chez un garçon de 8 ans, a fourni à l'analyse les résultats suivants :

Doigt considérablement augmenté de volume présentant à la peau deux trajets fistuleux. En ouvrant le doigt par une section longitudinale on constate la présence du tissu fongueux ; la deuxième phalange est complètement détruite par le processus tuberculeux ; en écrasant le tissu fongueux sur une lamelle, *on y constate par le procédé d'Ehrlich, la présence de bacilles et de cellules épithélioïdes.* Les os eux-mêmes étaient trop altérés pour qu'il fût possible d'en faire des coupes.

Nous avons tenu à produire ces trois analyses faites par des praticiens autorisés et des observateurs consciencieux, parce qu'au début de notre pratique des résections, abondant dans les idées nouvelles de Koenig, Volkmann, Lannelongue et Boeckel, quand nous montrâmes des têtes fémorales offrant les altérations macroscopiques de l'infiltration tuberculeuse, avec dépôts caséeux et tubercules enkystés, nous ne parvînmes pas à faire partager notre conviction à tous nos honorables contradicteurs.

Il faut, en effet, prouver que les altérations osseuses de la coxotuberculose, lesquelles offrent tous les caractères généralement attribués au tubercule osseux, sont la véritable tuberculose, maladie infectieuse, parasitaire et dont la caractéristique essentielle et pathognomonique est le bacille de Koch.

L'aspect extérieur peut induire en erreur, le tubercule est souvent difficile à différencier par la vue du pseudo-tubercule, de celui, par exemple, qui est produit expérimentalement chez les animaux par inoculations de poussières inertes.

Les cellules géantes, les cellules épithélioïdes et embryonnaires du tissu fongueux n'ont rien d'absolument propre au tubercule, car on les rencontre dans d'autres néoplasies.

Un élément est indispensable pour caractériser la maladie qui nous occupe, c'est le micro-organisme spécifique.

Cet élément nous a fait défaut pendant lontemps; nous sommes heureux de voir aujourd'hui que les analyses faites par le laboratoire de l'hôpital Saint-Jean, viennent sanctionner les principes que nous défendions il y a trois ans, à savoir que *les tumeurs blanches sont de nature tuberculeuse.*

La reconnaissance exacte de la spécificité des arthropathies fongueuses offre un intérêt pratique capital.

Et, en effet, si on n'admet pas l'existence d'un foyer d'infection locale, de quel droit imposerait-on à ceux qui sont porteurs d'une tumeur blanche une opération grave, quelquefois mortelle, ou une claudication parfois définitive? Pourquoi ne pas faire usage des appareils de déligation immobilisants et contentifs?

En contestant la nature tuberculeuse des tumeurs blanches on condamne du même coup toute résection, tout évidement, toute intervention opératoire.

La découverte du bacille de Koch dans nos pièces osseuses, justifie nos opérations antérieures, toute notre chirurgie osseuse depuis trois ans.

La guérison, que ne pouvaient donner les traitements antérieurs, dans les tumeurs blanches à la période de suppuration, les résections nous l'ont fournie, et il est logique d'y recourir, une fois la nature du mal reconnue.

Il faut que le chirurgien s'habitue à différencier à première vue les altérations tuberculeuses des os, les tissus qu'il faut racler, enlever, énucléer. Un succès complet et définitif ne peut être obtenu que par une intervention radicale, supprimant de l'organisme *tous* les éléments morbides, susceptibles de l'infecter.

Le *spina ventosa* est le type de la dégénérescence tuberculeuse des doigts; il n'a rien de commun avec la scrofulose comme on le supposait jadis. D'ailleurs, cette dernière maladie n'a jamais eu en pathologie son domaine bien défini; à mesure que l'on recherche avec plus de précision le bacille de Koch, le domaine de la scrofulose se rétrécit.

Existe-il une *arthrite scrofuleuse?* Dans la majorité des cas où l'on soupçonnait la scrofulose, les recherches bactériologiques viennent démontrer la nature tuberculeuse de l'arthropathie.

La *carie* rentre dans le même cadre nosologique.

Quant au *mal de Pott*, il est considéré depuis longtemps par tous les auteurs modernes, comme une manifestation rachidienne d'un processus identique.

Les *adénites*, dites scrofuleuses, chez les enfants, sont fréquemment, dans leur centre, le siège de petites masses arrondies, semblables, comme coloration et comme consistance, aux tubercules crus observés dans le poumon.

Il est probable que c'est la fonte de ces éléments qui détermine l'abcédation, et qui provoque la formation de véritables cavernes au centre des ganglions.

Nous avons enlevé, ces jours derniers, deux ganglions de la grosseur d'une noix à une enfant de dix ans. Ils siégeaient à la région cervicale, en arrière du sterno-cleido-mastoïdien.

« L'examen microscopique des coupes faites à tra-« vers ces ganglions, disent MM. Depage et Destrée, « démontre un grand nombre de *cellules géantes tuber-« culeuses*, de cellules épithélioïdes et embryonnaires; ces « divers éléments se trouvent disposés d'une façon diffuse. « L'examen fait pourtant sur une cinquantaine de coupes « n'a pu déceler la présence du bacille de la tuberculose.

« Pour établir le diagnostic d'une façon précise, il faudrait « dans ce cas faire des inoculations. »

Comme le disent les rapporteurs, les micro-organismes spécifiques n'ont pas été trouvés dans les ganglions scrofuleux; l'observation est donc incomplète et non démonstrative; l'inoculation, qui n'a malheureusement pu être faite, pouvait seule venir trancher la question d'un façon définitive.

Nous ne doutons pas que des recherches ultérieures, dans la voie indiquée, ne soient couronnées de succès.

Il nous semble opportun de rappeler ici les paroles que Volkmann prononçait en 1885, au quatorzième Congrès des chirurgiens allemands.

« On ne peut douter du caractère tuberculeux d'une affection : 1° quand l'inoculation donne des résultats positifs ; 2° quand on a trouvé le bacille tuberculeux ; 3° si les tissus malades présentent les caractères anatomiques reconnus à cette affection. »

La réunion de ces trois caractères est indispensable pour délimiter le domaine de la tuberculose; car la médecine expérimentale est aujourd'hui le complément obligé de la médecine clinique.

XXVI.

TESTICULE TUBERCULEUX

CHEZ DEUX JEUNES ENFANTS

ISSUS DES MÊMES PARENTS.

On a prétendu que la découverte des microbes en général, du bacille de Koch en particulier, n'avait fait accomplir aucun progrès à la thérapeutique, n'avait amélioré en rien le traitement de la tuberculose, basé comme naguère, sur l'empirisme ou se bornant à l'atténuation des principaux symptômes. Le temps n'est pas encore venu, peut-être, de grandes rénovations dans le traitement des maladies internes; par contre, la microbiologie, cette science naissante a, pour ainsi dire, révolutionné la pathologie chirurgiale. Les chirurgiens Allemands se basant avec une implacable logique sur les données des découvertes récentes, ont posé les principes d'une intervention prompte, radicale, dirigée contre les foyers de tuberculose locale. Il n'est plus question aujourd'hui de ménager un foyer tuberculeux dans un organe autre que le poumon, non essentiel à la vie; on n'attribue plus à ce foyer protecteur une action révulsive, une dérivation bienfaisante de la diathèse tuberculeuse; ce sont des considérations diamétralement opposées qui guident, de nos jours, les praticiens; ils enlèvent rapidement par le fer, par le feu, par les caustiques, tout foyer dans l'économie, soupçonné d'être envahi par le bacille tuberculeux, susceptible comme tel d'infecter l'organisme; ils extirpent ces foyers dans les os, dans les glandes, à la peau, dans tous les organes accessibles à une intervention opératoire.

Comment était née cette idée qu'un foyer de tuberculose se développant par exemple au col utérin, au testicule, exerçait une influence préservatrice sur l'appareil respiratoire? On s'inspirait de la loi surannée de Louis, d'après laquelle cet illustre médecin affirmait n'avoir jamais rencontré en ses nombreuses autopsies, de tubercules dans un organe autre que le poumon, sans que celui-ci fût lui-même le siège de la phymatose; on eut le tort d'admettre cette loi, qui est vraie dans la majorité des cas, comme immuable, sans exception, et elle domina pendant longtemps le traitement des manifestations morbides chez les tuberculeux. En admettant cette loi, comme absolue, on supposait que l'évolution des tubercules, dans un autre organe, enrayait la marche de ceux qui siégeaient au poumon. On alla plus loin, on affirma qu'il était dangereux d'opérer la fistule anale chez un sujet soupçonné de tuberculose; cette infirmité protégeait son appareil respiratoire, le prémunissait contre le développement de la phtisie, par une action révulsive, difficile à expliquer du reste. A l'appui de cette assertion, on citait nombre de cas dans lesquels les malades, opérés de la fistule anale, n'avaient pas tardé de succomber au ramollissement pulmonaire; à ces faits, on aurait pu opposer un aussi grand nombre d'opérations qui n'avaient eu qu'une influence bienfaisante pour le patient, à commencer par l'opération pratiquée à Louis XIV, en 1696, et le grand Roi ne mourut qu'en 1715; il serait impossible de démontrer que ceux qui ont succombé après la guérison de leur fistule, auraient été préservés de la phtisie, si l'on s'était abstenu de toute intervention chirurgicale.

La clinique infantile, d'ailleurs, vient donner journellement des démentis flagrants à la loi de Louis; quantité d'enfants succombent à la méningite tuberculeuse de la base, sans qu'à l'autopsie on trouve de traces de tubercules dans leurs poumons; chez d'autres, dont l'appareil respiratoire est indemne de toute altération, on voit se tuberculiser les glandes cervicales, mésentériques; on rencontre des tubercules dans le testicule, dans le péritoine, à la peau, plus souvent encore dans les os, principalement au niveau des épiphyses; c'est en débarassant ces sujets le plus promptement, si c'est possible, de leur foyer de tuberculose locale, par une intervention rapide et radicale, qu'on améliorera le mieux leur santé pour l'avenir, qu'on les protégera contre des accidents diathésiques imminents, qu'on les mettra surtout à l'abri de la tuberculose aiguë et généralisée.

C'est en nous inspirant de ces idées que nous avons enlevé chez deux jeunes enfants, deux frères, à trois années d'intervalle, leur testicule tuberculeux; la semi-castration avait modifié d'une façon si heureuse le marasme du premier de ces enfants que la mère n'eut rien de plus pressé que de venir réclamer la même intervention pour le second, quand elle le vit atteint de la même altération.

Les deux cas méritent, me semble-t-il, d'être rapportés, parce que la tuberculose du testicule est rare à l'âge précoce de nos deux sujets, parce que nous avons eu affaire à une étrange localisation des tubercules chez ces deux frères et cela, à la même période de leur existence; tout au début de la seconde enfance. Du côté des géniteurs, le père seul pourrait être soupçonné d'avoir été tuberculeux; il a toujours, nous a dit la mère, eu très mauvaise mine; il a succombé peu après la naissance du second enfant, à la fièvre typhoïde et bien que certains auteurs nient qu'un tuberculeux puisse être atteint de la dothiénentérie, un seul fait avec autopsie à l'appui, suffirait pour démolir ce qu'a d'autocratique ce décret d'antagonisme entre deux maladies, décret auquel ne se soumet pas la nature, qui révèle chaque jour des exceptions aux lois posées par les plus illustres.

Première observation (1). — (Elle n'est que le résumé de celle que M. Gevaert a publiée en 1886.) Le nommé Etienne W.... est présenté le 10 avril 1886, à notre consultation; il offre le scrotum distendu, du côté gauche, par le testicule qui peut avoir le volume d'un petit œuf de poule; la portion de scrotum qui le recouvre est d'un rouge violacé; on perçoit à la partie supérieure de l'organe malade de la fluctuation; inférieurement la surface de ce testicule est tapissée de nodosités arrondies, appréciables par le toucher; le scrotum est adhérent par places à la glande malade; le cordon est libre d'adhérences et n'est pas envahi par l'altération du testicule; les ganglions inguinaux de ce côté sont légèrement engorgés. M. Deroubaix devait opérer ce petit malade; il avait ajourné la castration parce que le petit patient était atteint de coqueluche; entretemps les parents avaient réfléchi et avaient préféré une intervention *gratuite* à

(1) Voir p. 11.

l'hôpital. Je fis l'énucléation du testicule malade; les trois quarts supérieurs de la glande étaient envahis par des tubercules en voie de caséïfication et de suppuration; au niveau de l'épididyme existait une poche, sorte de diverticulum, à parois épaisses, communiquant avec la portion ramollie de l'organe et remplie de pus; inférieurement ce testicule, tapissé à la périphérie de tubercules crus, était sain au centre, dans une étendue restreinte, qui correspondait au tiers de l'organe.

M. le Dr E. Labbée reproduisit en partie l'observation de ce cas dans son *Journal médical quotidien*, à la date du 28 juillet 1888; il faisait au sujet de notre intervention la réflexion suivante : « Quand j'écris : M. Charon opéra et « fit bien, c'est uniquement parce que la tumeur était « douloureuse, — elle allait s'abcéder — et que l'enfant « allait passer de fistules en fistules jusqu'à l'épuisement. « Le médecin a donc *enlevé* un foyer de suppuration, un « cloaque d'auto-infection. Qu'en adviendra-t-il *sur* les « poumons ou sur les reins, sur les poumons ou pour « les poumons ? Prochainement M. Charon sera fixé « sur « les traces » de la *coqueluche*. Il serait donc bien « aimable de nous éclairer, en temps, à ce propos ».

Nous répondrons aujourd'hui à M. Labbée, trois ans après notre intervention, que l'enfant se porte très bien, a pris de l'embonpoint et que c'est précisément pour ce motif que la mère nous a, ces jours derniers, amené son second enfant, atteint au même âge, de la même affection.

DEUXIÈME OBSERVATION. — Gaston W..., âgé de 19 mois, entre dans notre service le 26 février 1889. Le testicule droit a le volume d'une noix; à sa partie inférieure la glande est adhérente au scrotum et présente de la fluctuation, un foyer de ramollisement; le scrotum du côté malade est d'un rouge foncé et luisant; l'épididyme est dur, engorgé, on perçoit, à sa surface, des nodosités caractéristiques; le cordon est sain; les glandes inguinales sont des deux côtés dans le même état, légèrement engorgées; la castration est pratiquée pendant la clinique du 27 février.

Le volume du testicule enlevé est celui d'une noix ordinaire; à la coupe, depuis la partie supérieure de l'organe jusqu'à la partie inférieure, on compte cinq noyaux arrondis dont le centre est ramolli, purulent. Le foyer tuberculeux situé le plus bas, est celui dont le centre présente le ramollissement le plus étendu; au pourtour de ce foyer, on distingue quelques petits tubercules naissants, de la grosseur d'une tête d'épingle et il est en communication avec une poche purulente siégeant entre la tunique albuginée et le parenchyme de la glande; la paroi de cette poche est adhérente à la tunique musculaire du scrotum. Au niveau de l'épididyme, le tissu qui entoure la masse tuberculeuse située au sommet, présente une consistance dure et offre à la superficie, du côté externe, une surface inégale, mamelonnée.

En somme, les éléments sains de la glande et qui auraient encore pu présenter à l'avenir des ressources fonctionnelles pour le sujet, étaient bien minimes; ce qui, à mes yeux, contribue à légitimer l'opération qui a été pratiquée.

E. C.

XXVII.

LUPUS DE LA PLANTE DU PIED

CHEZ UN ENFANT DE CINQ ANS

ANALYSE BACTÉRIOLOGIQUE DU TISSU MORBIDE.

Le lupus primitif de la plante du pied est très rarement observé.

Suivant Hébra, la paume de la main et la plante du pied ne sont affectées de lupus que par extension du mal, siégeant antérieurement au dos de la main ou du pied.

Nous venons cependant d'observer le fait suivant :

Dans le courant du mois de juin, la nommée Pauline L., âgée de 5 ans, est présentée à notre consultation portant une tumeur aplatie, de forme arrondie, et de la grandeur d'une pièce d'un franc.

La lésion siégeait au milieu de la partie antérieure de la plante du pied droit, au niveau de la tête des métatarsiens.

Cette tumeur était composée de végétations papillaires, d'une coloration rouge-pâle.

Elle sécrétait une petite quantité de sérosité jaunâtre.

L'enfant n'a jamais été malade antérieurement.

Le père est atteint de bronchite chronique, tuberculeuse.

L'affection a débuté, il y a deux ans, à la suite d'une

piqûre par un clou; la marche, qui était cependant douloureuse, a aggravé la lésion et a contribué à lui donner l'extension que nous observons maintenant.

Ayant diagnostiqué un *lupus vulgaire*, nous chloroformons l'enfant, et nous opérons avec la curette de Volkmann le raclage du tissu morbide, à une profondeur d'un centimètre environ jusqu'à l'aponévrose plantaire. Nous terminons en touchant le siège du mal avec un tampon imbibé d'une solution concentrée de chlorure de zinc.

Le pied est pansé simplement avec de la gaze iodoformée.

La guérison s'est montrée rapide. Trois semaines après l'intervention, elle était complète et définitive.

Nous avons envoyé des parcelles de la tumeur, extraites par le curettage, au Laboratoire de Médecine clinique de l'hôpital Saint-Jean;

Voici la note que nous ont fait parvenir MM. Depage et Destrée :

« Examen microscopique d'un petit fragment de tumeur, d'aspect lupeux, siégeant à la plante du pied.

« Des coupes colorées à la méthode d'Ehrlich, présentent au microscope très nettement une infiltration tuberculeuse, diffuse par places, caractérisée par des cellules épithélioïdes, embryonnaires, et par des cellules géantes, avec présence *de bacilles* dans ces dernières. On rencontre en moyenne un à deux bacilles de la tuberculose dans une cellule géante. On trouve aussi quelques bacilles disséminés au milieu des éléments constitutifs de la néoplasie.

« *Diagnostic.* — Affection tuberculeuse nettement caractérisée. »

Réflexions. — Dans le traité d'Hébra (1878) le *lupus*

vulgaire est placé dans les néoplasies cellulaires; pour cet auteur, c'est dans la substance propre du chorion que se développent des cellules de nouvelle formation : cellules petites, dit Hébra, à noyau net et fortement réfringent. Celui-ci se colore très bien par le carmin, mais il ne prend qu'une coloration rouge-pâle dans les foyers anciens. Les couches de tissu connectif qui séparent les agglomérations de cellules, sont tout-à-fait exemptes de dépôts cellulaires étrangers. Les cellules enclavées dans les foyers du chorion ne paraissent adhérer fortement, ni entre elles, ni au tissu conjonctif préexistant.

Chose singulière, la théorie que professait déjà Bateman en 1841 au sujet du *lupus vulgaire*, est revenue dans les derniers temps à l'ordre du jour; il plaçait, en effet, le lupus dans la classe des affections tuberculeuses de la peau.

Sous le nom de « dartre rougeante » Rayer, en 1836, traitait également de cette affection, comme d'une lésion tuberculeuse de la peau.

Mais ni Rayer, ni Bateman ne donnaient à cette qualification de *tubercule*, la valeur clinique et morphologique, qui lui est attribuée universellement aujourd'hui, depuis la découverte de Koch.

Pour Cazenave (1847), le lupus est rangé dans les maladies qui ne peuvent se rapporter à aucun des ordres qu'il a décrits, c'est-à-dire que ce n'est ni une affection exanthémateuse, ni vésiculeuse, ni pustuleuse, ni papuleuse, ni squammeuse, ni tuberculeuse.

Rindfleisch (1873) place le lupus dans les tumeurs hétéroplastiques de la peau; c'est pour lui, l'adénome des glandes sébacées et sudoripares, « il se rapproche, » dit-il, « comme tous les adénomes de très près du cancer épithélial, mais s'en distingue, ainsi que toutes les tumeurs analogues, soit par sa structure et sa texture, soit parce qu'il reste localisé et qu'il ne produit pas de métastase. »

Enfin Kœnig, dès 1885, estime que le lupus n'est qu'une tuberculose de la peau; il s'appuie principalement pour émettre cette opinion sur la présence des bacilles dans le tissu lupeux, et sur la possibilité de déterminer la tuberculose chez les animaux, au moyen d'inoculations avec des fragments du tissu de lupus; un seul point est difficile à expliquer à ses yeux: c'est de savoir pourquoi l'infection reste si longtemps, et si obstinément limitée à la peau. Il nous promet que l'expérience nous fournira bientôt l'explication de ce phénomène.

Grâce au concours de MM. Destrée et Depage, dont la compétence en matière bactériologique ne saurait être mise en doute, notre observation acquiert un grand poids; elle vient donner raison aux idées de Kœnig sur la nature infectieuse, bacillaire, du *lupus;* nous en sommes heureux, car ce sera une grande simplification apportée dans l'étude des maladies de la peau, lorsqu'il sera démontré à chacun, que dans tous les cas de *lupus vulgaire* on trouve le bacille de Koch, que le lupus n'est en somme qu'une *tuberculose cutanée.*

En terminant, nous dirons que le lupus, assez souvent observé par nous dans la seconde enfance, nous a semblé moins rebelle que chez l'adulte.

Le raclage suivi de la cautérisation avec une solution concentrée de chlorure de zinc, nous a déjà valu un grand nombre de guérisons, qui n'ont pas été suivies de récidives.

XXVIII.

DE L'IMPERFORATION CONGÉNITALE DE L'ANUS.

L'imperforation anale est une malformation rare, puisqu'on ne relève sur 75,000 accouchements pratiqués dans les principales maternités de l'Europe, que sept cas seulement.

Il n'en est pas moins certain cependant que le médecin de la ville, comme le praticien de la campagne, peut être appelé à observer cette anomalie et à y porter le prompt secours, que lui commande sa conscience professionnelle.

On peut dire tout d'abord que la question préalable, l'*opportunité d'une intervention*, ne peut être de nos jours mise en discussion; le médecin n'a pas le droit de laisser succomber à une mort inévitable, un sujet confié à ses soins, et auquel il pourrait rendre l'existence possible, même au prix d'une infirmité repoussante.

Cette opinion a été combattue autrefois par De Saint-Germain, mais le chirurgien des Enfants Malades est revenu de son idée première, et professe aujourd'hui qu'il y a obligation pour le médecin d'intervenir à tout prix.

Le seul fait d'avoir observé des sujets opérés atteindre, malgré leur infirmité, un âge assez avancé, cinquante ans par exemple, est une raison suffisante pour convaincre les hésitants de la culpabilité de l'abstention absolue, ou de l'intervention timide.

Si chaque médecin se pénétrait de cette idée que l'opération de Littre, comme celle de la hernie étranglée, comme la trachéotomie, est une *opération d'urgence*, qui rentre dans la pratique courante du médecin, les succès de l'intervention deviendraient plus nombreux, parce que l'obstacle serait levé plus promptement, et que l'on ne perdrait pas un temps précieux en tergiversations inutiles, ou en courses tardives chez des spécialistes ou aux consultations des hôpitaux d'enfants.

La *promptitude de l'intervention est la condition essentielle du succès.*

Plusieurs fois, depuis quelques années, nous avons eu l'occasion d'observer et d'opérer des malades de l'espèce. Dans la plupart des cas, il a été possible de rétablir l'anus à la région ano-périnéale; enfin, chez un enfant pareillement malformé, nous avons récemment eu recours à l'*opération de Littre*, qui a pour but de pratiquer un anus artificiel iliaque.

Bien que l'opération tentée *in extremis*, n'ait pas été couronnée de succès, il nous semble utile d'en dire quelques mots.

Il s'agit d'un enfant du sexe masculin, qui nous a été apporté à la consultation gratuite de l'hôpital Saint-Pierre, il y environ trois semaines.

Le sujet est âgé de *trois* jours, il est bien constitué et né à terme.

A la région anale, la peau a sa coloration normale,

sans traces de sillon ou de dépression au niveau habituel de l'orifice inférieur du tube digestif.

Par les cris ou les mouvements de l'enfant, on ne remarque aucune tension spéciale, aucun gonflement extérieur, qui pourrait faire supposer la proximité du bout rectal du colon.

Le sujet ne présente aucune autre difformité ou malformation congénitale.

Le facies est grippé, le ventre fortement ballonné, la voix est faible et éteinte.

Par une incision sur la ligne médiane du périnée, au niveau de l'endroit d'élection, nous allons à la recherche du bout intestinal inférieur; mais, malgré la dissection minutieuse et lente de la région, dissection permettant d'explorer jusqu'à une profondeur de 6 centimètres, malgré le cathétérisme de l'urèthre, lequel avait évacué l'urine de la vessie, malgré la sonde maintenue à demeure, et qui aidait à l'orientation facile, il nous fut impossible de découvrir la portion inférieure du rectum.

Force nous fut d'abandonner la partie de ce côté, et de procéder à la création d'un anus iliaque par l'opération de Littre.

Cette intervention est des plus faciles, grâce à l'emploi du *chloroforme*, et peu dangereuse grâce à l'*antisepsie*.

Nous avons pratiqué une incision, du côté gauche, à deux centimètres au-dessus du ligament de Poupart, partant du milieu de cettre bride fibreuse, et se dirigeant en dehors, parallèlement au ligament, vers l'épine iliaque antérieure et supérieure, sur une longueur de quatre centimètres. Quand l'intestin s'est présenté, nous avons passé quatre fils, traversant respectivement la paroi musculo-cutanée, le péritoine, l'intestin de part en part, le péritoine et la paroi du côté opposé. Le viscère ouvert, les fils, coupés par le milieu, ont été rapidement noués de façon à former huit sutures maintenant solidement l'intestin à la boutonnière abdominale.

La seule difficulté, que peut présenter cette opération, chez un si jeune sujet, est celle inhérente à la *reconnaissance exacte du colon.*

De tous les caractères distinctifs que l'on a donnés pour faciliter cette recherche, un seul nous paraît mériter une importance réelle, c'est l'existence des *bandes longitudinales* caractéristiques du colon.

Le caractère des matières contenues dans l'anse viscérale fournit également une donnée précieuse; les selles vert-brunâtres s'écoulant par la plaie intestinale, donneront à l'opérateur la confirmation de l'exactitude de l'ouverture viscérale.

Lorsqu'on ouvre l'intestin avant la ligature des fils, il est facile d'éviter l'entrée des matières fécales dans la cavité abdominale, grâce à quelques précautions antiseptiques; on peut toutefois également, à l'exemple de quelques chirurgiens, faire usage d'aiguilles très courbes qui permettent de pratiquer la *fixation préalable* de l'intestin au péritoine et à la paroi abdominale. Dans ce cas, l'intestin n'est ouvert qu'après avoir été suturé à l'orifice abdominal.

Notre malade, comme nous l'avons dit, ne résista pas à cette double opération et succomba vingt-quatre heures après l'intervention chirurgicale, dans un état comateux qu'il ne quitta pas un instant pendant tout le temps que nous l'avons observé.

Quelle est la cause de notre insuccès? Nous croyons qu'elle réside surtout dans le retard apporté à la levée de l'obstacle au passage des matières fécales.

L'enfant, en effet, ne nous a été apporté que trois jours après la naissance, alors que l'obstruction intestinale l'avait déjà jeté dans un état de marasme profond et d'épuisement nerveux excessif.

Peut-être également que le fait de deux opérations successives, desquelles la première était pénible, laborieuse et malheureusement inutile, était de nature à hâter la terminaison fatale d'un nouveau-né, peu résistant à l'action d'un traumatisme chirurgical double, aussi étendu et aussi prolongé.

L'instruction que je crois pouvoir tirer de cette observation, c'est que lorsque l'on est mis en demeure d'opérer un enfant atteint d'imperforation anale, que l'on a la chance qu'il vous soit apporté rapidement après la naissance, *il ne faut pas insister du côté de la région ano-périnéale*, si l'intestin ne se présente pas avec facilité et rapidité, et recourir immédiatement à la création de l'anus iliaque par l'opération de Littre.

Ayant pratiqué plusieurs fois également l'opération de Dieffenbach, nous pouvons certifier que, même lorsque le bout inférieur du rectum est aisément trouvé, c'est toujours une intervention pénible, difficile et, à notre avis, d'un danger peu inférieur à celui de l'opération de la colotomie iliaque.

Cette dernière intervention a l'avantage de la rapidité, l'hémorragie est insignifiante, et le procédé est d'une exécution facile; car on n'opère pas ici comme à la région du rectum, dans un endroit retréci, d'un accès malaisé, mais sur un champ relativement vaste et où les tâtonnements sont impossibles.

Comme il y a urgence, il faut parer au danger immédiat; l'anus iliaque atteindra ce but et, plus tard, si le sujet résiste, peut être ne sera-t-il pas impossible de rétablir l'anus à sa position classique en s'aidant, comme conducteur, d'une sonde introduite par la fistule stercorale, dans le bout inférieur de l'intestin, vers la direction du périnée.

L'opération de l'anus artificiel n'est pas une opération brillante, de haute chirurgie, à pratiquer devant un nombreux amphithéâtre; c'est une intervention de nécessité et de conscience. En cas d'insuccès, on sera consolé par cette idée que la vie avec une fistule stercorale, n'est, sans doute, pas très enviable pour le malheureux, destiné un jour à prendre part au *struggle for life*, dans de déplorables conditions.

Si on obtient la guérison, on rendra à la vie un être capable un jour de se rendre utile à ses semblables, et — qui sait? — peut-être satisfait de sa destinée.

G. G.

XXIX.

DES COURBURES RACHIDIENNES RÉFLEXES.

Les difformités de l'axe rachidien, la scoliose habituelle, la cyphose et la lordose essentielles, ont été le sujet d'études et de recherches qui permettent aujourd'hui de tracer, avec une certaine précision, leurs caractères principaux symptomatologiques et étiologiques.

En dehors de la grande classe des déviations statiques, il existe un autre groupe d'inclinaisons rachidiennes, les difformités d'origine réflexe, lesquelles accompagnent certaines affections siégeant dans des organes voisins de la colonne.

Ce sont des incurvations la plupart du temps fugaces, et disparaissant presque toujours avec la cause éloignée qui les a produites.

Les déviations réflexes sont très peu connues, à peine étudiées.

Nous croyons cependant à leur fréquence relative; un examen superficiel, une observation insuffisante, sont, à notre avis, les seules causes de la place effacée qu'elles occupent dans l'orthopédie rachidienne.

En rassemblant quelques documents épars, nous pouvons établir les bases d'une monographie.

Définition. — Il faut entendre par déviation réflexe, un trouble topographique dans les rapports géométriques des diverses parties constituant l'axe rachidien, trouble qui tire son origine non d'une altération des éléments constitutifs de l'organe, mais de la lésion de parties éloignées, lesquelles par l'intermédiaire du système nerveux réflexe, impriment à la colonne une direction anormale.

La participation de l'élément nerveux est indispensable pour caractériser l'existence de la déviation réflexe.

Cette considération nous permettra d'écarter d'emblée de notre étude, les difformités rachidiennes symptomatiques de la fistule pleurale, de la coxalgie au deuxième ou troisième degré, d'une disposition congénitale ou acquise des membres inférieurs, etc.

Ces affections réflexes ne présenteraient qu'un intérêt très restreint, si elles accompagnaient toujours des maladies, dont les symptômes caractéristiques et tangibles manifestaient clairement l'origine de l'incurvation.

Le plus souvent le facteur pathologique principal échappe à une investigation première, superficielle, et la déviation devient aux yeux du malade, et quelquefois à ceux du médecin, une entité morbide essentielle, idiopathique; c'est une scoliose statique, un mal de Pott.

Tel est surtout le cas de la déviation traumatique réflexe, de la scoliose hystérique, de l'incurvation réflexe d'un trouble dans les organes utéro-ovariques, etc.

Nous avons vu opérer par le docteur Lavisé, à l'hôpital Saint-Jean, une tumeur osseuse de l'omoplate, laquelle avait engendré une inclinaison de l'épine. A la période initiale de la maladie, l'incurvation rachidienne avait seule attiré l'attention du médecin traitant et l'intervention avait été dirigée contre la courbure réflexe, sans parvenir du reste à l'influencer.

Après l'opération, toute sinuosité anormale disparut.

Enfin comme ces altérations se rencontrent de préférence chez les enfants faibles ou les adolescents débilités, il est utile que l'on sache qu'une courbure réflexe peut devenir le point de départ d'une déviation confirmée, et que, la maladie causale ayant disparu, le phénomène symptomatique peut installer une altération idiopathique définitive.

Etiologie. — On a rencontré les déviations réflexes du rachis dans le cours des maladies suivantes :

1° Dans les affections douloureuses de la plèvre et du poumon (Barwell, Besson, Drummond);

2° Dans les maladies des reins, néphrite, lithiase urique, abcès périnéphritiques, paranéphrite (Paulet, Bloch, R. Marquesy, Besson, V. P. Gibney);

3° Dans les lésions des organes génitaux, principalement la congestion ovarienne, la périmétrite et l'ovarite (P. Vogt);

4° Dans la contracture du psoas par psoïtis, pérityphlite, périproctite (P. Vogt);

5° Dans les affections du tégument cutané, plaies, brûlures, ulcères, zona (P. Vogt);

6° Dans les altérations du système osseux, siégeant dans des organes voisins : tumeurs, etc.;

7° Chez les hystériques, à l'occasion d'une contusion, d'un choc, d'un traumatisme (Besson, Adams, Grancher, Landry).

Les déviations réflexes s'observent surtout dans l'adolescence, cet âge propice aux incurvations, et, selon nous, avec une fréquence plus grande chez les filles.

Les cinq cas que nous avons observés se rapportaient tous à cette catégorie de patients.

Presque toujours la cause peut être rapportée à la *douleur*, souvent sourde, obtuse, amenant le patient à prendre instinctivement une position asymétrique, qui le soulage de la tension ou de l'irritation des organes enflammés, congestionnés ou contus.

Chez les sujets hystériques, un simple choc peut amener l'apparition d'une douleur localisée, et la formation d'une courbure.

Symptomatologie. — Le caractère principal de ces affections est la forme essentiellement variable de la courbure.

Le début se fait tantôt brusquement, tantôt d'une façon progressive.

Le siège principal est presque toujours la région lombaire.

La forme est variable suivant le siège de la douleur et l'intensité; elle diffère chez un même sujet suivant la phase de la maladie principale.

La concavité de la courbe regarde toujours le côté malade.

Il n'existe presque jamais de douleur locale, provoquée à l'occasion de pressions sur les apophyses épineuses, ou sur les parties latérales du rachis.

Les courbures réflexes disparaissent dans la narcose chloroformique; rarement elles sont compensées par des courbures secondaires, dirigées en sens inverse.

D'après Besson, dans les maladies des reins, la déviation revêt presque toujours le type de la *cyphose se surajoutant à la scoliose*. Il existe souvent la *saillie* d'une ou de plusieurs *apophyses épineuses*, ce qui rend la confusion possible avec le mal de Pott, d'autant que les phénomènes douloureux abdominaux contribuent à obscurcir le diagnostic.

On constate toujours une douleur intense, profonde, siégeant à la région lombo-dorsale.

La marche est souvent très difficile.

David Drummond a signalé un cas de courbure latérale du rachis, sous l'influence d'une pleuro-pneumonie unilatérale gauche. L'épaule droite était plus haute que la gauche; le bord spinal de l'omoplate était écarté de la paroi thoracique. La colonne présentait une courbure à convexité droite, avec courbure compensatrice lombaire gauche.

L'incurvation disparut spontanément avec la guérison, qui arriva au bout de 15 jours. La cause de l'incurvation est attribuée par l'auteur à la douleur occasionnée par le point pleurétique.

Besson cite encore dans sa thèse deux observations, celles de Grancher et Landry, qui peuvent être rangées dans une catégorie à part; il faut les considérer comme des accidents hystéro-traumatiques donnant naissance à des déviations réflexes.

Disons à ce propos que William Adams, qui a parfaitement décrit cette forme, signale comme faisant souvent défaut dans les courbures hystériques, les courbes de compensation. Il s'ensuit une incurvation du tronc en masse, et une difformité des plus notables.

Dans la Nouvelle Iconographie de la Salpêtrière (Charcot), on trouvera également figuré un cas de contracture hystérique chez un homme, à la face dorsale duquel quatre magnifiques cautères avaient laissé une empreinte ineffaçable.

Paul Vogt avait déjà établi que le « Psoïtis » regardé comme étant la suppuration et l'inflammation essentielle du muscle psoas, reconnaissait comme cause l'altération des organes voisins, la colonne vertébrale et les tissus adjacents de l'abdomen et du bassin. Le psoïtis donne presque toujours lieu à une scoliose lombaire. De même la paramétrite, la paratyphlite, la paraproctite, par un mécanisme identique, peuvent conduire à des incurvations rachidiennes.

Des contractures se montrent souvent dues à des inflammations ou à des traumatismes (plaies) de la peau : phlegmons gangréneux, brûlures, suppurations abondantes, qui par le travail de cicatrisation ultérieure peuvent conduire à des déviations. Le phlegmon profond du cou, attaquant la peau, le fascia, le peaucier et même quelquefois le sterno-cleido-mastoïdien engendre parfois une véritable scoliose cicatricielle. Aussi l'indication est-elle de toujours ouvrir de bonne heure les abcès de cette région.

Diagnostic. — Dans beaucoup de cas le diagnostic sera facile, c'est lorsque l'affection causale sera découverte de bonne heure, et clairement mise en lumière par l'exploration clinique du malade.

Cependant il n'arrivera que trop fréquemment de voir la nature de la maladie absolument méconnue; le médecin instituera alors un traitement toujours inefficace, lorsqu'il ne sera pas nuisible.

Nous avons cité plus haut le fait de la tumeur osseuse de l'omoplate.

L'affection qui induira le plus facilement dans l'erreur sera le mal de Pott. Et en effet, nous avons vu que Besson a signalé la coexistence fréquente de la scoliose avec la cyphose, et proéminence saillante d'une ou de plusieurs apophyses épineuses.

La recherche exacte des symptômes caractéristiques du mal de Pott, lèvera promptement tous les doutes. Si quelques hésitations subsistaient, le chloroforme viendra à notre aide pour poser le diagnostic certain.

Pronostic. — Le pronostic sera toujours très favorable, quand la maladie principale sera de courte durée, et que le sujet, de constitution forte, n'aura aucune prédisposition héréditaire ou acquise aux incurvations essentielles du rachis.

Toutefois, comme le dit Besson, « une courbure réflexe déterminée par l'existence d'un point de côté continu pourra, principalement chez les petites filles, entraîner une scoliose définitive, car il ne faut pas perdre de vue qu'à l'époque où surviennent le plus ordinairement les déviations réflexes, la colonne vertébrale n'a pas encore complétement achevé son développement. »

Traitement. — L'expectation pure et simple est absolument indiquée dans la majorité des cas.

Il faut agir sur la cause.

Vouloir influencer une courbure symptomatique, sans guérir l'altération provocatrice du trouble morphologique, est évidemment une impossibilité.

La scoliose hystérique seule est susceptible d'une intervention directe par la gymnastique, le massage, l'hydrothérapie et peut-être par la suggestion hypnotique.

BIBLIOGRAPHIE.

Armand BESSON. — Etudes sur les déviations de la taille d'origine réflexe. Paris, 1888. Travail excellent, citant :

PAULET. — Bull. et Mém. de la Soc. de Chir. de Paris, année 1877, t. III, p. 345.

BLOCH et PAULET. — Soc. Chir. Paris, 23 mai 1877.
BESSON. — Gaz. Médic. Paris, 1886, oct. 30.
V. P. GIBNEY. — Am. Journ. of Obst, and. Dis. of Wom. and Child., 1876, avril.
David DRUMMOND. — Brit. Med. Journ. 1879, nov. 22, p. 812.
LANDRY. — Monit. des Hôpit. juill. 2.

P. VOGT. — Moderne Orthopädik. Die Scoliose und ihre Behandlung; Stuttgard, Enke, 2e Ed., 1883, p. 96.
W. ADAMS. — Curvatures of the Spine, 2e Ed., London, 1882.
R. BARWELL. — On Curvatures of the Spine. 3rd Ed., London, 1877.

G. G.

XXX.

DE LA RÉSECTION DE LA HANCHE

CHEZ

LES SUJETS DE LA SECONDE ENFANCE.

Avant-propos.

La résection de la hanche est pratiquée depuis longtemps déjà, sur une large échelle, en Angleterre, en Amérique, en Allemagne, tant chez les enfants que chez les adultes, pour les cas de coxalgie. En France, cette opération n'est pas aussi en faveur et De Saint-Germain (1), dans sa *Chirurgie orthopédique*, la considère comme d'une valeur douteuse. Lannelongue(2), dans son traité de la *Coxotuberculose*, s'en déclare partisan dans les cas graves, quand les autres procédés ont échoué. Koenig(3), de Goettingue, a traité spécialement de cette résection dans son livre intitulé de la *Tuberculose des os et des articulations*. Il s'attache à démontrer, de même du reste

(1) *Chirurgie orthopédique*, par le Dr L.-A. De Saint-Germain, p. 536. Paris, 1883.

(2) *Coxotuberculose*, par Lannelongue, pp. 181 et seq., Paris, 1886.

(3) *La tuberculose des os et des articulations*, par le docteur F. Koenig, traduit de l'allemand par le docteur Paul Liebrecht, Bruxelles, 1885.

que Lannelongue, que la majeure partie des tumeurs blanches ont une origine ostéale; c'est-à-dire qu'elles ont leur point de départ le plus fréquent dans la partie spongieuse des extrémités articulaires, qui devient le siège de l'infiltration tuberculeuse. Il préconise la résection de la hanche quand les autres traitements, tels que l'immobilité de l'articulation, l'extension prolongée n'ont pas amené d'amendement; lorsqu'en dépit de ces moyens il s'établit une contracture grave avec raccourcissement au point que si la guérison s'opérait, le malade ne pourrait plus se servir du membre; ou en cas de luxation spontanée, alors même qu'il n'y a pas d'abcès; il considère la résection comme absolument indiquée, si à la contracture grave viennent s'ajouter des abcès ou des fistules.

Giraldès, dans ses Leçons Cliniques publiées en 1869[1], rapporte avoir perdu cinq de ses malades dans les sept résections qu'il avait pratiquées chez des enfants épuisés par une longue suppuration, mais il ne disposait pas alors des ressources favorables du Lister ni de l'iodoforme, à l'aide desquels il est probable que cet éminent chirurgien aurait remporté plus de succès.

Nous ignorons si l'on a déjà publié en Belgique des observations de résections de la hanche qui aient été pratiquées dans les hôpitaux; il s'écoulera encore du temps avant que cette opération se généralise chez nous, qu'on suive à la lettre les préceptes de l'auteur allemand qui pratique la résection, alors qu'il n'y a pas encore d'abcès ni de fistules, par conséquent pas encore d'état marastique du malade, mais seulement contracture grave

(1) *Leçons cliniques sur les maladies chirurgicales des enfants*, professées par M. Giraldès, Paris, 1869.

avec raccourcissement du membre ou luxation spontanée.

C'est dans notre service, à l'hopital Saint-Pierre, à la date du 4 mars 1886, qu'a été pratiquée pour la première fois la résection de la hanche, dans un service hospitalier de Bruxelles. Puis M. Casse nous fit l'honneur de nous inviter à assister à plusieurs résections qu'il a pratiquées à l'hôpital maritime de Middelkerke; en deux séances, huit opérations furent exécutées et, d'après ce que nous a dit ce praticien, les résultats qu'il a obtenu ne laissent rien à désirer. Depuis, plusieurs chirurgiens, M. Lambotte à Schaerbeek, M. Gallet à Bruxelles, M. Laurent à Tubize, ont fait cette résection et ont obtenu tous les trois d'heureux résultats.

Aujourd'hui que les opérations les plus graves s'exécutent avec tant de chances de succès à la condition d'observer minutieusement les préceptes de l'antisepsie, il n'y a pas lieu d'hésiter à pratiquer la résection de la hanche, quand des abcès et des trajets fistuleux menacent d'épuiser le patient et de le conduire au tombeau. Nous donnons plus loin les observations succinctes des cas pour lesquels nous avons pratiqué cette résection, persuadés qu'elles seront de nature à encourager un grand nombre de nos confrères à recourir à ce moyen ultime dans le traitement de la coxalgie. Nous insisterons particulièrement sur le résultat favorable obtenu très rapidement chez le malade qui fait l'objet de notre troisième observation; trois semaines après l'opération, cet enfant qui nous avait été apporté amaigri, épuisé par de longues souffrances, par une abondante suppuration, nous présentait un membre droit, peu raccourci, une plaie presque complètement cicatrisée. Aujourd'hui, il marche presque sans claudication et sans aucun soutien; tous les trajets fistuleux sont taris et la plaie, complètement cicatrisée, présente une coloration blanche analogue à celle de la peau normale.

CHAPITRE PREMIER.

LÉSIONS ANATOMIQUES DE LA COXALGIE.

On considère actuellement les lésions des tumeurs blanches comme étant de nature tuberculeuse.

Volkmann est l'un des premiers qui aient affirmé l'origine tuberculeuse des tumeurs blanches, au XIVe congrès des chirurgiens allemands, en 1885. Voici comment il a résumé d'une façon très catégorique une opinion, qui rencontre encore beaucoup d'adversaires dans notre pays : « Tout ce qui, jusqu'à présent, a été décrit sous le nom de carie des os, de pédarthrocace (*spina ventosa*), d'inflammation scrofuleuse des os et des articulations, de tumeur blanche, de fongus articulaire, d'arthrite strumeuse, et, dans ces derniers temps, d'après l'exemple de Billroth, sous le nom d'inflammation fongueuse des os et des articulations, appartient à la véritable tuberculose(1). »

Ces idées furent partagées par Kœnig, qui les a défendues dans son *Traité sur la tuberculose des os et des articulations*. Dans la préface de ce livre qu'il dédie à son

(1) *Bericht über die Verhandlungen der deutschen Gesellschaft für Chirurgie. XIV Kongress*. in *Centr. f. Chir.* n° 24, p. 9.

cher et honoré ami Richard Volkmann, il s'exprime également avec conviction dans ces lignes : « Il reste acquis désormais qu'on peut considérer l'arthrite fongueuse comme une affection tuberculeuse, et il semblerait que pour un grand nombre cette question est définitivement résolue par la démonstration du bacille »(1); et dans ses considérations anatomo-pathologiques, il dit plus loin : « Les anciennes dénominations d'arthrite tuberculeuse, de tumeur blanche, de fongus articulaire doivent être rejetées aujourd'hui d'une manière absolue; il suffira de dire qu'elles n'expriment plus du tout la réalité des choses telle qu'elle nous apparaît. » Lannelongue s'est tellement rallié aux idées des auteurs allemands, qu'il a proposé pour la coxalgie le terme de *coxotuberculose*, dans ses leçons faites à la Faculté de médecine.

Boeckel(2) n'est pas aussi absolu, mais il ne formule qu'une très légère restriction, il ne semble pas l'adversaire des idées des auteurs précédents; il réserve le nom de coxalgies uniquement aux arthrites fongueuses de la hanche, en excluant les arthrites rhumatismales et les pyarthroses aiguës; « ces coxalgies, dit-il, on les appelle de nos jours *arthrites tuberculeuses*, tout court, quoique les follicules tuberculeux qu'on y rencontre soient pauvres en bacilles, et que leur inoculation ne donne lieu que très tardivement à une tuberculisation générale. Ce sont donc des tubercules d'une virulence assez faible, et partant, plus accessibles à la thérapeutique. »

Suivant Critzmann(3), la coxalgie scrofuleuse se confond

(1) *Loc. cit.*, pp. 16 et IV.

(2) *De la résection de la hanche dans la coxalgie infantile.* (Congrès français de chirurgie, p. 450, Paris, 1885.)

(3) *Un mois à l'hôpital de Berck*, par Daniel Critzmann. (*Tribune médicale*, 19 déc. 1886, pp. 601 et 602.)

forcément avec la tuberculose de l'articulation de la hanche. Dans les deux, le point de départ est toujours osseux. C'est une tuberculose osseuse cotyloïde ou fémorale, qui détermine la coxalgie qui nous occupe. Donc le traitement local, tout en étant important, n'est pas le seul. L'état général joue un rôle immense, car, avant tout, il faut rendre le terrain organique stérile à la pullulation bactéridienne, et sans le secours de l'hygiène, ceci devient presque impossible.

Il est incontestable que dans les travaux les plus récents sur la coxalgie, les auteurs ont reconnu à l'affection une origine tuberculeuse qui débuterait par les os; la synoviale ne s'entreprendrait que consécutivement ainsi que les tissus mous péri-articulaires, pour donner lieu à la formation du tissu fongueux. Naguère on supposait qu'il se produit d'abord dans l'intérieur de l'article, un épanchement fibrino-albumineux, puisqu'il se dépose sur les parois tapissées par la synoviale des fausses membranes qui ne tardent pas à s'organiser, à se transformer en tissu cellulo-vasculaire et à fournir du pus. Mais déjà les extrémités articulaires sont profondément atteintes, alors qu'il n'existe pas de trace d'épanchement dans l'intérieur de l'articulation; actuellement il est prouvé que les extrémités osseuses sont déjà envahies par des dépôts tuberculeux considérables, arrivés même à la période de dégénérescence caséeuse, de ramollissement, tandis que la cavité articulaire ne présente que des lésions insignifiantes. C'est ce qui résulte de quatre autopsies pratiquées par Lannelongue; le fait est surtout évident dans les deux premières de ces autopsies; les enfants avaient succombé au croup, alors qu'ils étaient en traitement pour une affection tuberculeuse de la hanche au premier degré : le professeur de l'hôpital Trousseau trouva chez le premier, un enfant de trois ans et demi, dans la tête du fémur, immédiatement au-dessous du cartilage épiphysaire, une cavité remplie par une substance caséeuse, concrète, alors que la synoviale était encore saine en certains points, que la tête du fémur n'offrait aucune déformation apparente, pas plus que la cavité cotyloïde[1].

Chez le second, un enfant de quatre ans, dont la coxotuberculose datait d'un mois environ, la tête du fémur présentait une tache jaunâtre, dépassant le diamètre d'une lentille; ce foyer était placé entre le cartilage épiphysaire et le permanent, et était constitué par une infiltration caséeuse dans les aréoles un peu agrandies du tissu osseux; l'articulation ne contenait pas de liquide, les surfaces ne présentaient pas de déformation, le ligament rond était intact.

Ainsi que le fait observer Kœnig, on ne découvre pas toujours les bacilles de la tuberculose dans les os et dans les articulations malades; cependant Koch en a trouvé à diverses reprises; à la clinique de Gœttingue, M. le docteur Müller s'est livré à des recherches couronnées de succès et Kœnig ajoute que les bacilles ont été découverts dans les arthrites tuberculeuses par Marchand, par Schuchhardt et par Krause. Le professeur de Gœttingue ne croit pas que la découverte du bacille soit indispensable pour que l'on puisse affirmer la tuberculose d'une articulation; il suffit pour lui de s'appuyer sur la marche clinique du processus, sur son évolution anatomo-pathologique, sur l'aspect macroscopique des parties malades

(1) *Coxotuberculose*, par Lannelongue, pp. 14 et 15.

et sur leur examen microscopique : si l'on rencontre les petites cellules rondes, globuleuses, épithélioïdes et les cellules géantes, on peut être suffisamment édifié sur la nature tuberculeuse de l'altération; s'il est vrai qu'au microscope on a trouvé ces mêmes éléments morphologiques dans d'autres tissus morbides, par exemple dans les productions syphilitiques, les cas de tumeurs blanches syphilitiques sont trop exceptionnels pour qu'on risque de commettre une erreur.

Dans les huit résections pratiquées à l'hôpital Saint-Pierre, nous avons rencontré les lésions attribuées par les auteurs, dans les travaux récents, à la coxalgie tuberculeuse. Le septième de nos opérés nous a fourni une pièce surtout caractéristique : à la partie inférieure du col fémoral existait une cavité arrondie, anfractueuse, creusée dans l'épaisseur de l'os, de la capacité d'une petite noisette, tapissée par des fongosités qui, sous le microscope, présentaient de petites cellules arrondies caractéristiques ainsi que de rares cellules géantes. Après avoir pratiqué la section longitudinale de la tête, du col et du grand trochanter, nous avons constaté que cette cavité se continuait du col dans l'épaisseur de la base du trochanter et logeait, vers sa partie externe un séquestre osseux, adhérent encore en quelques points aux parois de cette espèce de caverne, par des tractus de tissu fongueux. Vers le sommet et au centre du trochanter, nous avons découvert un foyer caséeux, jaunâtre, arrondi, de la grosseur d'un pois.

Dans notre troisième résection, nous avons rencontré une tête fémorale érodée, dont la moitié avait été emportée par la suppuration; la partie qui restait tranchait par une teinte jaunâtre avec la coloration rouge foncé du col et du trochanter; cette partie jaune présentait des aréoles osseuses plus dilatées, une consistance moindre, qu'à l'état normal.

Dans toutes les autres pièces, nous avons trouvé des désordres analogues du côté de l'épiphyse fémorale, plus ou moins tranchés dans les différents cas; la cavité cotyloïde était ordinairement recouverte de fongosités; dans les huit cas, il n'existait plus de ligament rond et chez trois de nos opérés, le cotyle était perforé et ses parois étaient transformées en séquestres mobiles.

CHAPITRE II.

INDICATIONS ET CONTRE-INDICATIONS.

Quand on passe en revue les appréciations des différents auteurs qui ont traité de la coxalgie, sur l'opportunité de la résection de la hanche, on est frappé de voir leurs incertitudes et leurs réserves quand ils abordent ce sujet. La tuberculose pulmonaire, les altérations secondaires du foie et des reins, la déchéance consécutive de toute l'économie ont été tour à tour considérées comme contre-indications par les uns, comme indications par les autres.

Boyer[1] estime que la résection, dans les articulations ginglymoïdes comme dans les articulations orbiculaires,

(1) BOYER, *Traité des maladies chirurgicales et des opérations qui leur conviennent*, Paris 1818.

ne peut être proposée que quand la maladie est parvenue à un tel degré, qu'on ne peut plus compter sur les ressources de l'art pour en arrêter les progrès ou l'abandonner à la nature, sans livrer le malade à une mort certaine. En un mot, les circonstances qui indiquent la résection sont pour lui les mêmes que celles qui nécessitent l'amputation, mais il considère la résection et surtout celle de la hanche comme d'une exécution plus difficile qu'une amputation, et présentant les plus grands dangers dans ses suites immédiates. Il se déclare partisan de la résection de la tête de l'humérus, mais il oppose à la résection de l'extrémité supérieure du fémur : 1° l'épaisseur des chairs qui recouvrent l'articulation iléo-fémorale ; 2° la solidité des ligaments qui l'entourent ou qui sont placés dans son intérieur; 3° la profondeur de la cavité cotyloïde; 4° la difficulté de luxer la tête du fémur et de porter la scie au milieu d'une si grande épaisseur de chairs; il fait observer que la cavité cotyloïde est presque toujours altérée, et que l'on ne peut sans témérité y porter le feu ou l'instrument tranchant.

Il faut en conclure que Boyer et ses contemporains laissaient probablement mourir les coxalgiques arrivés à la période de suppuration et de marasme, sans combattre davantage, sans intervenir par aucune tentative chirurgicale; Boyer ne parle pas dans ces cas de pratiquer la désarticulation de la hanche, qui aurait fourni de déplorables résultats à cette époque, où l'on n'avait aucune idée de l'antisepsie.

Nélaton[1] ne signale pas la résection dans le traitement de la coxalgie.

(1) A. Nélaton, *Éléments de pathologie chirurgicale*, Paris, 1844, t. II, p. 268.

Follin[1] est d'avis que la désarticulation ou la résection doivent être mises en question, si des abcès se sont ouverts à l'extérieur, si les os sont altérés, enfin si la santé générale a subi une profonde atteinte. Il ajoute que tous les chirurgiens s'accordent aujourd'hui à préférer la résection qui, malgré sa gravité, l'emporte de beaucoup par ses résultats sur la désarticulation de la hanche, et il s'appuie sur les statistiques de Le Fort, de Heyfelder, de Giorgi et d'Isaac. Pour Follin, la phtisie pulmonaire bien confirmée, l'hecticité, la coexistence d'une maladie grave doivent contre-indiquer l'opération. A son avis, les cas les plus favorables sont ceux où il y a luxation de la tête fémorale, accompagnée d'altérations osseuses, de trajets fistuleux; cependant il admet que la résection est indiquée lors même qu'il n'existe pas de luxation, si les désordres locaux résistent à tous les moyens de traitement, et que la santé générale décline visiblement. Cette dernière phrase laisse le lecteur dans l'indécision; on pourrait, en interprétant cette donnée, croire que Follin était partisan de la résection dans un cas de contracture grave qui est un désordre local, alors qu'elle résisterait à tout traitement et que l'état général en souffrirait; il n'était pas cependant, croyons-nous, dans sa pensée, quand il écrivait ces lignes, de préconiser la résection pour les cas de contractures graves non accompagnés de suppuration, de trajets fistuleux.

Holmes[2] se déclare partisan de la résection à la troisième période, quand l'existence de la carie est incontestable, que le cotyle est altéré, que les trajets fistuleux

(1) E. Follin et Simon Duplay, *Traité élémentaire de pathologie externe*, t. III, Paris, 1874.

(2) T. Holmes, *Thérapeutique des maladies chirurgicales des enfants*, trad. par O. Larcher, Paris, 1870, p. 702.

sont nombreux et étendus, alors même que la poitrine et le foie sont envahis par un travail de désorganisation; malgré de semblables complications, il a vu guérir par la résection des malades voués à une mort certaine; avec cette droiture qui domine dans tout son ouvrage, il n'affirme pas que les malades qu'il a réséqués, dans de semblables conditions, n'auraient pas guéri sans intervention chirurgicale, mais il en doute.

Voici tout ce que nous trouvons dans l'ouvrage de Guersant[1], au sujet des indications de la résection. « Il ne faut pas oublier que dans certaines coxalgies, la tête du fémur s'étant luxée et n'ayant pas été maintenue par un appareil, il arrive qu'elle se porte du côté de la peau et tend à la perforer; cette partie osseuse nécrosée fait fonction de corps étranger et peut, avec avantage, être enlevée dans ces cas; mon prédécesseur, M. Baffos, fit cette opération avec succès; j'ai voulu la faire, les parents s'y sont opposés; M. Follin, M. Dolbeau et d'autres avant eux l'ont faite avec succès; c'est une opération qui ne doit pas être rejetée dans certains cas. »

Giraldès, qui succéda à Guersant à l'hôpital des Enfants-Malades, expose dans ses leçons[2] les indications et les contre-indications de l'opération; nous avons lu attentivement ce passage; l'auteur y réfute les arguments invoqués contre l'opération; il ne fait ainsi qu'effleurer le sujet; loin de saisir la question à bras-le-corps, il l'élude en disant : « Le chapitre des indications et des contre-indications est difficile à tracer; c'est un chapitre qu'on n'écrit pas; il est, pour la grande majorité des cas, le

(1) P. Guersant, *Notices sur la chirurgie des enfants*, Paris, 1864-1867, p. 143.

(2) J. Giraldès, *Leçons sur les maladies chirurgicales des enfants*, Paris 1869, p. 656.

résultat de l'expérience et de l'aptitude du chirurgien. En présence d'un malade épuisé par une suppuration sanieuse et abondante, compliquée de fièvre et de diarrhée colliquative, la résection se présente comme un moyen extrême qu'il ne faut pas abandonner. »

De Saint Germain(1), qui a succédé à Giraldès, ne se déclare pas partisan de la résection dans la coxalgie, précisément parce qu'il ne trouve pas suffisamment élucidé le point important de l'indication; suivant lui, on n'a pas encore déterminé le phénomène morbide qui annonce que le malade ne guérira plus par d'autres moyens.

Volkmann(2) est le premier qui ait fourni des données précises sur l'opportunité de l'intervention chirurgicale. Voici les cas dans lesquels le professeur de Halle déclare que l'opération est indiquée : 1° quand l'affection, suivant une marche essentiellement chronique, est accompagnée d'abcès, de fistules fournissant une abondante quantité de pus, et quand en même temps le sujet, présentant le soir une constante élévation de température, commence à s'affaiblir; 2° si dans le cours d'une coxalgie à marche lente, mais non suppurée encore, les granulations qui remplissaient l'articulation et la détruisaient sans donner lieu à des symptômes sévères, subissent tout à coup la dégénérescence et provoquent une arthrite suppurée aiguë avec fièvre intense; 3° on doit procéder à la résection sans retard, quand il se déclare un abcès iliaque, quand le pus a perforé la cavité cotyloïde et s'est extravasé dans le petit bassin; 4° on réséquera encore, lorsque

(1) L.-A. DE SAINT GERMAIN, *Chirurgie orthopédique*, Paris, 1883, p. 536.

(2) VOLKMANN, *Die Resectionen der Gelenken*, in *Sammlung Klinischer Vorträge*, 1873, N° 51, pp. 260 et seq.

la suppuration existant, la tête du fémur est véritablement sortie de la cavité, et que par suite de la luxation, elle n'est plus recouverte que par les muscles.

Telles sont les indications que formulait Volkmann en 1873, au sujet de la résection de la hanche dans la coxalgie infantile, et auxquelles il y a, pensons-nous, aujourd'hui peu de modifications à apporter. On remarque que l'auteur ne parle pas de la tuberculose ; à cette époque, la tuberculose des os et des articulations, les tuberculoses locales n'étaient pas encore étudiées, discutées et interprétées comme elles le sont aujourd'hui, et lorsque dans le cours d'une arthrite fongueuse survenaient une tuberculose pulmonaire, une méningite granuleuse, une tuberculose générale aiguë, ces complications ne semblaient être que des épisodes que l'on ne rattachait pas directement à l'affection articulaire. On a discuté sur ce point litigieux de l'opportunité de la résection, quand le sujet affecté de coxalgie est en même temps atteint de tuberculose pulmonaire. Si la lésion du poumon n'est pas trop étendue, si l'état général n'est pas trop compromis, les indications locales existant, l'intervention opératoire nous semble bien indiquée, car en enlevant le foyer tuberculeux siégeant dans l'articulation, on soustrait à l'organisme et au poumon une source active et incessante d'infection.

Voici sur ce point l'opinion de Lannelongue (1) : « Si d'un côté il y a tout à craindre d'une opération pratiquée chez un coxalgique, dont la vie est encore menacée par d'autres lésions irrémédiables, comme des cavernes pulmonaires, il ne faut pas, d'un autre côté, qu'un début d'infection arrête le chirurgien. Le foyer de la hanche

(1) LANNELONGUE, *Coxotuberculose*, Paris, 1886, p. 185.

une fois enlevé, le malade aura plus de chances de se guérir de sa tuberculose pulmonaire. »

Il est remarquable que Le Fort[1], qui partait d'idées théoriques tout à fait opposées, est arrivé aux mêmes conclusions pratiques; elles sont corroborées par l'observation suivante d'Erichsen[2] : « L'enfant, âgé de sept ans, tousse depuis trois ans; il est très pâle, très sujet à des sueurs nocturnes abondantes; la peau est chaude et sèche pendant le jour; de la matité existe dans une assez grande étendue; dans les régions sus et sous-claviculaires gauches, murmure respiratoire faible mais dur. » Le malade fut réséqué de la hanche et sortit de l'hôpital parfaitement guéri. Tous les symptômes de l'affection pulmonaire avaient disparu.

A plus forte raison est-on autorisé à opérer sur des sujets présentant des lésions tuberculeuses concomitantes dans d'autres organes; s'il y a complication d'ostéites dans d'autres parties du squelette, d'arthrite tuberculeuse (tumeur blanche) d'autres articulations : du pied, du coude, de l'épaule, ou mal de Pott. Dans notre cinquième observation, l'enfant opéré de la hanche était en outre atteint d'ostéite de l'orbite, du tibia et de spina ventosa. Ces lésions se sont amendées après l'opération, en même temps que l'état général s'améliorait considérablement.

Toutefois ces lésions tuberculeuses secondaires constitueraient des contre-indications, si, par leur suppuration abondante, elles étaient de nature à épuiser le malade, au point de le mettre hors d'état de réagir contre le traumatisme opératoire.

(1) Le Fort, *De la résection de la hanche dans la coxalgie*, Paris, 1861, pp. 500 et seq.

(2) Erichsen, *The Lancet*, 1887, t. I, p. 310; t. II, p. 363, in Le Fort.

Kœnig (1) a élargi le cadre des indications fournies par Volkmann; il pratique la résection en cas de luxation spontanée, même quand il n'existe ni fistule, ni abcès, et dans le cas de contracture grave, quand cette dernière complication a résisté au redressement forcé dans la narcose et à l'extension au moyen d'un poids.

L'état d'épuisement pourra parfois contre-indiquer la résection; cependant Tostivint(2) fait valoir en faveur de l'opération chez un sujet affaibli, que les pertes qui résultent d'une carie osseuse sont considérables, tandis que celles qui suivent l'intervention chirurgicale sont minimes; le suintement sanguin est de peu d'importance, et depuis l'introduction de la méthode de Lister, la suppuration est trop peu abondante pour déprimer les forces du patient; dans les cas les plus favorables, elle est presque nulle.

Il n'y aura lieu pour le chirurgien de renoncer à l'opération, que s'il est en présence d'un malade débilité au point que toute intervention est jugée impossible, que la moindre perte de sang entraînerait la syncope et la mort, que le sujet ne supporterait pas même l'anesthésie par le chloroforme, car celle-ci doit être prolongée au moins pendant une trentaine de minutes, quel que soit le procédé opératoire que l'on ait adopté. La résection de la hanche devient souvent une opération d'*indication vitale* immédiate, et plusieurs observations prouvent qu'elle a sauvé la vie à des malades dont le marasme était poussé au plus haut point. C'est ainsi que Tostivint (3) rapporte une observation prise dans le service de Giraldès. L'épui-

(1) Koenig, *loco. citato* p. 125.

(2) Tostivint, *Essai sur les résections coxo-fémorales dans les cas de coxalgie.* Paris, 1868, p. 89.

(3) *Loco citato*, pp. 66 et seq., p. 89.

sement de la petite malade était tel que l'opération semblait devoir être mortelle. Giraldès recula au dernier moment, quand déjà l'enfant était sur la table d'opération. S'étant ravisé dans la suite, Giraldès fit l'opération et le sujet se rétablit parfaitement.

Plusieurs de nos opérés présentaient un état avancé d'émaciation, et cependant les uns ont guéri, les autres ont vu leur santé s'améliorer considérablement. On sait d'ailleurs que chez les enfants les opérations chirurgicales ont généralement une issue plus favorable que chez les adultes, que leur économie recèle des ressources de réparation inespérées.

C'est chez les sujets de la seconde enfance que l'on a obtenu les meilleurs résultats par la résection de la hanche; l'opération est beaucoup plus grave chez l'adulte et plus difficile à exécuter; sur 7 opérations, Boeckel n'a obtenu que deux guérisons momentanées après six ou sept mois de traitement, et encore les malades sont morts de phtisie peu de mois plus tard (1). Chez l'adulte on doit enlever des portions considérables d'une articulation très étendue, la cavité cotyloïde est située profondément, le processus réparateur ne s'accomplit que difficilement; malgré le pansement antiseptique, l'infection purulente est à redouter et s'observe souvent.

Le jeune âge est donc une circonstance favorable pour la réussite; au-dessus de 15 ans, le pronostic est plus grave; chez l'adulte, dans l'âge mûr, chez le vieillard, les succès deviennent plus rares encore.

On a rarement pratiqué l'opération chez des sujets au-dessous de 3 ans; cependant Koenig (2) a obtenu des

(1) E. Boeckel, *Congrès de chirurgie*, 8 avril 1885. Paris.
(2) *La tuberculose des os et des articulations*, p. 126.

succès chez des enfants d'un an et demi à deux ans; chez un homme de 56 ans, il cite que la guérison était si parfaite que son opéré faisait, 18 mois après la résection, des trajets de plusieurs lieues.

Quoi qu'il en soit de ces exceptions, la période de la vie qui fournit le plus de chances de succès pour la résection de la hanche chez les coxalgiques, est de 3 à 12 ans.

L'albuminurie ne doit pas constituer une contre-indication absolue. Boeckel a observé trois malades qui ont guéri malgré cette complication.

CHAPITRE III.

MANUEL OPÉRATOIRE.

La manière de procéder à l'opération varie; chaque chirurgien a pour ainsi dire son *modus faciendi,* ses instruments familiers, ses pansements favoris. Il nous semble inutile de rapporter par le détail les nombreux procédés employés par les auteurs; nous nous bornerons à décrire l'opération telle que nous l'avons pratiquée, d'après les indications puisées dans une expérimentation comprenant un grand nombre d'opérations.

L'anesthésie doit être complète et continuée non seulement pendant la durée de l'opération, mais encore pendant le pansement, jusqu'à ce que le malade soit fixé dans la gouttière immobilisante, afin de placer immédiatement dans une bonne attitude le membre inférieur dont la contracture se reproduit, si l'on cesse prématurément l'emploi du chloroforme. L'immobilisation doit donc être faite avant le réveil du malade.

Depuis l'emploi de la méthode antiseptique, la statistique des opérations de résections de la hanche s'est améliorée dans des proportions telles, que le chirurgien ne doit pas craindre d'y avoir recours. Nous avons employé jadis l'acide phénique en solutions de 25 à 50 ⁰⁰/₀₀. La pulvérisation à l'aide du spray ne doit pas être abandonnée; c'est une précaution de plus pour garantir l'efficacité de l'asepsie, principalement dans un milieu nosocomial, et surtout quand la résection se pratique devant les nombreux élèves d'une clinique; mais nous ne le faisons agir qu'avant l'opération pour désinfecter la salle.

L'intoxication phéniquée est fréquemment observée chez l'enfant, à cause des grandes quantités d'acide phénique indispensables pour désinfecter complètement une plaie très étendue. Aussi y a-t-il lieu de remplacer cet agent par le sublimé, dans la pratique chirurgicale des enfants (1).

L'incision des parties molles se fait suivant la ligne indiquée par Textor et Velpeau. On prend le grand trochanter comme point de repère; l'incision part de 2 centimètres au-dessus de celui-ci, le contourne en suivant son bord postérieur et descend directement en bas, parallèlement au fémur; c'est une courbe à concavité antérieure contournant le bord postérieur du grand trochanter et du fémur. On pratique cette incision à l'aide d'un couteau pointu assez long et directement jusqu'à l'os, on lui donne de 8 à 12 centimètres de longueur et plus; elle permet par sa profondeur d'écarter en masse, au moyen de rétracteurs, les parties molles nettement sectionnées;

(1) Nous employons dans toutes les opérations pratiquées chez les enfants, la solution de sublimé à 1 ⁰⁰/₀₀ (voir p. 111).

de plus, l'adhésion cicatricielle de ces tissus s'opérera avec grande facilité. Cette incision provoque rarement une hémorragie qui nécessite la ligature d'un vaisseau.

Les ouvertures fistuleuses contraignent souvent l'opérateur à choisir une autre incision, par exemple celle de Langenbeck, qui suit une ligne qui va de l'épine iliaque postérieure et supérieure vers le grand trochanter. Du reste, la forme de l'incision a peu d'importance; il suffit que les tissus soient divisés sur une étendue qui permette de se rendre bien compte des désordres articulaires, principalement de ceux qui siègent au niveau du cotyle.

On coupe tous les tendons des muscles qui prennent attache au grand trochanter (moyen et petit fessier, pyramidal, jumeaux pelviens, obturateur interne, carré fémoral), et qui sont souvent dégénérés, atrophiés ou amincis; on sectionne la capsule presque toujours réduite à des brides fibreuses ou à des fongosités celluleuses. Si le ligament inter-articulaire persiste, ce qui ne se présente pour ainsi dire jamais, il faut le diviser en faisant porter le membre dans l'adduction forcée; cette position est conservée et provoque la saillie de l'épiphyse fémorale. L'os est alors scié très facilement *au-dessous* du grand trochanter, après l'avoir isolé des tissus sous-jacents soit à l'aide de la sonde de Blandin, soit, mieux encore, en plaçant sous l'épiphyse une lame de nickel ou d'une autre substance flexible et malléable. La scie à chaînette ou la petite scie de Langenbeck sont employées indifféremment pour cette résection.

Nous réséquons *dans presque tous les cas* le grand trochanter, pour les raisons suivantes :

1° Le grand trochanter est presque toujours malade et il est impossible, dans le cours de l'opération, de vérifier l'état de cette apophyse; on s'expose en la laissant à faire une opération incomplète ;

2° Sa présence empêche de percevoir le fond de la cavité cotyloïde, en rend l'accès très difficile. Cette cavité, qui est située très profondément, sera pour le chirurgien le point principal de son intervention. Les cas de semi-guérisons doivent souvent être attribués à l'énucléation incomplète de certaines parties suspectes du cotyle;

3° On a l'avantage de pouvoir, la plaie étant suturée, placer aisément un drain qui va en ligne droite de l'acetabulum à l'angle inférieur de la plaie;

4° On détache, il est vrai, par cette manœuvre les insertions tendineuses des muscles pelvi-trochantériens, mais l'expérience a prouvé que, dans la suite, par l'intermédiaire d'un tissu fibreux, l'action de ces muscles continuait à s'exercer sur l'extrémité supérieure du fémur;

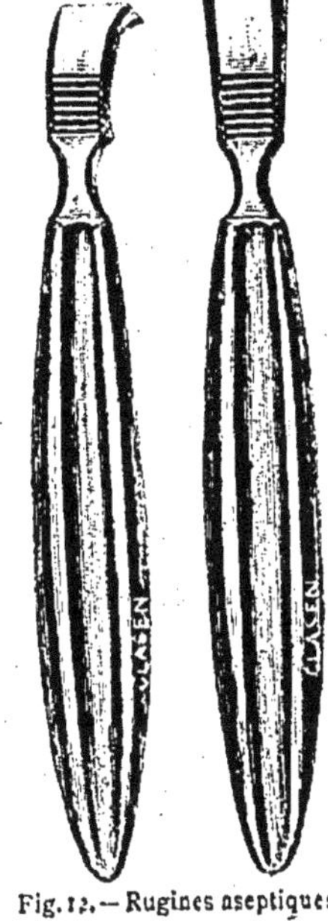

Fig. 12. — Rugines aseptiques.

5° Quant aux craintes qu'on pourrait avoir d'enlever chez un jeune sujet le cartilage de conjugaison, qui ne pourvoirait plus au développement ultérieur du membre, elles ne sont pas fondées, cet accroissement se faisant surtout par le cartilage épiphysaire inférieur (1).

Kœnig (2) s'élève contre cette façon de procéder; il a renoncé, dit-il, à la pratique d'enlever quand même le grand trochanter. Il préconise un modus opératoire qui

(1) Voir plus loin : *Suites de la résection.*
(2) *Loco citato*, p. 128.

consiste à tailler un coin osseux médian, en laissant intactes les insertions musculaires latérales. Ses arguments ne nous paraissent pas convaincants, sa méthode nous semble d'une exécution laborieuse et doit, croyons-nous, fournir un éclairage insuffisant de la cavité cotyloïde. Pour apercevoir cette région par le procédé que nous employons, et qui donne le plus de jour, on fait usage de longs rétracteurs qui pénètrent jusqu'à 5 ou 6 centimètres de profondeur.

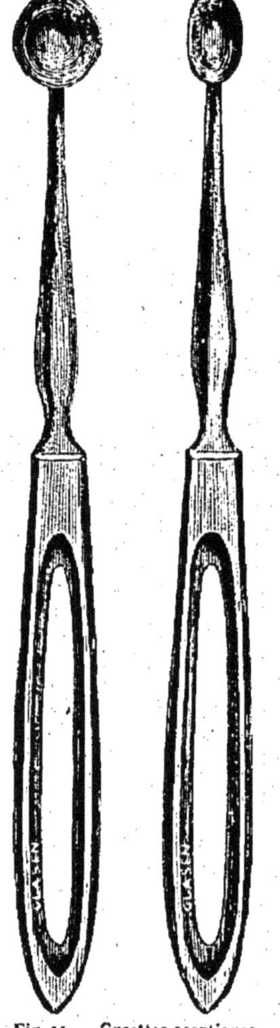

Fig. 13. — Curettes aseptiques.

Au moyen des curettes tranchantes de Volkmann, munies d'un long manche, on enlève toutes les parties malades. Si la cavité est perforée, il faut agrandir l'orifice de communication avec le bassin, de façon à établir une large ouverture circulaire qui permette le drainage de la collection purulente à l'extérieur. Dans ce dernier cas, il y a parfois lieu de pratiquer une contre-ouverture à la paroi abdominale, parallèlement au ligament de Poupart, pour y passer un drain.

Il importe ensuite d'enlever toutes les parties malades situées dans les tissus mous; les fongosités, les débris dégénérés de la synoviale et de la capsule qui sont atteints par le processus tuberculeux. Leur présence serait ultérieurement la cause de la suppuration, de la propagation du processus dans les tissus avoisinants ou même dans des organes plus éloignés.

Comme on l'aura remarqué, nous n'avons pas parlé de l'hémostase; c'est qu'en effet l'hémorragie est capillaire et nécessite rarement la ligature de quelque vaisseau.

Quant au nerf sciatique, il nous semble facile de l'éviter par le scalpel; il est situé en dehors et en arrière du grand trochanter.

C'est maintenant que doit intervenir une désinfection minutieuse du champ opératoire; nous nous servons de sublimé à 1 °°/₀₀₀, puis, suivant la pratique de Kœnig, nous promenons le doigt saupoudré d'iodoforme sur toutes les surfaces saignantes, préalablement séchées.

Kœnig attribue une grande partie de ses succès à l'emploi de l'iodoforme; depuis qu'il fait usage de cet antiseptique, il n'a constaté qu'une fois la tuberculose miliaire généralisée, cette complication si grave, qui autrefois était si fréquente à la suite des traumatismes chirurgicaux chez les tuberculeux.

L'iodoforme est pour beaucoup de chirurgiens l'objet d'une véritable appréhension; ce serait, à leurs yeux, un médicament difficile à manier, capable de provoquer des empoisonnements; le Dr Cutler a rapporté 77 cas d'intoxication par l'iodoforme. Nous avons depuis plusieurs années fait un usage quotidien de cet antiseptique chez l'enfant, pour lequel l'absorption des substances toxiques est plus redoutable et plus rapide que pour l'adulte; nous avons usé sans parcimonie de l'iodoforme pour les pansements de nos opérés, sans jamais constater de phénomènes d'intoxication.

Nous n'employons jamais, il est vrai, l'iodoforme finement pulvérisé, mais le médicament sous forme de paillettes grossières. Ce détail a peut-être son importance, au point de vue de l'absorption de cet agent.

Les sutures se font avec le fil d'argent ou le catgut, au moyen de l'aiguille spéciale que nous avons décrite [1]; un drain partant de la cavité cotyloïde va jusqu'à l'angle inférieur de la plaie.

Comme on le voit, l'opération est simple et ne peut donner lieu à aucune surprise. Il est bon toutefois de prévoir des complications exceptionnelles; la tête du fémur est parfois enchatonnée et ossifiée dans la cavité cotyloïde, sans qu'il soit possible de la déloger par la section des ligaments ou des tissus mous; au moyen de la gouge on pratique alors l'ostéotomie préalable, puis l'extraction de la tête au moyen du ciseau et du maillet.

Le cas est plus embarrassant quand le fémur est envahi dans une grande étendue et qu'il faudrait, pour faire une opération complète, réséquer une portion du fémur telle que, si la guérison survenait, le raccourcissement serait trop considérable pour que le membre conservât encore quelque utilité. Que faire d'autre part si le fémur est malade dans sa totalité, ce qui se serait déjà présenté?

Le Fort met en doute, et avec raison, que l'altération complète de l'os fémoral puisse exister sans donner lieu sur le trajet de celui-ci à des fistules, qui éclaireraient le chirurgien et constitueraient une contre-indication à la résection de la hanche.

Il peut se faire toutefois que dans le cours de l'opération on constate que la lésion du fémur ait plus d'étendue qu'on aurait pu le supposer et que, pour faire une opération complète, la portion d'os à réséquer soit très considérable,

(1) Page 1.

comprenant la moitié ou les deux tiers de la diaphyse. Dans ces cas, heureusement rares, on aura le choix entre la désarticulation de la cuisse(1) et la résection de toute la partie malade, opérations graves l'une comme l'autre.

L'ostéite du pubis et de l'ischion a été observée et a nécessité leur résection partielle (Holmes).

CHAPITRE IV.

PANSEMENTS ET SOINS CONSÉCUTIFS.

Le pansement présente de l'importance dans la résection de la hanche, surtout au point de vue de la rapidité de la guérison.

Le pansement que nous avons employé au début était celui de Lister, tel qu'il l'a décrit(2), avec cette différence que nous préférions la gaze et les bandes préparées au sublimé, à cause : 1° de leur plus grande souplesse ; 2° de leur action non irritante sur la peau ; 3° de la rareté de l'intoxication phéniquée ; en effet, après l'emploi du spray avec l'acide phénique et de lavages avec cet agent, si l'on a soin de l'écarter dans tous les appareils de pansement, on observe plus rarement des phénomènes toxiques.

Comme Lister l'a parfaitement établi(3), l'acide phé-

(1) Barnes et Henry Lee, de Londres, l'ont pratiquée dans un cas semblable (Cf. Good).

(2) Cf. LISTER, *Œuvres traduites par le Dr Borginon*, Brux., 1882. — Voir également NUSSBAUM, *Le pansement antiseptique*, trad. par De la Harpe, Paris, 1880 ; et MAC-CORMAC.

(3) *Loco citato*, p. 284.

nique a une action irritante sur les plaies et met obstacle à leur cicatrisation. Il ne faut donc jamais placer la suture en rapport direct avec des objets de pansement imprégnés de cet antiseptique. Aussi Lister a-t-il inventé le « *protective* » qui, son nom l'indique, garantit la plaie du contact de l'agent irritant.

Le protective ou « *silk* » est de nos jours délaissé, et bien à tort, par beaucoup de chirurgiens, et remplacé par le gutta-percha; ainsi que Lister l'a démontré(1), en s'efforçant de lutter contre cette pratique fâcheuse, le gutta-percha se laisse transpercer par l'acide phénique; il n'empêche pas l'action nocive de cet agent sur la cicatrice; le silk, au contraire, est imperméable; c'est de ce tissu que nous nous servions toujours pour recouvrir la plaie.

Nous avons aujourd'hui complètement abandonné le pansement humide de Lister, pour lui substituer dans toutes nos interventions le pansement sec à l'iodoforme (voir p. 111).

Après l'opération, l'immobilisation assure au patient le bien-être et la tranquillité, après une intervention chirurgicale dont on a à redouter les suites, vu l'importance du traumatisme, même dans les cas les plus simples. L'immobilisation du membre est d'un puissant concours pour la bonne réunion des tissus et atténue les phénomènes réactionnels consécutifs; de plus, elle permet de transporter les opérés sans leur occasionner de souffrances.

Nous avons l'habitude de nous servir d'un appareil immobilisant, que nous fabriquons nous-mêmes : c'est une gouttière assez semblable à celle de Bonnet, mais qui présente sur celle-ci l'avantage d'être très légère,

(1) *Loco citato*, p. 364.

très antiseptique et d'un prix très modique. Elle se compose essentiellement d'une toile métallique (n° 5), que nous coupons à la grandeur du malade, de façon à embrasser toute la partie postérieure du tronc, depuis les aisselles jusqu'au sacrum ; à ce niveau, elle se divise de façon à isoler les membres inférieurs. Une échancrure, pratiquée à la région du siège permet l'évacuation des selles. Cet appareil est soigneusement capitonné avec du crin et recouvert d'une toile en tissu imperméable. Le malade, dont le membre et le tronc sont enveloppés d'ouate, y est placé et maintenu absolument immobile à l'aide de bandes ordinaires.

Nous arrivons ici à une partie importante de notre travail, à celle qui est traitée, à notre avis, avec un peu de dédain par les auteurs. Dans le traitement de la coxalgie par la résection, l'opération même n'est que l'épisode le moins important, car elle est souvent suivie de déboires et de désillusions. Pour la résection de la hanche, plus que pour tout autre opération peut-être, on peut dire que les résultats obtenus par la chirurgie moderne dépendent bien plus des soins minutieux apportés aux traitements des plaies, que de l'habileté plus ou moins grande qu'aura déployée le chirurgien en pratiquant l'opération(1). Il faut s'armer de patience, mettre en action toute sa persévérance, tous ses soins, et ne se relâcher que lorsqu'on est convaincu de la complète guérison du sujet.

Après la résection, il est quelquefois avantageux de renouveler le pansement primitif le lendemain ou le surlendemain, attendu que l'on trouve parfois qu'un abondant suintement sanguin a souillé l'appareil, pendant les

(1) Du Pré, *Chirurgie et pansements antiseptiques*, 1879, Paris, p. 248.

premières vingt-quatre heures écoulées. Dans un cas (obs. 8), une hémorragie assez abondante s'était produite et avait transpercé le bandage; par l'orifice du drain, on voyait sourdre le sang goutte à goutte; cette hémorragie fut arrêtée en exerçant une compression un peu forte, au moyen de quelques tours de bandes.

On a soin, ainsi que Lister le conseille, de ne pas faire d'injections irritantes par l'orifice du drain, pour ne pas désagréger les caillots sanguins en voie d'organisation. On veille également à ne pas projeter de jet trop violent d'eau sublimé sur la jeune cicatrice; nous avons coutume de la recouvrir d'une mince couche d'iodoforme; ses paillettes adhèrent légèrement à l'exsudat cicatriciel, le protègent et entretiennent la plaie dans une atmosphère antiseptique.

Les points de suture sont enlevés en moyenne le dixième jour, à une époque où on ne redoute plus l'éclatement de la plaie. Vers le douzième ou quinzième jour, on commence à faire des tractions sur le membre; elles sont effectuées au début à l'aide d'un poids d'une livre, que l'on augmente progressivement jusqu'à quatre livres.

On doit se mettre en garde, pendant la période où l'on pratique la traction du membre, contre un accident très fréquent qui compromet la rapidité de la guérison; nous voulons parler de l'escarre du talon ou de la cheville. Nous avons vu des escarres se prolonger indéfiniment, en dépit de tous nos pansements, et leur cicatrisation n'être pas encore obtenue, alors que la plaie de la résection était depuis longtemps fermée. Pour obvier à l'ulcération du talon, il faut le maintenir à l'abri du contact de la gouttière, en intercalant sous le pied un petit coussin assez épais; cette complication ne se produit plus chez nos opérés depuis que nous faisons usage, non plus d'un étrier, mais d'une guêtre. Nous entourons la jambe d'une bande de flanelle qui remonte jusqu'au genou; nous plaçons au-dessus une petite guêtre lacée par devant et munie sur les côtés de deux courroies latérales qui servent à opérer l'extension. La guêtre présente cet avantage d'être enlevée et remise très rapidement, dans le cas où l'on veut terminer la cure par l'emploi des bains d'eaux-mères de Kreutznach, qui nous ont fourni des résultats avantageux, quand il reste encore quelques fistulettes lentes à se tarir, mais qui ne nécessitent pas une nouvelle intervention chirurgicale. Ces bains favorisent la résolution des ganglions inguinaux, qui restent parfois engorgés longtemps après l'opération.

Pour éviter l'escarre du sacrum, nous recommandons toujours que le capitonnage soit très épais à cette région, et dès que nous constatons une rougeur quelque peu suspecte de la peau, nous prévenons souvent le développement de l'ulcère en appliquant aussitôt, *loco dolenti*, un morceau de feutre emplastique (corn-plaster).

Il est indispensable de prendre, matin et soir, la température des réséqués, au moins pendant la première quinzaine. Le tracé thermique fournit des renseignements d'une grande valeur sur l'état de la plaie; une élévation de plus d'un degré au-dessus de la température normale indique une complication, la formation du pus, et formule l'indication de renouveler le pansement. Les tracés que nous ont fournis nos opérés, démontrent que l'élévation est la plupart du temps minime et même ne se manifeste pas, quand la cicatrice est dans un état parfait d'asepsie. Chez un de nos opérés (obs. VII), les oscillations thermiques ont présenté la régularité du tracé suivant :

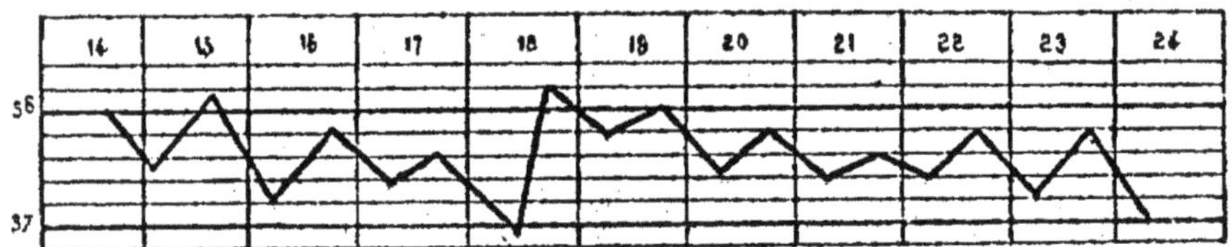

Un fait déjà signalé et attribué à l'action de l'acide phénique sur l'économie, l'abaissement de la température au-dessous de la normale le soir de l'opération, a été observé dans presque tous nos cas chez lesquels nous avons fait usage de cet agent. Ce phénomène n'est que passager; il se dissipe le lendemain et ne présente aucune gravité.

Les analyses de l'urine des opérés, au point de vue de la quantité de chlorures, dont la valeur clinique a été si brillamment mise en lumière par M. le professeur Rommelaere, ne semblent malheureusement pas applicables chez les enfants; la récolte journalière des urines ne peut guère être faite avec exactitude chez des opérés, qui ne peuvent comprendre l'utilité de cette pratique pour leur guérison; nous doutons même qu'on parvienne jamais à astreindre des enfants, au-dessous de l'âge de 10 ans, à retenir leurs urines pendant la défécation.

Parmi les complications qui peuvent retarder la guérison, citons en première ligne les fusées purulentes et les abcès. La formation du pus est accompagnée de douleurs intenses; le meilleur moyen préventif de la suppuration consiste en l'observance stricte de l'antisepsie continuée jusqu'à complète guérison. Quand des abcès se produisent, nous les ouvrons immédiatement et nous en pratiquons le drainage; si les fusées purulentes tardent à se tarir, malgré les contre-ouvertures, nous faisons avec succès des injections de chlorure de zinc à 8 %. Nous avons observé un coxalgique (obs. I), chez lequel un abcès s'est formé au niveau de la paroi abdominale, immédiatement au-dessus du ligament de Poupart; il émanait, comme c'est généralement le cas, de la face pelvienne du cotyle; il fut ouvert dans le voisinage de l'épine iliaque antérieure et supérieure et une contre-ouverture fut pratiquée en arrière de la tubérosité ischiatique; ce trajet fut drainé et la suppuration cessa quelque temps après. Chez un autre patient (obs. II), un abcès ossifluent se déclara à la région fémorale externe; il provenait de l'extrémité du fémur, au niveau de la section; celle-ci avait dû être pratiquée très bas et cependant on n'avait pu enlever complètement les parties altérées de l'os qui s'éliminèrent insensiblement; la suppuration néanmoins finit par se tarir. Les ganglions inguinaux subissant la transformation caséeuse peuvent, en se ramollissant, donner lieu à des abcès, qui guérissent quand ils sont convenablement traités.

Il faut user de prudence avant de permettre à l'opéré de se lever ou de se livrer à la marche; pour ne pas nous exposer à de nouveaux mécomptes, nous continuons l'immobilisation et la traction, jusqu'au moment où toutes les fistules sont fermées. Le temps nécessaire pour atteindre ce résultat varie suivant les sujets; il peut, dans des cas exceptionnellement favorables, n'être que de trois à quatre semaines; il se prolonge généralement pendant plusieurs mois.

Nous commençons avec défiance à retirer l'enfant de la gouttière, tout en continuant la traction sur le membre;

insensiblement nous lui permettons de se lever, de demeurer assis dans un fauteuil, puis de s'essayer à faire quelques pas avec des béquilles; nous continuons néanmoins la traction pendant la nuit avec un poids de 2 kilos; enfin l'opéré finit par ne plus s'appuyer que sur une canne, en portant du côté reséqué une bottine orthopédique, à talon élevé. Nous avons, dans deux cas, obtenu que l'enfant marchât de cette façon sept semaines environ après l'opération (obs. III et V).

Toutefois, nous ne perdons pas de vue nos sujets pendant les premiers mois qui suivent la guérison; car sous l'influence d'une chute, d'un traumatisme quelconque, il survient souvent de la douleur, de la gêne dans la marche, qui font aussitôt appréhender une récidive; dans ces cas, nous condamnons derechef l'enfant à une complète immobilité et les phénomènes douloureux se dissipent.

Comme on le voit, les soins consécutifs ont une importance telle, qu'*au point de vue du succès*, ils l'emportent *de beaucoup* sur l'exécution plus ou moins brillante de l'opération. Il nous a paru utile de signaler les principales circonstances qui peuvent venir enrayer la guérison; à notre avis, s'il faut se prémunir contre le découragement en présence des complications, même les plus redoutables, il importe également de ne pas se laisser aller à une sécurité trop grande.

Le mode actuel de pansement après l'opération, diffère singulièrement de celui usité naguère; nous lisons dans le remarquable mémoire de Le Fort (1) les lignes suivantes : « Le pansement doit être aussi simple que possible. Quelques compresses imbibées d'eau simple, recouvertes d'un peu de taffetas gommé et quelques

(1) *Loco citato*, p. 530.

bandes de dyachylon retenant le tout, tel est le moyen le plus ordinairement employé dans les premiers jours. On le remplace en général, lorsque la suppuration a été établie, par des fomentations émollientes ou des cataplasmes. Plus tard, quelques compresses de charpie anglaise mouillées d'eau froide, ou des compresses trempées dans une solution légèrement astringente, s'il est nécessaire d'exciter la cicatrisation, suffiront jusqu'à la guérison. » On voit par ces lignes, combien les aspirations des chirurgiens de cette époque présentent de contraste avec celles des praticiens, qui actuellement professent les idées de Lister. Tous nos efforts tendent aujourd'hui à éviter la suppuration, qui naguère était recherchée comme bienfaisante et indispensable à la cicatrisation.

CHAPITRE V.

DES SUITES DE LA RÉSECTION.

L'opération est pratiquée parfois *in extremis;* c'est une dernière tentative du chirurgien en présence d'un malade épuisé par une longue suppuration et, dans cette circonstance, on a souvent affaire à des altérations tuberculeuses siégeant profondément, avec ostéite du bassin; s'il existe de semblabes complications, on ne peut espérer une rapide guérison; quoi qu'on fasse, il arrive que l'opération est incomplète, que l'on est forcé de laisser des parties malades, impossibles à atteindre sans danger; leur élimination se fait dans la suite, mais avec une excessive lenteur, et pendant longtemps une ou plusiers fistules persistent dans le trajet de la cicatrice ou dans son voisinage. La guérison définitive exige dans ces cas plusieurs mois de traitement, et n'a lieu même qu'après une année de soins journaliers et minutieux.

Parfois, la guérison s'obtient non pas précisément par première intention, mais sans que le trajet du drain fournisse autre chose qu'une minime quantité de sérosité; quand la suppuration survient, elle est toujours moins abondante qu'avant l'opération et le malade, débarrassé des foyers tuberculeux qui minaient sa constitution, présente bientôt un état général plus satisfaisant qu'avant l'intervention chirurgicale.

Des fistules peuvent persister, résultant de la fonte caséeuse et purulente des tissus mous périarticulaires, qui n'ont pas été suffisamment énucléés; parfois des portions osseuses dégénérées, envahies par l'ostéite, ont échappé à l'action des grattoirs et de la rugine et entretiennent la suppuration, ou bien des glandes lymphatiques infiltrées, puis suppurées, peuvent aussi alimenter des trajets fistuleux. Lorsque des fistules s'éternisent de la sorte nous renonçons, après un mois environ, aux précautions antiseptiques minutieuses qui ont été prises immédiatement après la résection; nous pratiquons des injections au chlorure de zinc à 8 °/₀, nous cautérisons les bougeons fongueux qui entourent les pertuis fistuleux avec le nitrate d'argent, ou nous y introduisons et y laissons à demeure des crayons d'iodoforme; les bains de siège d'eaux-mères de Kreutznach nous ont paru dans ces cas contribuer au tarissement du pus et, malgré la persistance d'une ou plusieurs fistules, nous nous sommes bien trouvés de laisser marcher les malades avec des béquilles et de leur faire passer, quand la saison le permet, la journée au grand air.

Chez le malade qui fait l'objet de notre première observation, une carie du bassin avait nécessité un drainage prolongé après la résection; nous eûmes recours aux injections de chlorure de zinc; les trajets fistuleux persistèrent pendant quatre mois et cependant l'enfant finit par guérir.

La coxalgie abandonnée à l'expectation, combattue par les anciens modes de traitement, aboutit parfois à l'ankylose de l'articulation; Crocq [1], dans son traité si fréquemment cité à l'étranger et qui constitue l'ouvrage le plus complet que nous possédions sur les tumeurs blanches, résume le traitement de ces affections en deux mots : immobilité et compression : mais son traité date de 33 ans, et depuis, si l'on a conservé ces deux indications principales pour le traitement de la plupart des tumeurs blanches, on a adopté dans presque tous les pays, pour combattre la coxalgie, l'immobilité jointe à l'*extension continue*. L'ankylose, que l'on recherchait jadis comme terminaison d'un mal si rebelle, n'est plus de nos jours un idéal que l'on désire atteindre dans le traitement de la coxalgie, car l'ankylose ne permet qu'une marche imparfaite et difficile [2]. Nous possédons aujourd'hui des moyens pour réduire à un minimum très restreint le nombre des cas présentant cette terminaison; c'est d'abord l'extension continue, dont les avantages ne sont plus à démontrer, et comme dernière ressource la résection. Boeckel, au Congrès de chirurgie de Paris, rappor-

(1) J. Crocq, *Traité des tumeurs blanches des articulations*, Bruxelles, 1853.

(2) « D'après les données de la statistique, les malades se servent moins bien de leur membre, dans les cas où l'ankylose osseuse s'est produite. » Holmes, trad. par G. Larcher; Paris, 1870, p. 718.

tait que sur vingt-trois guérisons après la résection, il ne s'était produit une ankylose que chez huit de ses malades, et Leisrink n'avait trouvé l'ankylose que deux fois sur soixante-six cas(1). L'opération n'ayant pas encore été souvent pratiquée dans notre pays, on pourrait croire que l'ankylose fût le but à poursuivre et le résultat le plus fréquent de la résection ; on doit se proposer de reconstituer une articulation se rapprochant autant que possible de l'articulation normale, et l'extension continue, appliquée longtemps après l'opération, est le facteur principal qui empêche les positions vicieuses du membre, en éloignant les surfaces malades, et prévenant l'ankylose. Des expériences qui datent de 1786, pratiquées sur des animaux, ont prouvé qu'après l'enlèvement de la tête fémorale, il se forme rapidement une pseudarthrose ; ces expériences dues à Vermandois, à Köeler, à Wachter et à Chaussier, auraient dû enhardir les chirurgiens à pratiquer chez l'homme la résection de la hanche ; ce n'est cependant que vers 1856 que cette opération commença à se répandre dans la pratique chirurgiale. Ollier, de nos jours, a répété ces expériences et prouvé que si l'on enlève du fémur non seulement la tête, mais aussi le col et le grand trochanter, il se fait par la capsule un ligament fibreux qui joue le rôle de col ligamenteux(2). Ces résultats obtenus chez les animaux ont été retrouvés chez l'homme, dans les cas où la mort est survenue après guérison par la résection de l'affection articulaire, et sur des pièces recueillies dans ces rares circonstances, on a observé que les muscles avaient repris leurs insertions sur la partie supérieure du fémur dont l'extrémité s'était arrondie,

(1) LANNELONGUE, *Coxotuberculose*, Paris, 1886, p. 186.
(2) *Loco citato*, p. 186.

que les surfaces osseuses se présentaient recouvertes d'un cartilage imparfait, qu'il s'était formé une nouvelle capsule complète, tapissée à sa surface interne d'une sorte de membrane synoviale. Dans une figure empruntée par Holmes à l'ouvrage de R. Good(1), on voit même un cordon fibreux résistant, fixé au sommet de l'extrémité fémorale et se bifurquant pour s'insérer sur deux points de la cavité cotyloïde, jouant le rôle de ligament rond; il se forme en un mot une nouvelle articulation d'une perfection plus ou moins grande, suivant les cas.

Du côté réséqué, les mouvements tant volontaires que provoqués ne sont jamais aussi étendus que ceux qui s'accomplissent dans une articulation normale; ils sont suffisants pour permettre aux malades de marcher, de jouir de la vie commune, alors qu'ils étaient depuis longtemps réduits à l'immobilité avec un membre atrophié, contracturé, souvent criblé de fistules ou d'escarres. Chez l'opéré que nous avons présenté à la Société des sciences médicales(2) et à la Société anatomo-pathologique(3), on a pu juger de l'amplitude des mouvements de la cuisse réséquée; l'adduction, l'abduction et la rotation s'opèrent sans difficulté; la flexion sur le bassin seule est très limitée; la marche est possible sans soutien.

Chez les enfants, l'éventualité d'obtenir un membre ballant, suspendu au tronc comme un fléau, n'est pas de nature à détourner le praticien d'entreprendre la résection de la hanche; on ne craindrait ce résultat que si la lésion était étendue au point qu'elle nécessitât une perte très

(1) R. Good, *De la résection de l'articulation coxo-fémorale pour carie*, Paris, 1869, p. 91.

(2) Séance du 6 septembre 1886.

(3) Séance du 14 novembre 1886.

considérable du fémur. « A la suite d'une coxalgie, dit Boeckel[1], quel que soit le traitement, un certain raccourcissement est inévitable; il varie depuis 2 à 3 centimètres jusqu'à 16 et 20. » A la période à laquelle on pratique l'opération, le membre est déjà raccourci par suite de son arrêt de développement, de la disparition de la tête du fémur ainsi que par le fait de l'élévation du bassin du côté malade; en enlevant par la résection 4 ou 5 centimètres, on pourrait craindre d'obtenir un membre d'un raccourcissement tel qu'il ne fût plus d'aucune utilité pour le patient. Au risque d'émettre une opinion paradoxale, nous affirmons que, loin d'amener un raccourcissement, une résection bien conduite a pour objet de produire un allongement du membre malade; l'opération fait disparaître les contractures musculaires qui produisent l'adduction et la flexion de la cuisse sur le bassin, et par l'extension continue et prolongée, on obvie à l'inclinaison du bassin.

Nous émettons cette opinion en nous appuyant sur les résultats que nous avons obtenus à l'hôpital Saint-Pierre chez nos opérés, résultats que l'on trouvera résumés dans le tableau ci-après :

Nos d'ordre.	Date.	Age.	Raccourcissement avant la résection.	Raccourcissement après l'opération (*).
1	4 mars 1886	4	0,10	0,025
2	23 » »	6	0,07	0,01
3	6 mai »	7	0,10	0,04
4	20 » »	11	0,07	0,06
5	2 août »	6	0,06	0,06
6	28 » »	4	0,07	0,05
7	14 octobre 1886	6	0,08	0,02
			Moyenne obtenue	0,038

(*) A la date du 1er janvier 1887.

(1) *Congrès chirurg. français*, 1886.

Dans la statistique fournie par Good, le raccourcissement est noté pour 35 cas; la moyenne est de 1 1/2 pouce (4 centimètres), le minimum observé est d'un 1/2 pouce (1 1/2 centimètre), le maximum de 4 pouces (11 centimètres). On le voit, le résultat est en général avantageux, et il est facile de pallier l'inégalité des deux membres par l'emploi d'une bottine orthopédique à talon élevé, faite comme l'indique de Saint-Germain (1).

Nos opérations sont de date récente; nous ne pouvons pas affirmer par notre propre expérience que l'allongement obtenu se maintienne par la suite, à cause de la disparition du cartilage de conjugaison supérieur; toutefois Holmes, Boeckel, Koenig, Lannelongue ont consigné dans leurs travaux l'état satisfaisant de leurs réséqués, plusieurs années après l'opération; de plus, les recherches des physiologistes (2) ont démontré que le cartilage épiphysaire supérieur ne joue qu'un rôle secondaire dans l'allongement du fémur; il serait destiné au développement du col, et le cartilage épiphysaire inférieur pourvoirait presque exclusivement à l'accroissement de l'os en longueur; c'est pourquoi la résection du genou, chez l'enfant, laisse souvent un membre atrophié, sans grande utilité pour la marche.

Le raccourcissement est en rapport avec l'ancienneté, la gravité de la lésion articulaire, la portion plus ou moins considérable que l'on a réséquée du fémur, et

(1) « Ces talons, dit-il, sont loin d'être aussi apparents qu'on le croirait. L'ouvrier peut tricher et obtenir une différence de 4 centimètres, par exemple, en élevant de 2 centimètres le talon du côté lésé et en abaissant celui du côté sain de 2 centimètres. Il peut aussi introduire dans la chaussure un plan incliné en liège qui rehausse le talon du membre affecté de 2 centimètres. (*Chir. orthopéd.*, p. 533.)

(2) HALES, DUHAMEL, FLOURENS, TOYNBEE, HUMPHRY, etc., in GOOD, p. 92.

pour obtenir un résultat favorable, il faut insister sur la traction dans les soins consécutifs; elle doit même être continuée pendant la nuit, alors que les enfants peuvent marcher et quand le mouvement est rendu au membre par les bénéfices de l'opération, le système musculaire et osseux de la cuisse et de la jambe prennent plus de développement.

Nous avons observé, surtout chez le sujet de notre quatrième observation, l'extrême atrophie des téguments du membre lésé chez les coxalgiques arrivés à la troisième période; leur peau se parchemine, s'écaille, se couvre d'une poussière fine et blanchâtre constituée par des débris de lamelles épidermiques. Ce phénomène consiste en un trouble trophique et il disparaît quand l'enfant commence à marcher et à reprendre de l'embonpoint.

La disparition des foyers infectieux amène une modification favorable dans l'état général du sujet; des affections secondaires de nature tuberculeuse et qui préexistaient à l'opération, s'amendent considérablement. Par contre, il peut arriver exceptionnellement que l'on voie se développer, après la résection de la hanche, une tuberculose méningée, pulmonaire, intestinale ou même une granulie généralisée; mais de pareilles complications surviennent également chez des coxalgiques auxquels on n'a pratiqué aucune opération et des statistiques comparatives font défaut sur ce point.

Chez trois réséqués qui présentaient une albuminurie intense, Boeckel a vu ce symptôme disparaître complètement dans la suite.

Pour en finir avec les suites de cette résection, nous dirons que le plus grand avantage des opérés, c'est de pouvoir se livrer à la marche; celle-ci s'effectue mieux à à l'aide d'une bottine à talon élevé; pour récupérer l'usage de leurs membres, les patients commencent par marcher avec des béquilles, puis ils ne se soutiennent plus que sur une canne; il en est qui finissent par ne plus avoir besoin d'aucun appui (obs. I, III, V). La boiterie est peu accusée dans les cas favorables où l'on a un raccourcissement de 4 centimètres environ, alors que la pseudarthrose est très mobile; on a vu des réséqués faire sans fatigue des marches de plusieurs lieues.

CHAPITRE VI.

DANGERS DE L'OPÉRATION.

Les statistiques démontrent que les dangers de l'opération ont notablemement diminué depuis l'avènement de la méthode antiseptique.

Le Fort, en 1861, fournit les résultats de 72 cas : 42 guérisons, 29 morts, 1 récidive; soit 41 °/₀ de décès. Boeckel publie, en 1885, 32 cas d'opérations : 24 guérisons, 8 morts; soit 25 °/₀ de décès. Sur nos 8 opérés nous comptons 7 guérisons ou améliorations, 1 mort; soit 13 °/₀ de décès. Ce dernier chiffre doit être considéré comme une moyenne pour l'opérateur qui bénéficiera des avantages de l'antisepsie.

Parmi les dangers immédiats, on peut rencontrer la syncope se produisant sous la narcose chloroformique; elle pourrait survenir chez un sujet très affaibli; notre septième opéré faillit y succomber. Walton (1) a observé un cas de mort par hémorragie foudroyante, le jour

(1) *The Lancet*, 1852, t. II, p. 144, in Le Fort.

même de la résection. Un vaste abcès avait été ouvert antérieurement et l'autopsie révéla l'existence d'une ulcération de la veine fémorale. Ces complications doivent être très exceptionnelles; il n'en est pas de même de l'infection septique et de la tuberculose généralisée, qui sont plus tardives et sont plus fréquemment suivies de la mort du patient.

L'infection septique est trop connue pour que nous en donnions ici la description; notre huitième opéré a succombé à cette redoutable complication. Peut-être devons-nous, dans ce cas, nous reprocher une désinfection trop peu énergique du foyer purulent, un drainage insuffisant; nous le confessons loyalement pour que d'autres opérateurs profitent de notre erreur.

L'éclosion de la tuberculose miliaire ne présente pas de symptômes univoques; la répartition des granulations tuberculeuses dans les méninges, les poumons, le péritoine, les reins, les ganglions lymphatiques, se fait d'une façon inégale; il en résulte que les troubles fonctionnels peuvent varier suivant les différents cas qui se présentent, avec cette réserve toutefois que ce sont le plus souvent les accidents cérébraux qui ouvrent la marche et prédominent dans le cours de la maladie. Kœnig cite cinq observations dans lesquelles elle a éclaté plus ou moins longtemps après l'opération; une fois, elle a suivi la résection du genou, et quatre fois, celle de la hanche. Dans le premier cas, après dix jours surviennent les premiers symptômes de tuberculose miliaire, caractérisés par de la somnolence, de la paralysie faciale, de la perte de connaissance, un amaigrissement rapide; dans le second cas, le 14e jour, surviennent de la céphalalgie, des vomissements, de la parésie faciale; dans le troisième, au bout d'un mois, apparaissent les symptômes d'une méningite tuberculeuse; dans le quatrième, surviennent, comme premiers symptômes, des douleurs thoraciques et abdominales acompagnées de vomissements incoercibles, c'est la tuberculose abdominale qui prédomine; dans le cinquième, éclatent après six mois les symptômes d'une tuberculose méningée. Les résections d'autres articulations sont moins souvent suivies de semblables accidents; l'articulation coxo-fémorale avoisine des organes très délicats tels que l'intestin, le péritoine, un grand nombre de glandes et de vaisseaux lymphatiques, et ces derniers sont propres à charrier l'élément baccillaire dans tout l'organisme; l'affection était primitivement locale, elle devient générale. Il n'existe malheureusement pas de caractères distinctifs sérieux qui puissent, avant l'opération, faire prévoir cette complication de tuberculose généralisée. Des cas tout à fait désespérés dans lesquels on rencontre la perforation du cotyle, chez des sujets profondément cachectiques, en proie à une suppuration abondante et putride, se termineront favorablement, tandis que l'on verra survenir la tuberculose miliaire chez des sujets dont l'affection paraissait limitée, dont l'état général semblait satisfaisant.

En ce qui concerne le traitement de cette terrible complication, nous ne croyons pas qu'il existe aucun agent capable d'aller détruire les bacilles, une fois qu'ils ont pénétré dans la circulation générale, qu'ils ont envahi toute l'économie. La seule indication rationnelle consiste à modifier l'état de la plaie, les trajets fistuleux par des antiseptiques de nature à tarir tout au moins la source infectieuse du mal.

Dans les cas où les altérations sont très étendues, où

des parties osseuses du bassin, profondément altéré, n'ont pu être éliminées par l'intervention chirurgicale, on voit survenir la mort par le marasme qu'amène la suppuration profuse et par suite de la dégénérescence amyloïde du foie, de la rate et des reins.

CHAPITRE VII.

OBSERVATIONS.

Observation I. — François B... [1], âgé de quatre ans, entré le 25 février 1886, était atteint de coxalgie à droite. La cuisse était fléchie presque à angle droit sur le bassin; la luxation spontanée du fémur s'était produite en arrière, vers la fosse iliaque externe, où l'on constatait la présence de la tête articulaire, et à son niveau, il existait un trajet fistuleux par lequel un stylet pénétrait jusqu'à l'os; une seconde fistule s'ouvrait plus bas vers l'extrémité supérieure de la diaphyse fémorale; la fesse était augmentée de volume; les muscles de la cuisse et de la jambe du côté malade étaient atrophiés. L'opération fut pratiquée le 4 mars, avec l'aide de MM. les docteurs Dubois et Du Pré; après avoir enlevé la tête et le grand trochanter avec la scie de Langenbeck, nous avons soigneusement gratté les fongosités qui tapissaient l'acétabulum, puis excisé tous les tissus péri-articulaires qui avaient subi la transformation lardacée; toutes les

(1) *Bullet. Soc. médic. et naturelles de Bruxelles*, 1886, cahier d'août, p. 383, et *Presse médicale*, compte rendu des séances de la Société anatomo-pathologique; nos 13 et 16, 1886.

surfaces saignantes furent frottées avec notre index enduit d'iodoforme grossièrement pulvérisé; les bords de la plaie furent suturés profondément avec du fil d'argent d'un fort calibre; un drain qui plongeait dans la cavité cotyloïde fut fixé à la partie la plus déclive de la plaie et coupé à fleur de peau.

1er juin. L'enfant a repris de l'embonpoint; le membre opéré est dans la rectitude; la plaie est presque complètement cicatrisée; nous faisons des pansements rares qui n'éveillent plus chez le patient aucune douleur; il ne reste plus qu'une seule fistule, située sous le pli de l'aine et par laquelle nous pratiquons des injections modificatrices au chlorure de zinc [8 %].

1er janvier 1887. Toutes les fistules sont taries. L'enfant marche sans aucun soutien; raccourcissement, 2 1/2 centimètres. État général excellent. Il sort de l'hôpital.

Observation II. — Eugène H...., 8 ans, opéré le 1er avril 1886. Il était atteint du côté droit d'une coxalgie qui avait débuté cinq ans auparavant; la luxation spontanée s'était produite, on sentait le grand trochanter en arrière et en haut, dans la fosse iliaque externe; le pus était fourni en abondance par cinq trajets fistuleux et la cuisse demeurait inclinée sur le bassin, par suite de la contracture permanente des muscles fléchisseurs; dans cette position vicieuse, le membre résistait à tout mouvement qu'on eût voulu lui imprimer. Le malade, très affaibli, très maigre, en proie à la fièvre hectique, demeurait constamment couché sur le côté sain et pelotonné sur lui-même. Après avoir constaté que la tête fémorale et le col avaient disparu, emportés par la suppuration, nous avons scié le grand trochanter; il offrait, à sa face interne, une surface rugueuse et déchiquetée qui correspondait au col du fémur; on rencontrait au fond du cotyle une large perforation qui conduisait dans une poche profonde, formée aux dépens du tissu cellulaire du petit bassin. Le pourtour de l'acétabulum fut ruginé avec soin.

1er juin. L'enfant en voie de guérison peut s'appuyer sur la pointe du pied du côté malade et s'habituer à marcher avec des béquilles.

1er janvier 1887. État général satisfaisant; deux fistules persistent encore, l'une au centre de la plaie, l'autre à la face interne de la cuisse; raccourcissement, 1 centimètre, semi-ankylose.

Observation III. — Victor F...., 7 ans, souffrait d'une ancienne coxalgie suppurée du côté gauche, avec flexion du membre sur le bassin, rotation en dedans et contracture musculaire; à la palpation, on sentait une tumeur en arrière d'une ligne descendant directement de l'épine antérieure et supérieure vers la tubérosité ischiatique; cette tumeur se déplaçait dans les mouvements de rotation imprimés à la cuisse; un vaste ulcère à bords décollés, de la grandeur d'une pièce de 5 francs, recouvrait la région trochantérienne; cet ulcère s'était produit autour d'une fistule qui communiquait avec l'articulation; d'un aspect blafard, il donnait issue à un pus grumeleux, très abondant, mélangé à des fragments nécrosés de tissu conjonctif. L'opération fut pratiquée le 6 mai, à la clinique de rentrée; MM. Henriette et Tirifahy étaient présents et nous aidèrent de leurs conseils. La tête du fémur érodée, et dont la moitié avait été emportée par la suppuration, n'était plus en rapport avec le cotyle et était reportée en haut et en arrière; le ligament inter-articulaire avait disparu; il ne restait plus que quelques fragments épaissis de la capsule fibreuse; la cavité cotyloïde fut débarrassée de ses fongosités à l'aide de la cuiller; elle présentait, dans un point de sa paroi, des aspérités osseuses, dépourvus de périoste qui furent enlevées avec la rugine.

1er janvier 1887. Guérison radicale, sans fistules; raccourcissement, 0,04; marche sans aucun soutien; tous les mouvements sont conservés, pas d'ankylose.

Observation IV. — Louise P...., âgée de onze ans, atteinte d'une coxalgie du côté gauche; de nombreux bandages compressifs, immobilisants et extensifs lui avaient été appliqués, sans apporter d'amélioration dans son état. Le 19 avril, nous devons lui pratiquer l'incision antiseptique d'un vaste abcès péri-articulaire siégeant à la région supérieure et externe de la cuisse; nous pouvons explorer du doigt l'articulation et constater que la capsule est largement perforée dans sa partie postérieure. Les douleurs de la patiente s'exaspèrent à chaque pansement, lui arrachent des cris déchirants; la fièvre hectique, l'abondance de la suppuration menacent ses jours à courte échéance.

La résection est pratiquée le 20 mai; comme dans le cas précédent, la tête du fémur est réduite à peu près à la moitié de son volume normal; les parois du cotyle, transformées en séquestres mobiles, sont aisément enlevées avec des pinces; par l'orifice créé au travers de l'acétabulum, le pus avait envahi le petit bassin et par une pression exercée sur le bas-ventre, on expulse ce liquide qui s'échappe abondamment au travers des lèvres de la plaie.

Les péripéties qui suivirent l'opération furent telles que plus d'une fois nous faillîmes perdre la malade; à un moment donné, elle présentait quatre escarres, celle du sacrum mesurant 6 centimètres de diamètre; néanmoins elles finirent par se cicatriser, grâce à des pansements au baume du Pérou et en les protégeant contre les effets de la compression avec des rondelles de *corn plaster*.

L'opérée commença à se lever et à marcher avec des béquilles à partir du 20 août; trois mois après la résection, elle partit pour l'établissement maritime de Middelkerke, le 1er novembre; à cette époque, il persistait encore deux fistules vers la région externe et supérieure de la cuisse; le raccourcissement était de 6 centimètres; il y avait une tendance à l'ankylose; l'enfant marchait avec des béquilles.

Observation V (1). — Alfred J...., six ans; il est atteint de coxalgie depuis trois ans; des fistules se sont formées depuis deux ans; avant l'apparition de celles-ci, plusieurs bandages avaient été appliqués; il y a un an environ qu'il ne peut plus marcher sans béquilles, mais la plupart du temps, il préfère se traîner par terre en progressant à l'aide des mains.

Il est pâle, émacié et présente à droite une carie de l'apophyse malaire, un spina ventosa de l'index et une carie du tibia, vers sa partie moyenne.

Le membre gauche est amaigri, la cuisse est fléchie sur le bassin; on ne parvient pas à allonger le membre, malgré les plus grands efforts; toute tentative de redressement provoque chez le patient de violentes douleurs;

(1) *Journal des sciences médic.;* compte-rendu de la séance du 6 sept. 1886, cahier d'octobre, p. 490.

la cuisse est dans l'adduction et la rotation en dedans; sa face externe est devenue antérieure et sa face antérieure est dirigée en dedans. La région de la fesse est tuméfiée, dure, non fluctuante; le grand trochanter est porté en arrière; deux fistules, l'une au-dessous de l'épiphyse, l'autre au-dessous et en dedans, fournissent modérément de pus.

L'opération est pratiquée le 2 août 1886, avec l'aide de MM. les docteurs Dubois et Ponchon. Le grand trochanter est augmenté de volume et en partie carié; la tête et le col ne sont plus représentés que par de petits séquestres mobiles, répandus dans les tissus mous, avoisinant l'articulation. Le grand trochanter donnait attache à une grande quantité de tissus fongeux adhérents d'autre part à divers points du bassin. La cavité cotyloïde était comblée de tissus fibreux de nouvelle formation; le grand trochanter, qui fut scié dans une longueur de 4 centimètres, allait buter en arrière du cotyle sur une surface osseuse qu'il avait déprimée et qui présentait des fongosités.

Le membre fut redressé et le malade fut assujéti dans sa gouttière; la guérison eut lieu après quatre pansements; la plaie était cicatrisée quinze jours après l'opération; elle a toujours présenté les caractères de l'asepsie.

A partir du 6 septembre, l'opéré marchait avec des béquilles, le pied du côté malade muni d'un haut talon.

Le 1er janvier 1887, l'enfant marche sans soutien; le raccourcissement est de 6 centimètres; les mouvements de la cuisse sur le bassin, plus limités que normalement, s'accomplissent dans toutes les directions.

Observation VI (1). — Clémence B..., 4 ans, était atteinte d'une coxalgie du côté gauche, qui se manifestait principalement par une contraction permanente des muscles fléchisseurs de la cuisse sur le bassin; à plusieurs reprises, sous la narcose, nous étions parvenus à redresser le membre; mais les bandages n'étaient pas supportés par la patiente, à tel point qu'on avait été forcé de délaisser l'emploi de tout appareil de déligation et d'abandonner le membre souffrant à lui-même. Au mois d'août, la cuisse demeurait fléchie étroitement sur l'abdomen; il s'était développé au niveau du pli de l'aine un intertrigo d'une extrême fétidité, par suite de l'accolement des surfaces cutanées. On ne pouvait toucher au membre malade sans arracher des cris déchirants à l'enfant, qui maigrissait de jour en jour par suite des souffrances qu'elle endurait, principalement pendant la nuit, du côté de l'articulation lésée; la région trochantérienne présentait de l'empâtement, mais nous n'y percevions pas de fluctuation. Nous inspirant des idées de Kœnig, nous nous crûmes autorisés, bien qu'il ne se fût pas encore déclaré chez cette coxalgique de fistules ni d'abcès péri-articulaires, à pratiquer la résection; nous avions sollicité au préalable, sur ce point, l'opinion de notre collègue à l'hôpital Saint-Pierre, M. le Dr Dubois; il s'était déclaré également partisan de la résection pour ce cas donné, qui réalisait à nos yeux le type de la coxalgie avec contracture grave.

L'opération fut pratiquée le 28 août; la capsule articulaire était épaissie et déchirée en plusieurs points; la luxation de la tête fut facile à produire, attendu que le ligament inter-articulaire n'existait plus.

(1) *Journal des sciences médicales*; compte rendu de la séance du 6 septembre 1886; cahier d'octobre, p. 490.

La cavité cotyloïde, considérablement agrandie, présentait un épais coussin de fongosités qui furent enlevées avec la curette de Volkmann; les débris de la capsule furent disséqués avec des ciseaux courbes.

On pouvait voir sur la diaphyse réséquée 1° une érosion du cartilage, vers la partie supérieure de la tête fémorale, au-dessus de la fossette où s'insérait le ligament interarticulaire; 2° deux noyaux jaunes, très caractéristiques, l'un au centre du grand trochanter, l'autre au centre de la tête, correspondant, en arrière, à la partie érodée du cartilage d'incrustation; 3° une ulcération linéaire de l'os à la partie inférieure du col, produite par la pression incessante de celui-ci contre la partie antérieure du sourcil cotyloïdien.

État de l'enfant lors de sa sortie de l'hôpital le 2 janvier 1887 : deux fistules persistent encore; le raccourcissement est de 5 centimètres; la marche est possible avec des béquilles; la nouvelle articulation permet tous les mouvements.

Observation VII. — François P..., âgé de 6 ans, a eu la rougeole il y a quatre ans; la coxalgie siège à droite; elle a débuté, il y a 18 mois, par des douleurs réflexes du genou et a été traitée d'abord par le massage; un abcès s'est déclaré en février 1886 et a été ouvert sans précautions antiseptiques. L'enfant nous est présenté pour la première fois le 5 septembre; nous constatons une fistule, à la région interne de la cuisse, qui fournit abondamment de pus et communique avec une vaste poche purulente qui siège au niveau du grand trochanter. La marche est impossible depuis 3 mois; la région de la fesse est augmentée de volume; la cuisse est fléchie sur le bassin et portée en adduction, avec un raccourcissement de 8 centimètres.

L'enfant est pâle, épuisé par la fièvre et par la suppuration; l'examen de la poitrine ne révèle l'existence d'aucune lésion appréciable à l'auscultation ni à la percussion.

La résection a lieu le 14 octobre, avec l'aide bienveillante du docteur Thiriar. La tête du fémur offrait deux masses tuberculeuses enkystées, telles que les a décrites Nélaton, principalement dans le corps des vertèbres; à la face interne du col, on observait une caverne tapissée de fongosités; celles-ci présentaient au microscope de petites cellules rondes, épithélioïdes et quelques rares cellules géantes; en dehors, vers la base du trochanter, en rapport avec cette caverne, se trouvait un séquestre mobile prêt à se détacher, encore adhérent aux parois par quelques tractus de tissu fongueux et qui aurait entretenu une interminable suppuration; la cavité cotyloïde était tapissée d'épaisses fongosités.

Au 1er janvier 1887, il ne reste plus qu'un petit pertuis fistuleux à la partie inférieure de la plaie; la marche est possible avec des béquilles et même avec une canne; pas d'ankylose; l'embonpoint a succédé à l'émaciation; le raccourcissement n'est que de 2 centimètres.

Observation VIII. — Joséphine T..., âgée de 7 ans; l'affection a débuté il y a cinq ans; un an après, des abcès se sont déclarés; la fesse droite présente un gonflement excessif qui fait disparaître le pli fessier; à la partie supérieure, vers le bord postérieur de la crête iliaque, existe une fistule sécrétant du pus et qui semble avoir succédé à une incision pratiquée à ce niveau; en dessous, la peau est rouge, luisante, tendue, décelant une collection purulente profonde de la région fessière; le pus ne pouvant facilement être évacué par la fistule, il doit s'être déclaré une luxation de la tête en haut et en arrière, attendu que le raccourcissement du membre est au moins de 5 centimètres. Si nous traçons la ligne de Nélaton, depuis l'épine iliaque supérieure et antérieure vers la tubérosité ischiatique, nous constatons que le grand trochanter est à 3 centimètres environ en arrière de cette ligne. Les ganglions inguinaux ne sont pas engorgés; on voit, en dessous de l'épine iliaque antérieure, les stigmates d'anciennes fistules taries et deux autres stigmates, à la partie moyenne du fémur et un peu en dehors.

Résection le 18 novembre 1886. L'opération ne présente aucune complication; l'extrémité supérieure du fémur est altérée dans une étendue d'environ 4 centimètres; la cavité cotyloïde est cariée et est le siège d'une perforation qui permet l'introduction du doigt dans la cavité du petit bassin.

19 novembre. Renouvellement du pansement qui est complètement souillé par un épanchement de sang assez considérable. T. matin, 38°; T. soir, 40°.

Le 20, pansement; plaie blafarde, écoulement sanieux par le drain; T. m., 38°6; T. s., 40°.

Le 21, pansement; nous passons un drain du milieu de la suture vers la région externe et inférieure, où nous avions dû pratiquer une contre-ouverture lors de l'opération; le drain allait de la cavité du bassin vers la partie inférieure de ce clapier et la plaie avait été complètement suturée; c'était un drainage insuffisant et qui a pu contribuer à l'issue fâcheuse de ce cas. Injections par le drain de chlorure de zinc à 8 %. T. m., 40°; T. s., 40°8.

Du 22 au 27, pansements journaliers; désinfection de la plaie avec chlorure de zinc.

27 novembre. La malade reste plongée dans un état somnolent, entrecoupé de périodes de délire et d'agitation; par moments, elle pousse des cris stridents; il se déclare de la diarrhée. Administration de quinine et de bismuth.

La plaie a un aspect grisâtre, blafard et ne fournit plus de suppuration.

Le 3 décembre. L'état s'aggrave, l'agitation et le délire augmentent; sur les membres et le tronc apparaît une éruption roséolique.

Le 4 décembre. Des abcès métastatiques apparaissent, l'un, au milieu du dos, l'autre, à la région sous-claviculaire gauche.

Le 7 décembre. L'enfant succombe dans le coma.

Nous rattachons l'ensemble de ces symptômes à l'infection septique. Il existait, avant la résection, un vaste phlegmon de la région fessière, s'étendant vers la cuisse et qui avait décollé, disséqué les muscles, créant ainsi des interstices où les agents antiseptiques n'avaient pu pénétrer.

L'autopsie n'a pu être pratiquée.

Résumé des observations et des résultats de huit opérations de résection de la hanche.

Nos D'ORDRE.	DATE DE L'OPÉRATION.	SEXE.	AGE.	DURÉE DE LA MALADIE.	AVANT L'OPÉRATION. Raccourcissement.	AVANT L'OPÉRATION. MARCHE.	AVANT L'OPÉRATION. SUPPURATION.	APRÈS L'OPÉRATION (1er janvier 1887). Raccourcissement.	APRÈS L'OPÉRATION (1er janvier 1887). MARCHE.	APRÈS L'OPÉRATION (1er janvier 1887). SUPPURATION.	LÉSIONS ANATOMO PATHOLOGIQUES.	*Remarques.*
1	4 mars 1886 . .	G.	4	Un an	0,10	Impossible, à cause de la douleur et de la contracture.	2 fistules donnant une suppuration abondante.	0,025	Sans soutien . .	Pas de fistules.	Ostéite tuberculeuse de la tête du femur; acétabulum rempli de fongosités.	
2	1er août . . .	G.	8	Cinq ans . . .	0,07	Impossible. . .	5 fistules, suppuration très intense.	0,01	Avec des béquilles.	2 fistules presque taries.	Le col et la tête ont disparu; ostéite s'étendant à une partie du fémur; perforation de la cavité cotyloïde.	
3	6 mai	G.	7	Deux ans . . .	0,10	Impossible . . .	Vaste ulcère de la région trochantérienne donnant du pus ossifluent.	0,04	Sans soutien . .	Pas de fistules .	La moitié de la tête a disparu; acétabulum rugueux dépourvu de périoste.	
4	20 mai	F.	11	Trois ans. . .	0,07	Impossible. . .	Abcès péri-articulaire, abcès pelviens.	0,06	Avec des béquilles.	2 fistules . . .	Perforation de la cavité cotyloïde avec séquestres, tête fémorale érodée.	
5	2 avril	G.	6	Trois ans. . .	0,06	Pénible avec des béquilles.	2 fistules . . .	0,06	Sans soutien . .	Pas de fistules .	Tuberculose de la tête fémorale, séquestres; acétabulum rempli de fongosités.	
6	28 août. . . .	F.	4	Dix mois. . .	0,07	Impossible. . .	Pas de fistules .	0,05	Avec des béquilles.	2 fist. en voie de guérison.	Tubercules dans la tête et le col du femur.	
7	14 octobre . .	G.	6	Dix-huit mois .	0,08	Impossible. . .	2 fistules. Vaste abcès péri-articulaire.	0,02	Avec des béquilles.	Pas de fistules.	Tubercules enkystés du col et du grand trochanter; acétabulum fongueux.	
8	18 novembre. .	F.	7	Cinq ans . . .	0,05	Impossible. . .	2 fistules. Vaste abcès ossifl.	»	»	»	Perforation du bassin; ostéite de l'épiphyse supérieure du fémur.	Mort le dix-neuvième jour.

XXXI.

COXALGIE. — RÉSECTION DE LA HANCHE.

Observation recueillie par M. R. Gailly, interne du service.

L'observation clinique, que je soumets à la Société[1], est celle d'une petite fille, âgée de dix ans, la nommée Irma L..., admise dans le service de M. le Dr Charon, pour une coxalgie droite. L'affection, dont souffrait cette enfant, durait depuis deux ans; déjà, la patiente avait reçu les soins de plusieurs praticiens, notamment de M. le professeur Thiry, qui tenta d'obtenir la guérison par la compression, l'extension, l'immobilisation du membre et un traitement général essentiellement réparateur. Ces moyens rationnels auraient, sans doute, été couronnés de succès, si les parents de la petite malade avaient mis plus de persévérance à suivre les bons conseils de M. le professeur Thiry, dont ils ne demandèrent, d'ailleurs, l'assistance qu'à de longs intervalles. Deux abcès ossifluents se formèrent et c'est alors que l'enfant fut envoyée à l'hôpital par M. Thiry.

Lors de l'admission de la malade dans son service,

(1) A la *Société Anatomo-pathologique* de Bruxelles; séance du 15 avril 1888.

M. Charon constate que la région fessière du côté droit était plus arrondie, plus saillante que celle du côté gauche; le pli fessier avait disparu et, par la palpation, on sentait un empâtement diffus siégeant profondément dans la fosse iliaque externe. A dix centimètres au-dessous du grand trochanter, s'ouvraient deux trajets fistuleux par où sortait un pus sanieux et fétide. Le membre, atrophié, présentait un raccourcissement de 6 centimètres et, la douleur aidant, la marche était devenue impossible. La cuisse était en adduction et fléchie sur le bassin et, si dans le décubitus dorsal, on essayait de ramener le membre dans l'extension, on déterminait une ensellure très forte de la colonne vertébrale, à la région lombaire. La fixité du membre au bassin était presque complète et lorsqu'on imprimait des mouvements alternatifs de flexion et d'extension au fémur, on voyait l'épine iliaque antéro-supérieure basculer en suivant le fémur.

Toutes ces manœuvres étant très douloureuses, la malade fut placée sous l'influence du chloroforme jusqu'à narcose profonde. Même sous l'anesthésie, le membre droit conservait son attitude vicieuse et, en lui imprimant des mouvements très étendus, on percevait un frottement osseux et de très fins craquements, qui nous indiquaient que les surfaces articulaires étaient érodées et présentaient des lésions osseuses graves.

M. Charon n'a pu, sur ce sujet, découvrir le signe pathognomonique de la luxation du fémur dans la fosse iliaque externe; c'est-à-dire, qu'en plaçant le membre dans l'adduction et dans la flexion sur le bassin et en lui imprimant des mouvements de rotation, on ne sentait pas la tête fémorale rouler dans la fosse iliaque externe. Toutefois, M. Charon ne niait pas encore positivement la luxation, car il arrive que la tête fémorale disparaît peu à peu sous l'influence du travail ulcératif.

M. Charon se basant principalement sur le fait des altérations profondes des surfaces articulaires, qui éternisaient la suppuration et menaçaient la vie de la malade, pratiqua la résection de la hanche le 2 février. Au cours de l'opération, il constata qu'il n'existait pas de luxation spontanée mais que la tête, réduite à un état rudimentaire, à une sorte de pointe osseuse, était logée dans une dépression de la partie externe et supérieure du cotyle. La cavité cotyloïdienne était agrandie et tapissée de fongosités qui furent soigneusement raclées; les tissus lardacés péri-articulaires furent excisés et, pour n'avoir qu'une seule plaie sans clapiers, M. Charon prolongea son incision de façon à atteindre les trajets fistuleux. Un gros drain fut placé du fond du cotyle jusqu'à l'endroit le plus déclive de la plaie opératoire : celle-ci fut suturée au fil d'argent et recouverte d'un pansement iodoformé.

A ce propos, M. Charon fait observer que, dans la résection de la hanche, chez les sujets de la seconde enfance, le pansement iodoformé ou pansement seç, lui a fourni des guérisons aussi rapides que celles qu'il avait obtenues dans les résections précédentes, où il avait employé le pansement de Lister, dans toute sa rigueur, comprenant silk, makintosch et compresses phéniquées.

La patiente n'a présenté de température fébrile que les premiers jours :

2 février			Soir 38,2
3 »	Matin 39,2		» 39
4 »	» 38,2		» 37,8
5 »	» 37,6		» 38,5
6 »	» 38		» 37,8
7 »	» 37		» 38
8 »	» 37,6		» 37,7
9 »	» 38		» 38,3

Aujourd'hui 15 avril, la plaie opératoire est complètement cicatrisée et l'état général de l'opérée est des plus satisfaisants. Elle s'exerce à la marche au moyen de béquilles; au pied droit, elle porte une chaussure, dont le talon mesure 4 centimètres de plus que celui du côté gauche.

L'extrémité du fémur, que M. Charon a réséquée, présentait de graves altérations. Le processus pathologique avait enlevé la tête et la partie supérieure du col, ne laissant plus qu'une sorte de pointe osseuse très mince au lieu de la forme arrondie de la tête fémorale. Du côté de la face supérieure de ce qui restait du col, on pouvait voir un foyer caséeux de la grosseur d'un pois. Cette caséification serait, d'après certains auteurs allemands et français, de nature tuberculeuse. Notons, du reste, que notre petite malade est issue d'une famille tuberculeuse, que récemment son père est mort de phtisie pulmonaire, qu'elle-même présente déjà du côté de l'appareil respiratoire des troubles suspects.

M. Lewin, chargé de faire rapport sur le travail précédent, a émis à son sujet les considérations suivantes :

Le travail que M. Gailly nous a présenté dans la séance dernière est instructif à plusieurs points de vue.

Il démontre que dans le cas qui nous occupe, nous avons affaire à une affection tuberculeuse de l'articulation coxo-fémorale. Ce qui plaide en faveur de cette idée, ce sont les renseignements donnés par M. le professeur Thiry, prouvant que le sujet est issu d'une famille tuberculeuse; l'enfant lui-même présente déjà des signes de tuberculose pulmonaire, peu accentués il est vrai; enfin, la tête fémorale présentait un petit foyer caséeux bien limité.

Ce travail nous apprend encore que l'opération sanglante, même dans les cas d'arthro-tuberculose, est quelquefois indiquée. Elle répond à l'indication vitale, quand l'affection rend la marche impossible, mine profondément l'organisme par une suppuration abondante et prolongée et qu'un traitement rationnel (régime réparateur, grand air, immobilisation, etc.) n'a pas réussi. Je me hâte d'ajouter que pour obtenir une guérison durable, il faut, après l'opération, redoubler d'énergie dans le traitement général.

L'opération a d'ailleurs été utile au malade, puisque M. Gailly nous déclare que l'enfant peut actuellement marcher avec des béquilles, dont il pourra bientôt se passer, que le raccourcissement est moindre depuis l'opération et que l'état général s'est beaucoup amélioré.

XXXII.

LES AFFECTIONS DES BOURSES CHEZ L'ENFANT (1).

Un traité complet des maladies chirurgicales chez l'enfant, est encore à faire. A part les Cliniques de Guersant, Giraldès, De Saint-Germain, à part le traité d'Holmes et celui d'E. Owen, et l'*Handbuch* de Gerhardt, il n'existe pas, à proprement parler, d'ouvrages didactiques sur la matière.

Les travaux publiés sont cependant très nombreux : ce sont des *monographies* sous forme de thèses, ou des observations disséminées dans des publications spéciales (2).

Il n'est donc pas sans intérêt de résumer l'état de nos connaissances sur les altérations diverses et multiples qui peuvent atteindre, dans le jeune âge, le testicule et ses enveloppes.

Préliminaires. — Le testicule se développe aux dépens d'un organe embryonnaire, le *corps de Wolf*.

Il occupe la partie interne de ce corps auquel il adhère;

(1) Résumé d'une conférence donnée au *Cercle d'Études Médicales* (1er décembre 1888).

(2) *Archiv für Kinderheilkunde, Jahrbuch für Kinderheilkunde, Centralblatt für Kinderheilkunde, Archives of Pediatrics, Archivio di Patologia infantile, Revue des maladies de l'enfance.*

l'épididyme s'étend au côté externe. Plus tard, le corps de Wolf s'atrophie et l'épididyme se rapproche du testicule (du 50e au 60e jour), avec lequel il constitue des attaches.

A cette époque, le testicule est situé sous le rein, au-devant du psoas; le péritoine qui le recouvre lui forme une sorte de *meso-testis*.

Outre ces organes, il existe à l'extrémité inférieure du testicule, un cordon vertical qui a une grande importance: c'est le *gubernaculum testis* (Hunter).

Ce cordon s'attache à l'apophyse iliaque antérieure et inférieure, à l'épine du pubis et à la partie la plus déclive du scrotum.

Il est recouvert par le péritoine et est constitué, à sa face externe, de couches musculaires striées (Sappey), qui se divisent en deux et formeront plus tard le crémaster.

I. Migration imparfaite des testicules. — En présence d'un malade que l'on est appelé à examiner, comme étant atteint de hernie, d'engorgement ganglionnaire inguinal, il faut d'abord constater si les deux testicules sont descendus dans les bourses.

Il arrive en effet journellement de voir des enfants porteurs de bandages herniaires, venant dans nos consultations des hôpitaux, pour des douleurs qu'occasionnent leurs appareils, alors qu'il n'existe pas de hernie, mais bien un testicule retenu dans l'anneau.

Wrisberg a noté que chez 93 enfants observés au moment de la naissance, 70 avaient deux testicules descendus, 18, un seul; dans cinq cas, le testicule occupait le canal ou la région inguinale.

Toutefois la descente ne tarde pas à s'effectuer, dès les premiers jours ou les premières semaines de la vie.

Le testicule peut cependant rester à demeure dans le canal; il siège généralement dans le conduit inguinal, plus rarement, au-dessus de celui-ci ou dans l'anneau crural.

Marchal a observé que sur 10,800 soldats examinés, il n'y en avait que 11 chez lesquels un testicule n'était pas descendu; chez un seul, il y avait cryptorchidie double.

Le testicule descend graduellement de la place qu'il occupait dans les premiers mois de la gestation, immédiatement au-dessous du rein, jusque vers l'anneau inguinal interne.

Au septième ou huitième mois, il arrive à l'anneau du grand oblique.

A la naissance, il pénètre dans les bourses.

En descendant, la glande entraîne le péritoine et les vaisseaux.

Le gubernaculum précède la glande, et comme le péritoine occupe l'anneau lorsque le testicule s'y présente, la séreuse refoule ce dernier.

Comment s'opère cette descente?

Carus a prétendu que le testicule refoulait devant lui la paroi abdominale et constituait aux dépens de celle-ci, les éléments de ses parois. Cette théorie serait acceptable, s'il n'était acquis que l'anneau inguinal préexiste.

Sappey a démontré que c'est dans la rigidité du gubernaculum qu'il faut chercher la cause du phénomène.

Lorsque le testicule est situé sous le rein, la distance de celui-là au fond du scrotum est de 20 millimètres. Cette distance augmente dans la suite avec l'accroissement et atteint 75 à 80 millimètres à la naissance.

Le gubernaculum ne s'étend pas, donc le testicule doit descendre.

Il faut noter également, à propos de l'anatomie du testicule, une particularité qui a son importance dans certaines affections du cordon.

Je veux parler du *corps de Giraldès* ou *corps innominé*; c'est un vestige du corps de Wolf. Cet organe est situé dans le tissu cellulaire de la partie inférieure du cordon, au voisinage de la tête de l'épididyme; il est séparé par le canal déférent et les vaisseaux spermatiques.

C'est une plaque allongée de 13 millim., formée de corpuscules d'un blanc jaunâtre.

Chaque corpuscule est un tube enroulé de 100 à 200 μ de diamètre.

La cavité du tube est remplie d'un liquide transparent, sans spermatozoïdes. Ce corps existe à la naissance, et atteint son complet développement de 6 à 10 ans.

Le canal vagino-péritonéal s'oblitère simultanément sur tous les points. Les parois s'unissent, s'atrophient; ce n'est plus qu'une tunique mince, transparente, qui va former plus tard la tunique cellulaire du cordon.

Camper, sur 68 nouveau-nés, a vu 30 fois le canal libre des deux côtés.

7 fois seulement, il était oblitéré des deux côtés.

Comme je viens de le dire, l'adhésion entre les deux feuillets de la séreuse se fait dès les premiers jours de la naissance, aussitôt que le testicule est descendu dans les bourses.

La descente peut ne se faire que tardivement, vers l'âge de 1 an, et même vers l'âge de 5 ou 6 ans.

Il ne faut pas confondre la descente incomplète du testicule avec la *disparition momentanée de cet organe*, phénomène qui peut être provoqué par un violent effort ou une émotion forte. Les anamnestiques, dans ces cas, serviront à poser le diagnostic. Si c'est à un phénomène de ce genre qu'on a affaire, l'expectation sera suivie promptement de guérison.

Lorsque le testicule est retenu dans l'anneau, il tend à s'atrophier et à subir la dégénérescence graisseuse; les canalicules séminifères disparaissent et avec eux, la puissance génitale est abolie. D'après Bierbaum et Debout, l'existence ou l'absence de la sensation testiculaire fournirait le diagnostic.

Il s'ensuivrait que lorsque cette sensation existe, la fonction génésique du testicule ne serait pas anéantie.

Le testicule peut être retenu à l'intérieur de l'abdomen, dans le voisinage du rein, dans la région crurale (Chassaignac), dans le canal crural (Quincourt, Vidal).

Nous avons vu un cas dans lequel l'un des testicules siégeait sous la peau, dans la région périnéale; il était atrophié, diminué de volume, indolore; l'autre était normal, hypertrophié, et avait permis au malade de contracter une syphilis constitutionnelle.

Il n'est pas rare de voir le testicule retenu dans l'anneau inguinal, devenir le siège de l'inflammation et de la suppuration. Cette complication peut être la suite de taxis inopportuns ou de bandages herniaires mal appliqués.

Notons que la présence de cet organe peut donner lieu à des vomissements et simuler l'étranglement herniaire.

Le traitement doit être à peu près nul; moins on fera, mieux cela vaudra.

Si le testicule descend, on appliquera un bandage

herniaire, pour maintenir l'intestin et éviter la hernie congénitale.

Inutile de dire que les tractions sont puériles. Les bandages à pelotes concaves sont dangereux.

Si le testicule s'enflamme, il y aura lieu d'intervenir par les moyens habituels : émollients, bains, résolutifs.

Si les phénomènes inflammatoires se répètent et amènent la suppuration, on enlèvera le testicule, car l'organe est perdu.

II. Hydrocèle vaginale. — Cette maladie est fréquente durant la première et la seconde enfance ; elle s'observe depuis l'âge de quelques semaines ou un mois et plus rarement dans la seconde enfance.

Étiologie : elle peut apparaître sans causes que l'on puisse déterminer, c'est ce qui arrive le plus souvent. Elle se développe toujours néanmoins par irritation ou inflammation du testicule ou de l'épididyme, qui se communique à la tunique vaginale.

Cette affection semble plus fréquente dans la classe pauvre que dans la classe aisée. L'emmaillotement qui comprime les bourses entre les cuisses de l'enfant est peut-être un agent effectif (?).

Variétés. — 1. L'hydrocèle peut exister dans le cul-de-sac qui sépare la glande de l'épididyme et former ainsi deux poches, une antérieure et une postérieure, distinctes.

2. Il peut se former des adhérences entre les feuillets de la séreuse qui circonscrit des loges séparées. Cette variété simule l'hydrocèle enkystée.

3. L'hydrocèle peut se développer dans un sac herniaire. Le sac d'une hernie guérie peut s'oblitérer au niveau de l'anneau, et dans cette cavité close, le liquide

peut s'accumuler. Alors le testicule est refoulé latéralement et en bas; mais on peut l'isoler et constater à contre jour sa situation.

L'hydrocèle unilatérale forme une tumeur volumineuse, donnant au scrotum une asymétrie caractéristique. La tumeur est arrondie, légèrement allongée.

Le volume varie depuis celui d'une noix à celui d'une petite mandarine. Lorsque l'hydrocèle est double, la tuméfaction est intense et symétrique.

La densité n'est pas grande : quand on laisse retomber le scrotum de son propre poids, la tumeur s'échappe avec une certaine légèreté, bien différente d'avec la lourdeur des tumeurs solides du testicule.

L'hydrocèle est irréductible, n'augmente ni par les cris, ni par les efforts.

La consistance est élastique; c'est celle d'un liquide contenu par une paroi extensible.

Le testicule est indépendant et situé en arrière et en haut.

La transparence a été regardée comme un signe pathognomonique; c'est en effet un excellent moyen, mais non infaillible, car le liquide peut être trouble; pour constater la transparence, on se sert d'une bougie ou de la lumière solaire.

La percussion offrira quelque éclaircissement; elle est très difficile, sur une surface aussi exiguë.

La tumeur de l'hydrocèle est indolore; elle donne souvent lieu, par son volume, à de l'intertrigo.

Pour fixer le diagnostic, on peut recourir à la *ponction*.

Autrefois on se servait d'une simple épingle, moyen inoffensif et très vanté des anciens chirurgiens. Nous employons aujourd'hui l'aiguille exploratrice ou mieux le trocart.

Cette piqûre n'est pas dangereuse; l'expérience prouve que si par malheur on piquait l'intestin, cette manœuvre n'aurait aucune suite fâcheuse, la piqûre s'oblitérant instantanément.

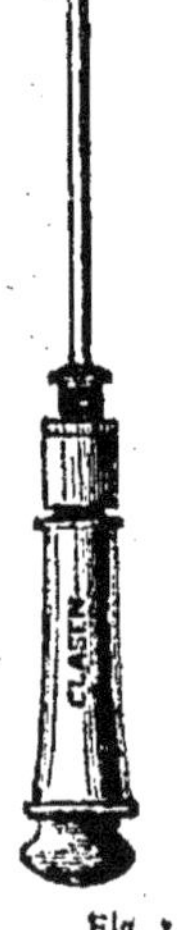

Le liquide est transparent, pâle, citrin, comme le sérum du sang; sa quantité varie de 20 à 100 grammes chez les enfants. Il est riche en albumine, il ne contient pas de fibrine ou de substance fibrinogène coagulable au contact de l'air, contrairement au liquide du péritoine.

On l'a rencontré ayant une coloration laiteuse. On a cité des cas dans lesquels il avait la couleur et la consistance du chocolat, mais il est probable qu'il y avait alors complication d'hématocèle.

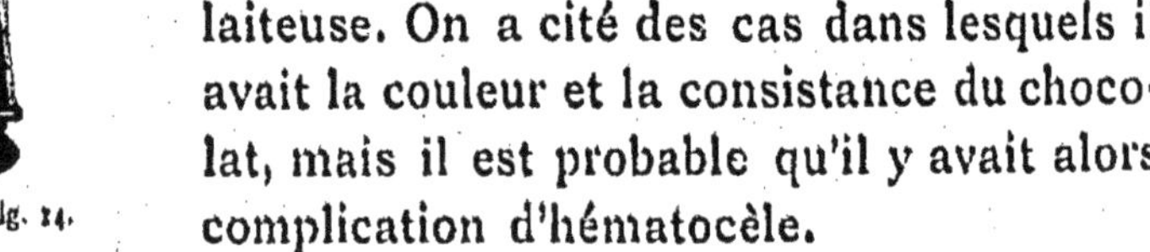

Fig. 14.

La fluctuation s'observe en tendant fortement l'hydrocèle par la pression entre les doigts, dans le voisinage de l'anneau.

Le pronostic est favorable. On a vu des cas guérir spontanément; à l'aide d'un traitement rationnel, la terminaison favorable est la règle.

Le traitement sera palliatif ou radical. On aura recours aux palliatifs au début, car on les a vus réussir dans bien des cas; il ne faut toutefois point patienter trop longtemps, si l'affection ne cède pas, et avoir rapidement recours au traitement curatif, ce genre d'affection étant de ceux qui inquiètent le plus vivement les mères.

De Saint-Germain dit merveille des compresses de *chlorhydrate d'ammoniaque* en solution concentrée, qui auraient agi efficacement après un temps qui varie d'un à sept septenaires.

C'est un traitement à essayer; je l'ai institué dans un cas, mais je n'ai malheureusement plus revu le malade depuis; l'affection étant peut-être guérie, ou bien mon intervention ayant été jugée trop insuffisante par les parents, ce qui est le plus probable.

On a employé avec succès, paraît-il, la *compression* avec les bandelettes adhésives, l'application de l'emplâtre de *Vigo*, les frictions avec un onguent au *cyanure de mercure* (0,30; axonge 15) jusqu'à érythème douloureux.

Le palliatif le plus employé est certainement la *ponction*, intervention inoffensive. Il ne faut la faire ni avec l'épingle, ni avec la lancette, comme on la faisait autrefois, mais avec un trocart approprié (voir fig. 14); elle doit être souvent répétée.

Comme traitement curatif, on a proposé : les *injections* avec du lait, du vin chaud additionné de roses de Provins, avec le liquide de l'hydrocèle lui-même.

Les meilleures injections sont faites :

1° *Avec l'alcool*. On injecte 6 à 7 grammes d'alcool à 4° B., en laissant le liquide dans la poche;

2° Avec la *teinture d'iode* pure, à un ou deux tiers d'eau, plus l'iodure de potassium pour dissoudre. On évacue le liquide injecté.

Ces injections donnent lieu, comme chez l'adulte, à des phénomènes alarmants à première vue, mais passagers et de peu de gravité : gonflement excessif et douleur.

Defer a proposé, et Maisonneuve a vulgarisé, un procédé qui nous a rendu des services signalés; c'est celui du *stylet cannelé* enduit de nitrate d'argent, que l'on promène dans la poche, en l'introduisant dans le trocart.

On s'est servi autrefois de l'*incision* et du *séton*, moyens détestables qui n'ont donné aucun bon résultat.

On a employé également les fils électriques (Schoutteten).

Seule, l'*incision antiseptique* de Volkmann serait justifiée, mais l'hydrocèle guérit toujours par les moyens susmentionnés. Julliard a pratiqué avec succès cette incision.

III. Hydrocèle congénitale. — Nous avons vu que la formation des hydrocèles congénitales dépend de la non-adhérence des feuillets séreux péritonéaux au niveau de l'anneau. Le péritoine se trouve ainsi en communication avec la cavité vaginale du testicule; cette communication peut être filiforme; d'autres fois elle a une largeur qui va jusque 2 centimètres.

Pour que l'hydrocèle existe, il faut qu'il y ait formation de liquide péritonéal, qu'il y ait de l'ascite.

L'hydrocèle congénitale est presque toujours accompagnée d'une pointe de hernie.

La tumeur est non douloureuse et transparente.

Réductible avec la sensation d'un liquide qui s'échappe d'une poche, la tumeur est extensible par les cris ou les efforts de l'enfant. Elle se réduit dans le décubitus dorsal.

Souvent on sent l'anneau dilaté avec une pointe de hernie.

Le liquide est celui de l'ascite. Il constitue une simple hypersécrétion de la séreuse péritonéale sans irritation préalable; il diffère de celui de l'hydrocèle en ce qu'il contient de la fibrine coagulable au contact de l'air.

Le pronostic est favorable. L'hydrocèle congénitale

guérit presque toujours. Vers l'âge de 7 à 8 ans, l'oblitération est complète.

On a préconisé l'emploi de *bandelettes agglutinatives* avec le sparadrap ou l'emplâtre de Vigo; moyen inefficace de même que la *ponction*, car le liquide se reproduit. On a accusé la ponction d'être dangereuse, à cause de la continuité de la tunique vaginale avec le péritoine; cette considération me semble négligeable, si l'on a soin de désinfecter soigneusement le trocart.

Le *collodion riciné* a, paraît-il, fourni des succès.

On a préconisé la cure radicale de l'hydrocèle congénitale par *l'injection iodurée*, *l'alcool* ou par *l'incision*. Les deux premiers moyens ne sont pas à conseiller à cause de la pénétration possible du liquide dans le péritoine, malgré les pressions que l'on recommande de faire sur l'anneau inguinal pour empêcher le refoulement du liquide.

L'incision est mauvaise; elle est suivie de la récidive de l'affection.

Linhart, de Vienne, a proposé la section sous-cutanée de la tunique vaginale. On enfonce à plat dans un pli fait à la peau, entre celle-ci et la poche, un ténotome fin, concave et tranchant sur sa concavité. L'incision de la poche se fait dans une étendue de 2 à 4 centimètres; le sérum se répand dans les bourses, où son absorption est prompte; l'oblitération se fait d'une façon rapide.

Tous ces moyens peuvent avoir réussi dans quelques cas, mais sont peu rationnels.

Un excellent moyen est l'application d'un bandage herniaire après réduction de l'épanchement liquide.

Ce moyen simple amènera une guérison toujours lente, mais certaine.

Complication : Nous avons observé un cas de hernie congénitale, accompagnée de hernie étranglée d'un diagnostic difficile, car le liquide ne pouvait refluer.

Grâce au chloroforme, le diagnostic fut posé, la hernie fut réduite et le liquide put être refoulé dans la cavité péritonéale.

Notons que la hernie étranglée est très rare chez l'enfant.

IV. Hydrocèle enkystée du cordon. — Ces tumeurs se rencontrent particulièrement dans l'enfance; elles sont moins fréquentes dans la première enfance, se présentent surtout dans la seconde, à partir de 6 ans.

Elles s'observent chez les très jeunes enfants; alors elles sont situées mi-partie dans le canal, mi-partie au-dessous; elles peuvent être entièrement dissimulées dans le canal, ainsi que Cooper l'a observé, généralement plus rapprochées de l'anneau inguinal que du testicule. Leur forme est arrondie et elles peuvent atteindre la dimension d'une grosse bille.

Elles sont parfois multiples, alors même qu'elles paraissent uniques. Il en existe deux, trois et même davantage, séparées par des cloisons minces.

Ce sont des tumeurs arrondies, oblongues. Leur enveloppe est mince au début, mais peut s'épaissir. Elles ont les mêmes enveloppes et les mêmes vaisseaux que le cordon.

Elles sont irréductibles et ont une dureté élastique. Le liquide qu'elles contiennent est transparent, un peu jaunâtre. Il peut se troubler et devenir verdâtre, gélatineux, huileux ou melliforme. *Il ne contient pas d'albumine* (Curling).

Ces kystes sont d'origine congénitale. Ce sont de vrais kystes et leur nom d'hydrocèle enkystée est tout à fait faux, car ils n'ont rien de commun avec l'hydrocèle vaginale.

On a émis plusieurs opinions sur leur nature. On a dit d'abord :

1° Qu'ils étaient accidentels et se formaient aux dépens de rudiments péritonéaux de la tunique vaginale ou dans le tissu cellulaire du cordon.

2° Gosselin a vu des kystes dans l'épididyme. Ils auraient pour point de départ l'hydatide de Morgagni.

3° Giraldès a démontré leur véritable origine. Ils sont formés aux dépens d'un débris du corps de Wolf : le *corps innominé* ou *corps de Giraldès*, dont nous avons déjà parlé.

Ces kystes prendraient naissance dans ces organes, sortes de canaux de nature glandulaire, qui sont en rapport avec les veines spermatiques et les vaisseaux lymphatiques.

Le corps innominé de Giraldès est placé derrière la tunique vaginale, en avant du paquet de veines qui sortent du testicule, dans l'espace compris entre l'épididyme et le point où la tunique se réfléchit pour former un sac séreux.

Ces tumeurs sont indolores et ne provoquent pas de troubles sérieux.

Au-dessous de la tumeur on reconnaît le testicule qui est libre.

Ces tumeurs sont transparentes à la lumière transmise.

Chez les jeunes enfants, l'affection avec laquelle l'hydrocèle enkystée sera le plus fréquemment confondue est la hernie inguinale, car l'une et l'autre siègent à l'anneau;

le kyste du cordon a même été pris pour une hernie étranglée.

Les anamnestiques, la chloroformisation et la transparence trancheront le diagnostic.

Le pronostic n'est pas grave, l'affection ne met pas la vie en danger; elle guérit rarement spontanément.

On essayera, sans grande conviction, le *chlorhydrate* d'ammoniaque de de Saint-Germain, les ponctions renouvelées, l'application en compresses de la décoction de *roses rouges*, tenant en dissolution un peu d'alun.

La *ponction* avec compression par un bandage herniaire, de façon à accoler les parois de la poche, aurait réussi.

Le *séton* et le *drainage* sont de mauvais moyens, à cause de la suppuration.

Même chose de l'*incision*, qu'il faut rejeter.

La ponction suivie d'*injection* iodée réussit très bien dans ces cas; malheureusement, elle n'est pas toujours applicable, à cause du peu d'étendue de la poche.

Enfin, l'*excision* est le moyen le plus énergique et le plus recommandable.

C'est une petite opération délicate qui exige certaines précautions :

1° Faire l'incision de façon à permettre l'évacuation facile des liquides;

2° Ouvrir le kyste et en pratiquer le morcellement, plutôt que l'enlever par dissection; le séparer du paquet veineux par déchirement;

3° Ne pas intéresser le cordon spermatique ou les vaisseaux qui l'entourent;

4° Si le kyste est multiloculaire, enlever les cloisons intermédiaires, en voyant s'il n'y a pas de communication avec la vaginale ou le péritoine.

V. Tuberculose du testicule. — La tuberculose du testicule est assez rare chez l'enfant. Jusqu'à 6 ans, elle est exceptionnelle. On l'a rencontrée à l'âge de 9 mois et j'ai moi-même publié un cas chez un enfant de 18 mois, observé dans le service du professeur Charon.

Elle se développe généralement de 15 à 35 ans.

C'est souvent, dans l'enfance, une maladie purement locale.

Elle se rencontre chez des enfants sains, en apparence, et qui ne présentent aucune autre manifestation tuberculeuse apparente dans le poumon ou dans les os.

Cette affection est une de celles qui viennent affirmer de la façon la plus brillante la localisation de la tuberculose.

La localisation de la tuberculose du testicule, dit Péan, est universellement admise. Ce fait est du reste connu depuis longtemps et admis par les anciens chirurgiens; les nouvelles théories de la tuberculose viennent corroborer leurs observations.

L'étiologie de cette affection est la même que celle des affections tuberculeuses en général, que nous avons exposée l'année dernière dans notre entretien sur la tuberculose.

On a signalé comme causes déterminantes les chutes, les violences extérieures, la masturbation.

Le début n'est jamais aigu; il se fait insensiblement, à l'insu des parents de l'enfant.

La tumeur est dure et présente des inégalités et des bosselures. Le testicule est doublé de volume; à la palpation, on reconnait les nodosités tuberculeuses, mais il est impossible de différencier ce qui appartient à l'épididyme ou au testicule.

La peau du scrotum devient le siège d'une hyperplasie.

La tumeur peut être indolore, mais toujours il existe des douleurs vives à la pression.

Les ganglions lymphatiques sont rarement engorgés.

L'épididyme est parfois atteint sans que le testicule soit malade; le contraire est rare.

Les tubercules s'infiltrent dans toutes les parties de l'organe. Ce sont des *granulations primitives* qui se forment autour des tubes séminifères et finissent par les entourer. Plus tard, les granulations deviennent composées; les primitives se développent, altèrent les tubes séminifères pour s'en faire une coque.

Les tubercules naissent à la surface des tubes et non dans leur intérieur.

La tuberculose se développe dans le tissu conjonctif intra-canaliculaire; elle écrase les tubes séminifères.

Chez l'adulte, il n'est pas rare de voir la tuberculose des canaux spermatiques et de la prostate accompagner celle du testicule; ce fait est exceptionnel chez l'enfant.

La tuberculose reste longtemps localisée dans un seul organe, l'autre est toujours sain au début et ne s'entreprend que plus tard; d'où l'obligation d'une intervention rapide.

Les granulations tuberculeuses ne tardent pas à subir la transformation graisseuse et caséeuse. Les tubercules s'infiltrent de graisse et tendent à l'élimination par la paroi du scrotum.

Des adhérences se font rapidement entre la séreuse du testicule et la vaginale; ces adhérences sont quelquefois intimes et difficiles à séparer. Il se forme en un endroit du scrotum un point rougeâtre, légèrement fluctuant, et bientôt s'établit une perforation; par ce pertuis s'écoulent un amas de matière caséeuse ainsi qu'un peu de pus.

Quelquefois le tissu du testicule prolifère au dehors sous la forme d'un champignon *(fongus tuberculeux)* qui fait hernie, et est constitué de tissu néoplasique.

Le tissu de la glande disparaît ainsi peu à peu; il se creuse une poche à l'intérieur du testicule, véritable caverne analogue à celle du poumon.

L'examen microscopique des tissus altérés démontre toujours la présence du bacille de Koch.

Le pronostic dépend de la marche de la maladie qui est toujours lente. On a vu la guérison spontanée par élimination graduelle et suppuration.

Mais la maladie peut tendre à la généralisation. Le pronostic s'aggrave dans ces cas.

La première indication est le traitement général par les reconstituants, l'huile de poisson, l'iodure de potassium, le séjour au bord de la mer, la compression des bourses avec le sparadrap de Vigo, les onctions résolutives.

S'il se forme une fistule, cautérisation avec le chlorure de zinc, le fer rouge. Pansements iodoformés.

La véritable indication est souvent la *castration*.

Les indications de la castration sont les suivantes :

1° Lorsque le testicule est envahi par la suppuration et que la glande et surtout l'épididyme sont le siège de foyers caséeux;

2° Quand l'état général du sujet est bon;

3° Quand il n'existe pas d'autres manifestations tuberculeuses apparentes dans un organe important et inaccessible (poumon, ganglions abdominaux, etc.).

VI. Tumeurs du testicule. — Les tumeurs du testicule se divisent en deux catégories principales que l'on peut rencontrer chez les enfants :

1° Les tumeurs sarcomateuses;

2° Les tumeurs enchondromateuses.

1° *Les tumeurs sarcomateuses* (Péan) signalées par Deffay (enfant de 8 mois), semblent affecter le *côté droit.*

Le début se fait presque toujours dans le testicule, rarement dans l'épididyme. Elles ne s'étendent pas à l'albuginée, et celle-ci s'épaissit. Le cordon demeure sain jusqu'à une période avancée.

Après avoir envahi le cordon, l'altération finit par se propager aux vaisseaux et aux ganglions lymphatiques.

La consistance est molle plutôt que fluctuante; c'est une tumeur peu douloureuse, à poussée rapide, ovoïde, charnue, régulière au début, plus tard inégale avec bosselures larges.

Le pronostic est assez grave, parce qu'on est souvent appelé à faire l'opération à un moment trop avancé. L'affection récidive fréquemment (comme dans les cas de Earle et de Johnson). Le traitement est la castration.

2° *Chondromes du testicule* (Péan). — Depuis Virchow (1849), le chondrome a été placé parmi les tumeurs malignes, car il est susceptible de se généraliser.

Il semble affecter le *côté gauche.*

Il débute également par le testicule, rarement par l'épididyme. Les tissus fibreux et cartilagineux sont mélangés. Les tubes séminifères sont envahis par de petits noyaux cartilagineux. Une partie de la tumeur peut être uniquement composée de tissus fibreux. Les noyaux ont un aspect grisâtre, bleuâtre ou blanchâtre; ils sont entourés d'un cadre vasculaire. La présence des éléments cartilagineux peut presque toujours être diagnostiquée à l'œil nu. Quelquefois il se creuse à l'intérieur du néoplasme des cavités kystiques, pleines d'un liquide gélatineux.

Les causes sont peu connues. Pour Müller et Virchow, le traumatisme devrait presque toujours être invoqué.

L'affection est rare chez l'enfant; elle a été signalée par Poinsot chez un enfant de 4 ans.

Cette tumeur a toujours chez l'enfant un développement très rapide.

Dans ce cas de Poinsot, la tumeur doubla de volume en quinze jours et atteignit 150 grammes pendant les six jours qui précédèrent l'ablation.

Le diagnostic est souvent difficile, quelquefois impossible. La consistance est ferme avec certains points de légère fluctuation.

Même quand la marche est lente, il faut faire la castration.

La récidive est fréquente.

VII. Cancer du testicule (Péan). — Le squirrhe ne se rencontre jamais.

L'encéphaloïde seul a été observé.

Péan en a opéré un cas chez un enfant de 2 ans.

Dolbeau en a signalé un cas à marche très rapide chez un enfant de 3 ans.

Cette tumeur, rare chez l'enfant, a été signalée par Longstoff à l'âge de 7 mois; par Dupuytren, Guersant, Blisard, Earle, Colson, Athol Johnson, Bryant, Holmes, Prestat, chez des enfants de 1 à 5 ans.

Giraldès relate dans ses cliniques un exemple type chez un enfant de 16 mois; il s'agissait d'une tumeur dont le diagnostic oscillait entre l'hématocèle, le kyste congénital et le sarcome. Il opéra comme s'il s'agissait d'un hématocèle et fit ensuite la castration en présence de la nature encéphaloïde de la tumeur. L'analyse microscopique vint vérifier l'exactitude du fait.

Le testicule forme une tumeur volumineuse, ovoïde, aplatie transversalement, bosselée en certains points circonscrits, de consistance ferme.

Les téguments sont tendus; la coloration est rougeâtre à la partie déclive.

Les veines sont développées sous la peau.

Le cordon n'est pas altéré au début.

Les ganglions sont sains.

La tumeur est solide, indolore, élastique, avec des parties plus fluctuantes.

Le pronostic est très grave.

Traitement : la castration.

VIII. Testicule syphilitique. — Nous possédons peu de documents sur l'affection syphilitique du testicule chez l'enfant.

Cette altération des testicules par le poison syphilitique peut se manifester de différentes façons.

Il n'est pas rare de rencontrer chez les enfants syphilitiques un gonflement de l'organe, décrit pour la première fois par Desprès (1875), lequel a relaté trois cas chez des enfants de 7 à 12 ans.

Cornil fit l'autopsie d'un de ces cas et trouva une hypertrophie de la tunique vaginale et de l'albuginée, en même temps qu'une orchite et une épididymite interstitielles. Henoch en a rencontré au moins dix cas.

Le testicule est dur et ferme, inégal et bosselé.

Le volume varie de celui d'une noisette à celui d'une châtaigne.

Les deux testicules sont souvent atteints.

L'affection se manifeste déjà à 3 mois.

Henoch a fait l'autopsie d'un cas, de même que Hutinel. Il s'agissait d'une orchite et d'une épididymite interstitielles. Il n'y avait pas de gommes.

La tumeur peut dégénérer en néoplasie fibreuse et résister à tout traitement.

Si elle n'est pas arrivée à ce point, elle guérit par le traitement général.

Traitement général, frictions mercurielles, bains.

Le *fongus syphilitique* n'est qu'une transformation plus avancée de l'état précédent. Il a été observé par Gosselin chez un jeune enfant qui présentait en même temps des plaques muqueuses à l'anus.

Quant au *fongus simple*, malgré l'avis de Jerjavay, reproduit par Bouchart, il ne semble pas exister. Il ne pourrait se développer qu'à la suite d'une orchite chronique; or celle-ci est d'une rareté extrême et toujours bénigne. Les cas de fongus simple décrits et figurés par Bouchart ne sont autre chose que des fongus tuberculeux ou cancéreux.

Le traitement du *fongus syphilitique* consiste surtout dans le traitement général. On peut sans inconvénient y joindre un pansement compressif, résolutif ou légèrement caustique, si le bourgeonnement est trop exubérant.

IX. Kystes congénitaux du testicule; inclusion fœtale. — Nous arrivons à une autre variété de tumeurs bien intéressantes, qui comprend les kystes dermoïdes du testicule.

Toutes ces tumeurs sont congénitales.

La science possède vingt-quatre observations authentiques publiées de ces tumeurs.

Ces tumeurs ont généralement le volume d'un gros œuf de poule, mais elles peuvent atteindre celui d'une tête d'enfant; on en a vu qui descendaient jusqu'au genou.

Au commencement, elles passent souvent inaperçues, et quelquefois leur développement ultérieur est très rapide.

Elles renferment tous les éléments des kystes dermoïdes, des dents, des os, des cheveux, des cartilages; elles sont entourées d'une membrane limitante qui, comme celle des kystes dermoïdes, présente une structure histologique analogue à celle de la peau, renfermant des glandes sudoripares, des corpuscules pileux, etc.

C'est Verneuil qui, le premier (1855), donna de ces tumeurs une description précise.

Le testicule droit semble être l'organe de prédilection.

Les rapports qui peuvent exister entre la tumeur et le scrotum sont mal définis.

Il semble cependant que la tumeur est primitivement indépendante de la glande, car, dans bon nombre de cas, on a pu l'extirper sans toucher au testicule. Dans d'autres cas, la tumeur avait avec le testicule des attaches intimes qui paraissaient n'être que secondaires. Quelquefois la tumeur coiffe en quelque sorte le testicule; dans ce cas, celui-ci est atrophié.

Le contenu varie; les tumeurs qui renferment des éléments cutanés sont les plus fréquentes; on trouve des portions d'épiderme baignant dans un liquide gélatineux, huileux ou même séreux. On a vu des kystes qui renfermaient des fragments de cerveau, d'intestin, de larynx.

Tous ces produits peuvent s'éliminer spontanément à la suite d'un traumatisme, d'une chute; il se forme alors de l'inflammation, la tumeur devient douloureuse et s'élimine avec suppuration.

Le diagnostic est toujours difficile en raison de la variété du contenu.

C'est toujours une tumeur dure, de consistance ferme, ovoïde, lisse ou bosselée.

Quelquefois elle est fluctuante et accompagnée d'hydrocèle.

Jamais il n'y a d'engorgements des ganglions inguinaux.

La tumeur est indolore dans les premiers stades.

Le pronostic est peu grave.

Si la tumeur est peu volumineuse et non enflammée, l'expectation est recommandée.

Dans le cas contraire, on procèdera à l'ablation de la tumeur, ou à la castration si le testicule est malade.

X. Hématocèle. — L'hématocèle peut survenir à la suite d'un traumatisme, lorsque le sang s'épanche dans la tunique vaginale.

La cause est un pincement, un effort, un traumatisme tel parfois que la ponction d'une hydrocèle.

L'hématocèle se distingue de l'hydrocèle par son début brusque, son défaut de transparence, sa fluctuation obscure, son poids considérable.

De toutes les tumeurs que je viens de nommer, c'est certainement la plus rare, puisque ni Holmes, ni de Saint-Germain, ni Giraldès ne l'ont observée chez l'enfant.

Nous ne connaissons pas dans la science une observation authentique d'hématocèle chez l'enfant; toutefois, Vidal a signalé une hydrocèle dont le liquide avait la couleur et la consistance du chocolat, caractères que Velpeau a attribué au liquide de l'hématocèle; cette coloration du liquide ne se présente pas dans l'hydrocèle pure, et se rattache à l'hématocèle par analogie avec l'adulte.

C'est une affection à laquelle il faut penser dans le diagnostic des affections du testicule; son existence n'ayant rien d'impossible, et une erreur dans ce cas pouvant amener la perte du testicule.

XI. Orchite. Vaginalite. — Une dernière variété d'affections qu'on peut observer fréquemment chez l'enfant, est l'orchite simple.

Il arrive assez souvent qu'on est consulté par les parents pour des enfants qui se plaignent de douleurs dans le testicule; celui-ci est augmenté de volume, dur, douloureux. Ces tumeurs sont généralement attribuées aux traumatismes (coup de pied, frottement d'une rampe). En interrogeant adroitement les enfants, on peut quelquefois leur faire avouer la vraie cause de cet accident, qui est souvent la *masturbation* (De Saint-Germain).

Il n'existe pas d'écoulement uréthral.

Parfois on observe un peu de vaginalite avec épanchement inflammatoire dans le scrotum.

Cet état cesse au bout de peu de temps par la disparition de la cause.

L'orchite a été signalée, bien plus rarement toutefois que chez l'adulte, dans les *oreillons*. Les deux testicules peuvent être pris simultanément; ces orchites, comme les oreillons, semblent être quelquefois épidémiques.

Enfin, M. Horteloup a observé un cas d'épididymite chez un enfant de 6 ans. Au deuxième jour d'une *scarlatine* très confluente, qui s'accompagna d'otite suppurée avec destruction du tympan, il constata que le scrotum présentait le volume d'un gros œuf de pigeon; par transparence on voyait une certaine abondance de liquide dans la vaginale. L'épididyme était dur, gonflé, et avait triplé de volume. Le gonflement de l'épididyme disparut lors de la desquammation, mais l'épanchement ne fut totalement résorbé que vers le quinzième jour.

G. G.

XXXIII.

FIBROME MOLLUSCOÏDE SIÉGEANT AU BRAS

CHEZ UN ENFANT DE CINQ ANS.

Jean-Baptiste Van B..., de Perck, âgé de cinq ans, entre à l'hôpital Saint-Pierre, dans notre service, le 7 avril 1889. Cet enfant présente à la région brachiale du côté droit une tumeur de la grosseur d'une orange ordinaire; elle est pendante et n'est rattachée au membre que par l'intermédiaire d'un pédicule aplati qui mesure 8 centimètres; elle commence à deux travers de doigt sous le creux axillaire et s'étend jusqu'au voisinage des condyles de l'humérus; la peau qui la recouvre est de coloration normale et glisse aisément par l'intermédiaire d'un tissu cellulaire lâche sur la surface du néoplasme; le membre auquel celui-ci est accolé n'est pas amaigri; les ganglions axillaires du côté malade ne sont nullement engorgés. Les parents n'ont constaté cette tumeur chez leur enfant que lorsqu'il avait deux mois; elle n'avait alors que le volume d'une noisette; il serait impossible de déterminer si elle était congénitale; depuis l'époque à laquelle elle a été constatée pour la première fois, elle n'a jamais fait que s'accroître d'une façon lente, progressive, sans discontinuité. Quand le bras est maintenu

écarté du tronc, dans une position horizontale, la tumeur pend comme une bourse renflée à sa base et ne tenant au bras que par l'intermédiaire du pédicule aplati, constitué seulement par la peau et par le tissu cellulaire sous cutané.

La palpation renseigne que la surface de cette tumeur est uniformément arrondie, sans nodosité, procurant la sensation que pourrait fournir, soit un tissu graisseux, un lipôme, soit une enveloppe plus ou moins épaissie renfermant un liquide, comme dans le kyste séreux congénital. Nous pratiquons profondément au sein du tissu morbide une ponction avec une longue aiguille exploratrice; nous n'obtenons pas de trace de sérosité; il ne s'écoule que quelques gouttes de sang. Nous crûmes dès lors que nous avions affaire à un lipôme, bien que ce soit certainement de toutes les tumeurs celle qui est le plus rarement observée dans la première et dans la seconde enfance. Le 9 août, nous pratiquions l'ablation de cette tumeur; il en résultait à la partie interne du bras droit une plaie linéaire de 10 centimètres qui fut suturée au catgut; la seule particularité qui se présenta pendant l'opération, c'est que nous découvrîmes dans le pédicule une énorme artère nourricière du néoplasme; elle était accompagnée d'un nerf satellite volumineux et d'une veine; le tout formait un cordon épais qui émanait du bras et allait se perdre dans le tissu de la tumeur. Dix jours après son entrée, l'enfant sortait de l'hôpital, parfaitement guéri, la plaie n'ayant pas fourni de pus.

Description de la tumeur. — Une section transversale nous montre deux surfaces nacrées, d'un blanc jaunâtre, d'une texture uniforme, ne présentant pas de traces d'éléments graisseux; la mollesse du tissu est due à ce qu'il est imbibé d'une sérosité qui tapisse les deux surfaces de section. Au microscope, on constate que la trame de cette tumeur est constituée principalement par des faisceaux de tissu connectif, allongés, légèrement sinueux, entrecroisés dans tous les sens et laissant entre eux des espaces dans lesquels on observe des cellules jeunes de tissu connectif; des vaisseaux très développés sillonnent la préparation; on y distingue aussi des filets nerveux très apparents(1). Nous n'observons pas, comme dans les fibromes ordinaires, de lobulation bien distincte dans aucune des préparations.

En rapprochant cet examen de celui fait par Virchow d'une tumeur analogue, nous ne croyons pas nous tromper en diagnostiquant que cet enfant était atteint d'un *fibrome molluscoïde* du bras. Nous lisons dans la *Pathologie des tumeurs* (t. I, page 323) qu'une femme portait, répandues sur tout le corps, une grande masse de tumeurs petites et grosses; elles s'étaient lentement développées depuis des années; beaucoup d'entre elles étaient très petites, de la grosseur d'un pois jusqu'à celle d'un noyau de cerise, arrondies et recouvertes d'une peau lisse; la plus grande s'insérait à gauche par une large base à la région costale inférieure; elle avait 48 pouces de circonférence et s'étendait depuis la ligne blanche jusqu'à environ 2 pouces de la colonne vertébrale. Elle pendait de cet endroit jusque bien au-dessous de la hanche. L'examen microscopique que fit Virchow de cette tumeur pendante se rapproche de celui que nous a fourni notre cas;

(1) Nous devons des préparations microscopiques très bien faites de cette tumeur à M. le Dr Gratia, professeur à l'École vétérinaire, chef des travaux anatomiques à l'hôpital Saint-Pierre.

dans les deux observations, ce sont des tumeurs de tissu connectif très succulent, dont on peut exprimer une grande quantité de liquide jaunâtre, albumineux. Le développement de ces tumeurs est lent, latent; le nom de « molluscoïde » leur vient de leur mollesse, due à l'absence de rétraction des fibres de tissu conjonctif, comme dans les autres fibromes.

Par cet exemple, on peut conclure à ce que présente de factice, de forcé, la création d'une chirurgie infantile, d'une chirurgie sensément propre à l'enfance. La vérité est que l'on est exposé à rencontrer chez les enfants les plus jeunes, toutes les affections que l'on observe chez les adultes. En ce qui concerne les tumeurs, nous avons fourni des observations de cas les plus variés chez de jeunes sujets : de cancer encéphaloïde, de sarcome, de papillome (vessie), de gliome; une fois nous avons enlevé du périnée, chez une petite fille, un lipome volumineux. Si quelques affections médicales ou chirurgicales sont vraiment propres à l'enfance, elles sont en bien infime minorité; par contre, il n'est pour ainsi dire pas de lésions observées chez l'adulte que l'on ne vienne à rencontrer également chez des enfants; nous avons publié plusieurs cas d'athérome de l'aorte chez de jeunes sujets, et même un cas de vessie à colonne, affection qui se présente surtout chez le vieillard. Ayant affaire à une tumeur du bras, chez un enfant de 5 ans, on se serait peu attendu à rencontrer comme chez notre sujet le fibrome molluscoïde, déjà si rare chez l'adulte; cependant il en était ainsi; la rareté du fait nous a décidé à le publier.

XXXIV.

APPENDICE CAUDAL CONGÉNITAL

CHEZ UNE ENFANT DE DEUX JOURS.

Dans le courant de septembre 1889, une enfant nous était présentée à notre consultation gratuite, deux jours après sa naissance; on constatait chez elle, au bas de la région dorsale, un véritable appendice caudal; celui-ci, long d'environ 3 centimètres, présentait la même coloration rosée que le restant de la peau; il était de forme cylindrique, légèrement enroulé sur lui-même; d'un diamètre transversal qui allait en diminuant depuis le point d'attache de l'appendice, où ce diamètre mesurait 6 millimètres environ, pour ne plus mesurer que 3 millimètres vers l'extrémité libre; d'une consistance assez ferme. Cette bizarre excroissance sous forme d'une véritable queue, s'insérait au niveau de l'union de la cinquième vertèbre dorsale avec le sacrum, et était animée de certains mouvements vibratoires, peu étendus, qui se produisaient dans tous les sens, comme si elle eût renfermé des fibres musculaires.

Avant d'intervenir pour débarrasser cette petite fille d'un appendice qui aurait constitué pour elle dans l'avenir une infirmité ridicule, nous avons eu soin de bien nous rendre compte des rapports de cette excroissance, vers sa base, avec le rachis; nous voulions être certain de n'avoir pas affaire à une forme fruste, anormale, de spina bifida, et, ayant acquis la certitude que le canal vertébral était bien fermé au niveau de l'implantation de l'appendice caudal, nous avons eu recours pour l'ablation de celui-ci à l'anse métallique du galvano-cautère, qui fut serrée tout à fait à la base de l'excroissance, au ras de son point d'insertion; ce mode d'intervention ne provoqua pas la moindre hémorragie; la guérison de la petite brûlure punctiforme déterminée par le galvano-cautère eut lieu en quatre jours; il ne restait qu'une cicatrice imperceptible.

Examen macroscopique. — A l'œil nu, sur la surface de section opérée par l'anse métallique, on remarque que l'axe de cet appendice tranche nettement par sa coloration blanchâtre avec les autres parties plus excentriques, qui offrent une teinte plus foncée; par sa coloration d'un blanc nacré, cet axe ressemble, à un examen superficiel, à celui de ces fibro-chondromes branchiaux, que l'on observe parfois siégeant sur la joue et plus souvent à la région pré-auriculaire.

Examen microscopique. — Après durcissement de la pièce dans l'alcool, des coupes transversales démontrent sous le microscope que cette production anormale ne renferme, en somme, que des éléments propres au tissu connectif feutré et ondulé; des organes glandulaires se rencontrent en très grand nombre, tels que des glandes sudoripares et sébacées; enfin on aperçoit encore dans la préparation des vaisseaux sanguins contenant des globules rouges et des leucocytes.

La cavité du cylindre ne présente aucun élément osseux, ni cartilagineux, comme on aurait pu le présumer à un simple examen macroscopique, mais seulement du tissu cellulaire lâche et du tissu adipeux. Pour nous résumer, on ne trouvait dans cet appendice caudal aucun autre élément histologique que ceux que l'on rencontre à l'état normal, dans un repli quelconque du tégument externe.

Peut-être ferions-nous bien de ne pas essayer d'expliquer un fait patholoqique aussi rare, de ne pas nous engager à la légère, au sujet de la pathogénie de cette tumeur, dans le champ des hypothèses. Cependant, une explication qui nous séduirait, ce serait de considérer cette expansion cutanée comme le reliquat d'un spina-bifida qui se serait formé pendant la vie utérine, et dont la structure intime se serait modifiée, après que l'ouverture de communication avec le rachis se serait oblitérée, avant la naissance. Parfois un spina-bifida, par suite d'un épaississement fibreux à la base du collet ou par suite du rapprochement graduel des arcs vertébraux, arrive à n'être plus en communication avec le canal vertébral (E. Follin); qu'un pareil processus se soit accompli pendant la vie intra-utérine, et l'on pourra ne plus observer chez le nouveau-né qu'un appendice semblable à celui de notre sujet.

Nous n'avons pas ici affaire à une malformation analogue à celle que l'on a signalée dans le cas d'appendice caudal chez l'homme; il s'agit alors d'une production représentant la continuation de la colonne vertébrale même, contenant un centre osseux ou cartilagineux et figurant un état de retour vers les animaux inférieurs; dans le cas présent, l'appendice siège à l'extrémité du coccyx et non à la réunion du sacrum avec le rachis.

On trouve souvent à l'origine de la rainure interfessière

et à la région sacro-coccygienne des fistules, des dépressions congénitales signalées pour la première fois par Kuhn en 1867 : « Tantôt, dit Lannelongue [1], c'est une simple fossette, tantôt un infundibulum, tantôt enfin une véritable fistule borgne externe profonde de 3 ou 4 millimètres et plus. » Ces dépressions ont été considérées par Lawson-Tait comme les cicatrices marquant la place de la queue chez l'embryon humain, comme des points qui correspondraient à l'ombilic postérieur, résultant de la fermeture du canal rachidien; elles paraissent dépendre, d'après le professeur Lannelongue, d'un trouble survenu dans le développement des lames dorsales de l'embryon et portant sur les parties molles au lieu de porter à la fois sur les parties molles et sur le squelette, comme dans le *spina-bifida*.

Chez notre sujet, le trouble cutané se manifestait, non par une dépression, mais par une saillie; il y a peut-être lieu de rapprocher cette saillie de ces cas congénitaux d'enclavement cutané, auquel on rapporte la pathogénie des kystes dermoïdes.

(1) *Traité des kystes congénitaux*, par le professeur Lannelongue; Paris, 1886, p. 120.

XXXV.

HÉMATOME PERSISTANT DU STERNO-MASTOÏDIEN

CHEZ UN ENFANT DE DOUZE MOIS.

Le nommé Paul F... âgé d'un an, nous est amené par sa mère à la consultation gratuite dans le courant du mois d'octobre 1889. Cet enfant présente à la région cervicale du côté droit une tumeur allongée, très dure, rappelant la consistance de la pierre et siégeant à la partie moyenne du sterno-cléido-mastoïdien, avec son grand axe dirigé dans le sens oblique qu'affecte ce muscle; elle est légèrement douloureuse au toucher; la peau qui la recouvre présente sa coloration normale; par suite de la rétraction du muscle, la tête du sujet est déviée du côté malade comme dans le véritable torticolis. La tumeur avait été constatée par les parents, peu de jours après la naissance; la mère nous dit avoir amené à cette époque l'enfant à l'hôpital; nous avions affirmé alors que la résolution s'opérerait insensiblement, que le muscle reviendrait à son état normal. Nous avons interrogé la mère pour savoir comment s'était passé l'accouchement; dans la pathogénie de cette affection, on a donné beaucoup d'importance à la position du fœtus *in utero*, à la présentation par le siège, à la durée de l'accouchement, aux manœuvres obstétricales nécessitées pour la délivrance; l'enfant s'était présenté par la tête; l'accouchement n'avait rien présenté d'anormal.

Les cas d'hématome du sterno-mastoïdien ne sont pas très rares; l'observation précédente ne mériterait pas d'être rapportée, s'il ne s'agissait ici d'un cas relatif à un enfant d'un an, chez lequel la tumeur a persisté depuis la naissance et semble même prendre un développement progressif; chez ce jeune sujet, l'affection a déterminé une déviation de la tête du côté malade et tend à imprimer à la colonne vertébrale, au niveau des vertèbres cervicales, une déviation scoliotique, véritable torticolis par rétraction du sterno-mastoïdien. Ce cas vient donner tort au pronostic bénin porté sur l'hématome, par tous les auteurs qui se sont occupés de cette affection; Henoch seul est plus réservé sur ce point; il attribue à l'hématome congénital un cas de torticolis qu'il observa chez une petite fille de six ans.

Bouchut (1867) a décrit l'un des premiers cette altération sous le nom de « tuméfaction circonscrite du muscle sterno-cléido-mastoïdien » ; elle est qualifiée d'hématome du sterno-mastoïdien par Henoch et par Descroizilles (1883), de trachélæmatome par Tordeus (1882), de myosclérose mastoïdienne par quelques auteurs; nous préférerions cette dernière qualification; il est vrai que Skrzezka a fait des autopsies dans lesquelles il a pu observer l'altération à son début, constater de l'épanchement sanguin dans l'épaisseur et à la surface du muscle, au-dessous de sa gaine; il a pu observer que les fibres musculaires étaient imbibées de sang au niveau de l'épanchement; notre observation tend à prouver que la déchirure musculaire et l'hématome qui en est la suite, déterminent une myosite chronique; la dureté persistante de la tumeur ne peut être due qu'à une prolifération du tissu connectif que l'on rencontre entre les fibres musculaires. Ce qui caractérise l'affection, ce n'est pas tant l'épanchement sanguin qui, s'il était résorbé promptement, ne mériterait pas d'ailleurs l'attention : c'est bien plus l'irritation qui résulte du sang épanché dans la trame musculaire et qui produit *in loco* la prolifération conjonctive, sous forme de tumeur ovalaire persistante et détermine un torticolis chronique, comme Henoch l'a également observé; chez ce petit garçon, l'affection persiste; au bout d'un an, elle semble se constituer définitivement sous forme d'une tumeur d'une dureté cartilagineuse, un peu douloureuse au toucher et accompagnée de rétraction du muscle.

Le seul traitement auquel nous ayons eu recours a été le massage, qui ne paraît avoir jusqu'à présent produit aucune amélioration, sans doute à cause de la longue durée du mal et des modifications survenues dans la constitution du muscle. L'intervention par le massage semble cependant agir favorablement sur le torticolis, l'enfant ne tient plus sa tête aussi penchée vers le côté droit.

La persistance de l'hématome du sterno-mastoïdien constitue une rareté pathologique qui n'a pas encore été signalée; dans un cas de l'espèce, il sera bon d'avoir à l'esprit cette terminaison de l'épanchement que nous venons de décrire.

XXXVI.

FRACTURE DU CRÂNE SUIVIE DE GUÉRISON

CHEZ UN ENFANT DE TROIS ANS.

La fracture du crâne est plus rarement observée chez l'enfant que chez l'adulte, pour cette raison que chez le premier la boîte crânienne est plus élastique ; semblable au roseau de la fable, elle plie et ne rompt pas ; elle se laisse déprimer par un choc violent puis reprend sa forme première. Dans le cas suivant, la fracture s'est produite ; elle a nécessité l'enlèvement d'une certaine portion de substance osseuse et a été suivie de guérison.

Marie V..., âgée de trois ans, fut atteinte à la région frontale du côté gauche par un pot de fleurs, lancé avec violence de la hauteur d'un second étage ; l'enfant est apportée à l'hôpital, ayant perdu connaissance, dans un état de compression cérébrale ; elle présente au-dessus de l'arcade sourcilière gauche une plaie transversale de 4 centimètres ; en introduisant le doigt au travers des tissus décollés, on reconnaît une fracture du crâne et la présence de nombreuses esquilles disséminées au fond de la plaie ; par des débridements dans le sens longitudinal et transversal, on met à découvert une solution de continuité dans la substance osseuse, de la grandeur et de la forme d'une pièce de deux francs; quatre ou cinq esquilles sont retirées; un fragment osseux à bords tranchants de la longueur d'un centimètre a traversé la dure-mère; pour extraire cette dernière esquille, il faut inciser la méninge; après avoir lavé et désinfecté la plaie avec une solution au sublimé, on distingue qu'il existe, partant de la solution osseuse, plusieurs fissures du crâne, l'une se dirigeant en bas, vers le temporal; les deux autres se dirigent obliquement en sens contraire vers la partie supérieure de l'os frontal, la plus externe allant se confondre avec la suture coronale; au niveau de cette dernière fissure, le fragment antérieur frontal est enfoncé sous le fragment postérieur pariétal; on parvient à relever la portion osseuse déprimée de la sorte à l'aide d'une forte pince plate, introduite entre l'os et la dure-mère; après régularisation des bords de la solution osseuse à l'aide de cisailles et désinfection des surfaces béantes au sublimé, les plaies résultant des incisions libératrices sont suturées au catgut. Trois jours après cette intervention, l'enfant reprenait connaissance; la plaie est aujourd'hui complètement cicatrisée, mais sous la peau très mince qui recouvre la solution de continuité de l'os, on perçoit les battements de l'encéphale.

Dans un autre cas qui nous fut présenté vers la même époque, chez la nommée Juliette B..., âgée de trois ans, une solution osseuse du frontal, de moindre étendue, il est vrai, s'est parfaitement cicatrisée, sans solution de la boîte osseuse.

Nous avions enlevé après débridement, à l'aide d'un élévateur, une rondelle nécrosée de la forme et de la grandeur d'un sou, dénudée complètement de périoste; chez cette enfant, la dure-mère, que nous trouvâmes au fond de la solution osseuse, recouverte de bourgeons charnus, joua le rôle de périoste et reconstitua l'os.

L'accident primitif chez cette petite fille avait été une chute sur le bord d'un poêle, suivie d'une bosse sanguine qui avait passé à la suppuration; le périoste avait été détruit à ce niveau et l'os dénudé resta à nu pendant plus de trois mois, sans que la plaie se cicatrisât; après notre intervention, consistant en l'enlèvement de la rondelle osseuse nécrosée, la cicatrisation fut rapide.

XXXVII.

DE LA TAILLE SUS-PUBIENNE.

Communications de M. CHARON à la *Société Royale des Sciences Médicales.* (2 déc. 1889 et 14 avril 1890.)

I. J'ai l'honneur de vous présenter un calcul mûral du poids de 22 grammes, que j'ai extrait, le 14 novembre dernier, par la taille hypogastrique, de la vessie du nommé Dominique B..., âgé de 10 ans, natif de Vilvorde. Attaché au service des enfants depuis dix-neuf ans, j'ai eu à pratiquer 55 fois la taille; dans 54 cystotomies, j'ai eu recours à la taille périnéale. J'ai longtemps hésité à abandonner le procédé séculaire, qui a fourni chez les enfants une statistique brillante au point de vue de la léthalité, mais qui laisse à désirer au point de vue des infirmités, qui peuvent se présenter chez les sujets qui ont subi la taille périnéale; on n'est pas encore édifié sur l'état des fonctions génésiques chez ceux qui, devenus adultes, ont été opérés pour un calcul, pendant leur enfance, par la voie du périnée.

Tous les chirurgiens actuels des hôpitaux ont eu recours à la voie hypogastrique; pour ne point paraître indifférent au progrès, je me proposais d'aborder à mon tour la taille sus-pubienne chez le premier enfant calculeux qui se présenterait, si la pierre était volumineuse.

Chez ce jeune garçon, c'était bien le cas; le volume du calcul pouvait être aisément apprécié par le toucher rectal, aidé du palper abdominal. A 10 ans, le rayon oblique postérieur de la prostate est de 7 millimètres; j'aurais pu, au maximum, donner 14 millimètres d'ouverture à mon lithotome; or, vous pouvez constater que cette pierre mesure 26 millimètres de largeur sur 33 de longueur; pour l'extraire de la vessie par le périnée, il eût fallu d'abord la briser, joindre la lithotritie à la cystotomie, ce qui n'est pas facile en cas de calcul dur comme un oxalate, surtout chez l'enfant, Si je tentais d'extraire la pierre, sans la briser au préalable, je m'exposais, dans des tractions violentes à contondre, à déchirer le tissu de la prostate et du col vésical, à blesser les conduits éjaculateurs, à compromettre, pour l'avenir, les fonctions génésiques du patient.

La taille hypogastrique qui permet de ménager les organes délicats de la génération et de la miction est, de nos jours, une opération qui ne demande aucune aptitude chirurgicale extraordinaire; elle se décompose en une série de petites manœuvres qui doivent être accomplies avec plus de minutie que de virtuosité. La taille périnéale est d'une exécution plus difficile, plus délicate; plus que la taille hypogastrique, elle expose un opérateur maladroit à un échec. Des chirurgiens habiles, expérimentés, s'étant trouvés dans la taille périnéale en présence de calculs trop volumineux, ont dû parfois laisser l'opération inachevée, et le patient succombait, conservant la pierre dans la vessie; une pareille déconvenue n'atteindra jamais celui qui s'adressera à la voie hypogastrique, et quelque énorme que soit le calcul, son extraction de la vessie sera possible.

Avec ses perfectionnements récents, comprenant la dilatation rectale par le ballon de Petersen et l'antisepsie, la taille sus-pubienne sera la taille de l'avenir; elle est appelée à faire reléguer le lithotome dans l'arsenal réservé aux instruments surannés; elle respecte les organes importants de la génération : les vésicules séminales et les conduits éjaculateurs; elle permet l'extraction des calculs les plus volumineux et ne laisse à sa suite ni fistule, ni incontinence d'urine.

II. *Calcul vésical chez un enfant de 7 ans; taille hypogastrique.* — Je vous ai montré récemment un calcul à base d'oxalate de chaux, extrait de la vessie d'un garçon âgé de 10 ans. Le calcul que je vous présente aujourd'hui est à base de phosphate ammoniaco-magnésien; il provient d'un enfant de 7 ans; il pèse 13 grammes; à l'état frais, il était d'une extrême friabilité; dans ces deux cas, j'ai pratiqué la taille hypogastrique. Ces deux calculs sont semblables à tant d'autres que je vous ai soumis naguère, et ne mériteraient pas d'attirer votre attention, si je n'insistais, à leur propos, sur mon intention d'abandonner complètement, à l'avenir, chez les enfants, la taille périnéale en faveur de la taille hypogastrique. Rien n'est plus commun chez les enfants que ces calculs mous, à base de phosphates; chez un garçon que j'opérai en 1873, par la voie périnéale, d'un calcul de 19 grammes, formé de couches concentriques de phosphate de chaux et de phosphate ammoniaco-magnésien, il y eut quatre fois récidive du calcul; nul doute que ces récidives sont dues à ce que de semblables calculs s'écrasent, sous la moindre pression des tenettes; on croit, par des lavages, enlever de la vessie les moindres fragments; mais s'il en reste un seul, quelque minime que soit ce fragment, il peut devenir le noyau d'un nouveau calcul. Sous ce rapport, la taille hypogastrique, qui permet un lavage plus radical, plus facile de la vessie, rendra plus rares les cas de récidive de l'affection chez ceux qui sont porteurs de ces calculs friables.

Le nommé Corneille P..., d'Uccle, âgé de 7 ans, est opéré le 22 mars; 200 grammes d'eau boriquée sont injectés dans la vessie; 300 grammes du même liquide sont poussés dans le ballon de Petersen; la vessie fait alors une saillie d'environ 12 centimètres au niveau de l'hypogastre; les tissus sont divisés au-dessus du pubis, sur la ligne blanche, dans une étendue de 8 centimètres; aucune artériole ne donne; la vessie est promptement ouverte; quand je veux saisir le calcul avec les tenettes, il se brise en partie; j'abandonne les tenettes et le ramène aisément vers l'ouverture vésicale à l'aide de l'index de la main gauche.

Des lavages d'eau boriquée tiède entraînent ensuite les moindres fragments; deux drains de caoutchouc rouge sont fixés à l'angle inférieur de la plaie par du fil de soie; nous réunissons les lèvres de l'incision, avec du catgut, par une suture double; au préalable, nous nous étions bien assuré que l'eau boriquée, injectée par un des drains, revenait par la lumière de l'autre. Par l'ouverture étroite de la taille périnéale, les tenettes auraient réduit ce calcul si friable en une masse de fragments mous, qu'on aurait péniblement extraits de la vessie, à l'aide de la curette et par des lavages prolongés, sans avoir la garantie qu'un fragment demeuré dans la vessie, en dépit de ces moyens, ne serait, par la suite, devenu l'origine d'un nouveau calcul.

Ce qui prouve l'innocuité de la taille hypogastrique chez les enfants, c'est que, dans ce cas, il y eut une complication défavorable au succès de l'opération, mais qui n'a pas néanmoins compromis la guérison. Notre sujet, peu docile, arrachait ses drains dès le 26 mars, le cinquième jour après l'opération; l'urine a coulé, dès lors, incessamment par la partie inférieure de la plaie; nous n'avons jamais placé de sonde dans l'urètre; nous nous sommes borné à couvrir la plaie de compresses d'eau boriquée, fréquemment renouvelées. Malgré cet arrachement prématuré des drains, l'enfant commença à uriner par l'urètre, à partir du 6 avril, quinze jours après l'opération; il était complètement guéri le 11 avril, par conséquent en vingt jours.

Du moment que la taille sus-pubienne est devenue, par suite de l'antisepsie et de la découverte du ballon rectal, aussi inoffensive, pourquoi désormais recourir encore à un procédé d'une exécution plus difficile, et qui peut compromettre des organes aussi délicats que les canaux éjaculateurs et les vésicules séminales, qui entraîne parfois, j'en ai observé des cas, de l'incontinence d'urine et qui ne permet l'extraction des calculs volumineux qu'après des manœuvres laborieuses, nécessitées par des broiements préalables?

Je ferai observer, en terminant cette communication, que rien n'est plus variable que la symptomatologie des calculs vésicaux chez les enfants; c'est ainsi que ce jeune garçon, avant l'opération, n'a jamais éprouvé la moindre douleur pendant la miction. Son médecin, M. Cammaert, l'amena à notre consultation. Ce praticien nous apprit qu'il le traitait depuis quelque temps pour de fréquents besoins d'uriner, et que ce symptôme n'avait cédé à aucune médication. M. Cammaert nous pria de sonder son malade, pour constater si ce symptôme si rebelle n'était pas dû à la présence d'un calcul dans la vessie.

XXXVIII.

DU TRAITEMENT DU PIED-BOT CHEZ L'ENFANT.

Clinique du docteur CHARON, recueillie par M. JACQMAIN, interne du service.

Cette petite fille, âgée de 4 ans, que je vous présente, a subi devant vous, il y a deux mois, l'opération de la tarsectomie postérieure au pied droit : depuis, j'ai, par la même intervention, redressé le pied gauche. Cette enfant est actuellement guérie de son double varus-équin et quand elle marche, les deux plantes du pied touchent le sol; la déambulation est cependant incertaine, il persiste de la faiblesse musculaire, les membres ayant été condamnés pendant longtemps à l'inaction; nous soumettons actuellement au massage les muscles particulièrement atrophiés.

Le pied-bot est une infirmité souvent observée dans notre service; je m'efforcerai de ne pas vous répéter uniquement ce qu'il vous est loisible de lire dans tous les traités de pathologie chirurgicale, mais de vous entretenir de ce que j'ai observé moi-même, pendant une période de vingt ans. Pourquoi insister, par exemple, sur des types exceptionnels de pied-bot que je n'ai jamais rencontrés dans notre service, qu'on voit plus ou moins bien gravés sur les planches de certains ouvrages, tels que le pied-bot en dessous de Chaussier, ou équin avec enroulement complet du pied; tel que le talus pied creux de Duchenne de Boulogne, dans lequel le talus est compliqué d'involution de l'avant-pied? Ce serait engendrer la confusion dans vos esprits, rendre pour vous stérile cet entretien, vous amener à considérer comme ardu un sujet qui n'offre, au point de vue pratique, rien qui puisse vous embarrasser; ce serait vous détourner d'intervenir dans les cas de pied-bot, par des moyens à la portée de chacun d'entre vous et qui vous fourniront de faciles succès.

Je vous parlerai seulement des types de pied-bot que j'ai moi-même observés, dont la plupart sont congénitaux et en premier lieu, comme étant le plus fréquent, du varus compliqué d'équinisme et se présentant à différents degrés de déviation. En voici, sous vos yeux, un exemple chez un enfant âgé de trois semaines; la mère nous l'a présenté, il y a quelques jours; nous nous proposons de pratiquer devant vous sur ce jeune sujet, la ténotomie des tendons d'Achille.

Le talus congénital est plus rare, il est le plus souvent talus valgus. Comme vous pouvez l'observer chez ce troisième enfant, en cas de talus-valgus, le talon est abaissé, la pointe du pied est relevée, la plante est tournée en dehors; c'est la position diamétralement opposée à celle du varus-équin. A une époque rapprochée de la naissance, le talus ne réclame pas d'intervention chirurgicale; il cède au massage, au redressement par des appareils que vous serez à même de confectionner; très exceptionnellement il vous faudra ténotomiser au préalable le jambier antérieur, en cas de talus varus; les péroniers, en cas de talus-valgus; je n'ai jamais personnellement eu l'occasion de faire la ténotomie des péroniers.

J'ai souvent rencontré à notre consultation le pied-bot franchement équin, dans lequel la pointe du pied touche le sol, tandis que le talon est relevé; l'équin pur n'est pour ainsi dire jamais congénital; c'est le plus souvent le reliquat d'une affection dont je vous ai entretenus récemment, de la *paralysie infantile*, de la *paralysie atrophique de l'enfance*. Bien que Malgaigne condamne dans cette variété de pied-bot, la ténotomie, que d'Espine et Picot prononcent la même interdiction, je peux vous affirmer que la ténotomie du tendon d'Achille, suivie du massage des muscles antérieurs de la jambe, amène si pas une guérison radicale de l'infirmité, du moins une notable amélioration dans la marche du patient.

Chez la première de ces enfants, la petite fille âgée de 4 ans, nous avions affaire, du côté des deux pieds, au type le plus accentué du varus équin; depuis la naissance, on n'était intervenu par aucun moyen orthopédique ni chirurgical, pour corriger cette double infirmité; nous étions en présence de deux pieds-bots osseux; on qualifie ainsi le pied-bot, quand la résistance à toute tentative de redressement réside non dans la rétraction tendineuse ou aponévrotique, mais dans le changement de forme des os, dans leur déplacement (Thiriar). Je n'ai pas à entrer ici dans cette question mal élucidée encore de la pathogénie du pied-bot, mais je crois que dans la majorité des cas, les pieds-bots ne sont pas osseux dès la naissance, et, pour le prouver, j'invoquerai ce fait que pris au début de l'existence, la plupart des pieds-bots guérissent, soit par l'emploi d'appareils orthopédiques, par le massage, soit dans les cas plus rebelles, en faisant précéder l'emploi de ces moyens de la ténotomie des tendons rétractés.

C'est lorsque l'on a négligé tout mode de traitement, que l'on arrive à produire des pieds-bots comme ceux de cette petite fille, offrant le type du varus-équin, au plus haut degré de déformation. L'enfant marchait sur le bord externe du pied; une bourse séreuse de nouvelle formation, recouverte d'une peau épaisse, écailleuse s'observait sur la partie moyenne de la face externe de chaque pied; vous pouvez constater que ces bourses ont disparu, sans intervention de notre part, depuis que l'enfant marche sur la plante des pieds; sur la face supéro-externe, l'astragale faisant une forte saillie, la malléole externe était très proéminente et la malléole interne effacée; la face plantaire, devenue interne, présentait une concavité exagérée, due à la contracture musculaire et au raccourcissement de l'aponévrose plantaire; le tendon d'Achille était très saillant et contracturé en arrière, le talon était relevé. Chez cette petite fille, les pieds-bots étaient osseux, par suite de la contracture musculaire qui s'était exercée, pendant quatre ans, sur des os en voie de développement; mais si l'on nous avait amené l'enfant au quinzième jour de sa naissance, elle aurait été guérie en deux ou trois mois de traitement et par des moyens très simples; il aurait fallu débuter par la ténotomie du tendon d'Achille. Depuis que l'on a recours à l'antisepsie, cette ténotomie ne réclame aucune virtuosité de la part du chirurgien; pourvu qu'il coupe le tendon, il pourrait impunément traverser la peau de part en part, ce qu'auraient redouté Bouvier, Duval, Guérin; deux jours après l'opération, le pansement antiseptique aura réparé la maladresse de l'opérateur.

Certains auteurs, Sayre entre autres, considèrent la ténotomie comme secondaire dans la cure du pied-bot et donnent le plus d'importance, les uns, à des bandages, les autres, aux appareils compliqués fabriqués par les bandagistes; certains chirurgiens anglais et américains, à des tractions élastiques pratiquées sur les muscles qu'ils supposent paralysés. Les appareils, à mon avis, ont une part prépondérante dans la cure de cette malformation et pour être bien faits, j'estime que les appareils employés pour le redressement du pied, doivent être confectionnés par le chirurgien lui-même.

Vous lirez dans certains ouvrages que l'impossibilité de mettre des bandages ou des appareils chez des sujets âgés de moins de 6 à 8 mois, doit faire reculer la ténotomie, jusqu'à cette période de l'existence; des auteurs invoquent à l'appui de cette pratique, ce fait, que dans les premiers mois de l'existence, la peau des membres est trop délicate et supporterait difficilement la constriction; je suis avec Giraldès, d'un avis contraire et vous me verrez opérer des enfants âgés de trois semaines environ; mais pour cela, il faut avoir à sa disposition un bandage redresseur inoffensif, mis avec soin et que l'on enlèvera à la moindre alerte, au moindre signe de douleur du patient, au moindre gonflement de ses orteils.

Je vous recommande en cas de varus équin congénital, après la ténotomie antiseptique du tendon d'Achille, l'emploi d'un petit appareil en zinc que vous découperez vous-même et qui fut inventé par le Dr Van Hoeter, le regretté chirurgien de l'hôpital Saint-Jean, celui qui, de tous nos praticiens, excellait le mieux dans l'art de mettre un bandage, art négligé aujourd'hui; l'antisepsie qui favorisa toutes les audaces chirurgicales, vint jeter un certain discrédit sur le praticien limitant son amour-propre à guérir une fracture simple ou compliquée, par un appareil de déligation convenablement appliqué, à redresser un pied-bot par une simple ténotomie, suivie d'une série de bandages patiemment confectionnés. Ces cures modestes qui ne font courir aucun risque au patient, ne sont plus de nature aujourd'hui à vous amener une bien grande considération; c'est l'ère des grandes interventions chirurgicales; mais croyez bien, Messieurs, que la plupart d'entre vous, serez plus souvent appelés à réduire une fracture, à intervenir dans un cas de simple pied-bot qu'à pratiquer de ces brillantes et tapageuses opérations qui seront toujours réservées à quelques spécialistes célèbres.

Pour confectionner l'appareil qu'employait Van Hoeter, on découpe dans une feuille de zinc un carré qui formera la partie inférieure d'une attelle, dont la longueur ira jusqu'à mi-jambe du sujet, et dont la largeur sera proportionnée à l'épaisseur de son mollet; la partie carrée de l'attelle est destinée à la plante du pied, qu'elle dépassera en largeur. Si l'on veut agir avec plus de puissance, il faut augmenter la longueur de la partie montante, qui fera office de levier et même la faire assez longue pour qu'elle arrive jusqu'au niveau de la tête du péroné. A l'aide de mains en bois, on replie de chaque côté la partie inférieure ou plantaire de l'attelle.

Pour accomplir le redressement, après avoir replié en dehors la partie montante, on applique la partie horizontale sous la plante du pied et on l'y maintient assez solidement avec une bande en huit de chiffres, qui vient passer entre la jambe et la partie montante de cette attelle; une fois le pied fixé par sa face plantaire dans l'espèce de bottine de zinc, on renverse la partie montante contre la jambe et on l'y applique par des tours de bandes amidonnées; dans ce mouvement de bascule, grâce à la puissance du levier, le pied est ramené en dehors et prend en même temps une position à angle droit sur la jambe, commandée par la disposition de l'attelle. On aura au préalable bien capitonné le pied et la moitié inférieure de la jambe avec de l'ouate, et l'on surveillera l'enfant pendant les premiers jours; s'il est difficile, s'il a souffert, si les orteils sont gonflés, on enlèvera l'appareil pour le replacer, en évitant toute constriction exagérée. Une fois que l'enfant est habitué à avoir ainsi le pied redressé dans les bandages, on peut ne le revoir que tous les quinze jours pour renouveler les bandes, si elles sont souillées par l'urine ou par les fèces.

En cas de pied varus-équin trop rebelle, je chloroformise l'enfant pour l'application des attelles, afin d'obtenir un redressement plus parfait. En moyenne, au bout de deux ou trois mois, dans la première enfance, la guérison est obtenue; on peut enlever définitivement les attelles pour les remplacer par des bottines lacées qui montent assez haut sur le mollet, et achever la cure par le massage.

Sayre et Barwell ont profité de l'obscurité qui règne sur la pathogénie du pied-bot, pour envisager comme le facteur principal de cette malformation, la parésie des muscles antagonistes de ceux que l'on considérait comme primitivement rétractés. Dans le pied-équin, suivant le professeur Sayre, de New-York(1), ce ne sont pas les

(1) Dr Lewis A. Sayre. *Leçons cliniques de chirurgie orthopédique;* trad. par le docteur Thorens, p. X; Paris, 1887.

jumeaux et le soléaire qui sont contractés spasmodiquement, ce sont les muscles antérieurs de la jambe qui sont paralysés. Dans le pied-bot talus, la paralysie porte sur les jumeaux et le soléaire. Dans le varus, ce sont les péroniers qui n'agissent plus; dans le valgus, c'est le jambier antérieur et peut-être le fléchisseur commun. C'est pourquoi Sayre et Barwell condamnent l'emploi des appareils inamovibles et préconisent les tractions élastiques sur les muscles paralysés; leurs appareils sont disposés dans la direction des muscles paralysés et sont fixés à leur deux extrémités, dans les points mêmes où ces muscles s'insèrent (Dr Thorens). Les tractions élastiques viennent également d'être préconisées récemment par un médecin gantois, M. Debersaques(1); l'appareil qu'il décrit est inspiré des idées de Sayre et de Barwell sur la pathogénie du pied-bot; il se compose d'une petite semelle de carton, de bandelettes d'emplâtre américain et d'un lac en caoutchouc composé de deux tubes emboîtés, d'une longueur de 6 centimètres environ; ce lien élastique est susceptible de s'allonger d'un demi centimètre par 500 grammes de force de traction. M. Debersaques ne croit pas que la ténotomie préalable du tendon d'Achille soit toujours indiquée avant l'application de la traction élastique. Je suis persuadé que le bandage décrit par M. Debersaques (fig. 15), dans lequel il fait intervenir la traction élastique, est supérieur à tous les appareils à vis, à roues dentées, à leviers d'acier, sortant des ateliers des bandagistes; il

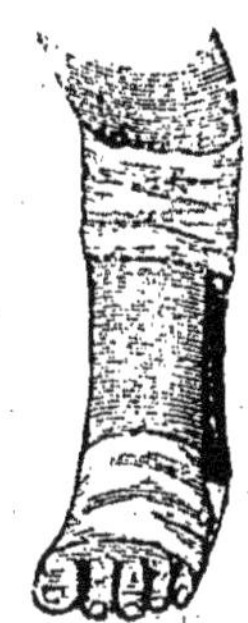

Fig. 15.

(1) *Du traitement du pied bot congénital par la traction élastique*, par le docteur Debersaques; Gand, 1887.

est à coup sûr plus léger, moins coûteux, d'une facile application par le chirurgien lui-même; il peut être renouvelé rapidement, dès qu'il vient à se déplacer, à se souiller, à ne plus redresser convenablement le pied, à blesser la peau délicate de l'enfant, mais je doute qu'il ait une supériorité réelle sur l'appareil que je vous ai décrit, que j'ai employé, pendant vingt ans, dans tous les cas de varus-équin qui se sont présentés dans ce service, sans jamais l'avoir trouvé inefficace, sans jamais lui avoir reconnu le moindre inconvénient. Ténotomie pratiquée peu de temps après la naissance, suivie 48 heures après, de l'appareil avec attelle en zinc, voilà à quoi se borne le plus souvent notre intervention dans les cas de varus-équin; si vous aviez affaire à une variété de talus, la ténotomie du tibial antérieur ou des péroniers sera la plupart du temps superflue; vous pourrez, à votre choix, intervenir par le massage ou par un appareil redresseur en plâtre.

Un traitement aussi simple n'est plus de mise, lorsque l'on a affaire, comme chez cette petite fille, à des pied-bots osseux, quand le sujet vous est présenté à une époque éloignée de la naissance, quand on n'a rien tenté antérieurement pour remédier à la difformité; dans des cas semblables, le pied a pris une attitude irréductible par de simples ténotomies, suivies de la pose d'un appareil, quel qu'il soit; il faut recourir à l'opération que vous m'avez vu pratiquer chez cette enfant, la tarsectomie combinée le plus souvent avec la résection de la malléole externe; dans ces deux dernières années, j'ai pratiqué six fois cette opération; elle est d'une exécution facile, toujours couronnée de succès, quand l'antisepsie est bien observée.

La tarsectomie fut conseillée par Little, en 1854; elle

fut pratiquée et diversement modifiée par Lolly, Otto, Weber, Davy, Lücke, Boeckel, Wagner et Gross, de Nancy. Cette opération consiste dans la résection d'un ou de plusieurs os du tarse, pratiquée pour redresser un pied-bot. On connaît la tarsectomie antérieure et la tarsectomie postérieure.

Davy, dans le varus, fit la tarsectomie antérieure, ne procédant qu'à l'extirpation du cuboïde. Davies-Colley retranchait un coin osseux dont la base comprenait la face externe du cuboïde et dont le sommet correspondait en dedans, suivant les cas, soit à la première articulation cunéo-métatarsienne, soit à la première articulation scaphoïdo-cunéenne. La tarsectomie antérieure que je n'ai jamais pratiquée ni vu exécuter, remédiait à la difformité du pied-bot, mais avait l'inconvénient d'entraîner le raccourcissement du pied, de produire un arrêt dans sa croissance. Lund (1872), Hahn (1881), Hueter pratiquèrent la tarsectomie postérieure; le premier n'enlevait que l'astragale par une incision transversale pratiquée sur le dos du pied; Hahn joignait à l'extirpation de l'astragale, la résection de la grosse apophyse du calcanéum et ouvrait l'articulation calcanéo-cuboïdienne.

Je crois, Messieurs, que la tarsectomie postérieure telle que la pratique Gross de Nancy et telle que je l'ai vu pratiquer pour la première fois à Bruxelles, par le professeur Thiriar, est une opération mieux réglée, d'une exécution plus facile et fournissant les meilleurs résultats, en ce sens qu'elle n'entraîne pas un raccourcissement considérable du pied. Dans l'opération de Gross, on peut se borner à enlever l'astragale, pour remédier à l'équinisme; si l'adduction du pied est trop considérable, y ajouter la résection d'une partie de la malléole externe;

enfin, si la réductibilité n'est pas encore possible, terminer par la résection de la grosse apophyse du calcanéum, comme dans l'opération de Hahn. Je ne m'étendrai pas davantage sur le procédé de Gross de Nancy, d'abord parce que le fait d'assister à une opération est plus instructif qu'une description supportable peut-être à la lecture, mais insoutenable à entendre détailler, et surtout parce que cette opération a été admirablement traitée par M. Thiriar (1).

A peine croyions nous que la tarsectomie constituait le dernier mot du traitement du pied-bot osseux, rebelle à la ténotomie, comme au traitement orthopédique, qu'une nouvelle opération était proposée comme supérieure à toutes les autres interventions, je veux parler de l'opération de Phelps. Non seulement l'opération de Phelps réussirait dans les cas de varus-équin où auraient échoué la ténotomie, le traitement orthopédique par les appareils et par le massage, mais dans ceux qui auraient même résisté à l'extirpation de l'astragale.

Le docteur Phelps, élève du professeur Sayre de New-York, présenta son procédé au Congrès de Copenhague en 1884; à cette époque, il lui avait réussi douze fois. Depuis, l'opération de Phelps a été pratiquée à Amsterdam par Tilanus, et à Halle par feu Volkmann. Kirmisson, chirurgien des Enfants Assistés, à Paris, rapporte dans sa *Revue d'Orthopédie*, qu'il l'a pratiquée sept fois avec succès sur quatre malades âgés de 3 à 6 ans; chez deux de ces malades, l'extirpation même de l'astragale n'avait pas guéri la difformité.

(1) Voir le n° du 10 mai 1888 du journal *La Clinique*; une conférence donnée à l'hôpital Saint-Jean, sur *le pied-bot varus-équin et la tarsectomie postérieure.*

L'opération n'a pas, que je sache, été pratiquée jusqu'à ce jour dans notre pays ou du moins, celui qui l'aurait pratiquée en Belgique, n'aurait pas encore jugé opportun de communiquer au public médical, le résultat de ses observations. Le procédé de Phelps consiste à sectionner à ciel ouvert toutes les parties molles de la face dorsale du pied et de la moitié de la face plantaire, qui s'opposent au redressement. On coupe ainsi la peau, le tissu cellulaire, l'aponévrose, les tendons du jambier antérieur et postérieur; on ouvre même, s'il est nécessaire, l'articulation astragalo-scaphoïdienne. Tilanus fait sur le bord interne du pied une incision d'un centimètre et demi à six centimètres; il ménage toutefois l'artère et le nerf plantaire. On tamponne la plaie avec de la gaze iodoformée et l'on applique un bandage plâtré qui immobilise le pied convenablement redressé. Le bandage est laissé pendant 4 à 8 semaines; la plaie se ferme par granulation.

Jusqu'à ce jour, les chirurgiens qui rapportent avoir pratiqué cette opération ne comptent que des succès; ceux qui ont éprouvé des mécomptes, sont peut-être restés muets.

XXXIX.

STATISTIQUE DE 101 CAS DE TRACHÉOTOMIES POUR CROUP

OPÉRÉS DANS LE SERVICE CHIRURGICAL DES ENFANTS.

Depuis le 1er janvier 1886, jusqu'au 31 décembre 1889, il a été opéré dans le service du professeur Charon, 101 cas de croup par la trachéotomie.

Ces différents cas se répartissent ainsi :

	Cas.	Morts.	Guéris.
1er semestre 1886.	17	13	4
2me » »	13	9	4
1er semestre 1887.	19	16	3
2me » »	8	6	2
1er semestre 1888.	8	3	5
2me » »	14	11	3
1er semestre 1889.	9	7	2
2me » »	11	8	5
	101	73	28

Ces chiffres nous donnent donc une moyenne de 28 p. 100 de guérisons.

Les opérations ont été pratiquées soit par M. Charon, soit par nous même, environ dans la moitié des cas; lorsque l'urgence était absolue, les internes de garde ont procédé à l'opération séance tenante.

Suivant l'âge, nous pouvons opérer le classement suivant :

En-dessous d'un an	1 cas.
De 1 à 2 ans.	15 »
De 2 à 3 ans.	17 »
De 3 à 4 ans.	25 »
De 4 à 5 ans.	20 »
De 5 à 6 ans.	12 »
De 6 à 7 ans.	5 »
De 7 à 8 ans.	4 »
De 8 à 9 ans.	1 »
De 9 à 10 ans.	1 »
	101 cas.

C'est donc entre 3 et 4 ans que le croup a été le plus fréquemment observé. Les cas augmentent de fréquence jusqu'à cette période de la vie; à partir de 4 ans la décroissance est graduelle.

Suivant le sexe nous arrivons aux chiffres suivants :

47 garçons, 54 filles.

Ces chiffres semblent indiquer une légère prépondérance en faveur des sujets du sexe féminin.

Le plus jeune enfant opéré avait 11 mois, il succomba; le plus âgé, 9 ans 1/2, arriva à la guérison.

Des 15 enfants opérés entre 1 et 2 ans, un seul a guéri (il avait 14 mois).

Chez les enfants qui ont succombé, la mort est arrivée généralement après les quarante-huit premières heures, dans le cours de la troisième ou quatrième journée. Dans ce cas, c'est à l'extension des fausses membranes dans les ramifications bronchiques qu'il faut attribuer le processus mortel. Nous l'avons observé en moyenne quatre fois sur cinq.

D'autre fois c'est vers le sixième, septième, huitième ou même le dixième jour que la mort vient terminer la scène. Il s'agit alors de la broncho-pneumonie, ou de l'infection diphtéritique généralisée.

Aucun sujet, en voie de guérison, n'a conservé la canule plus de huit jours; c'est vers le quatrième jour que l'on commence à la retirer, d'abord pendant quelques heures de la journée, de façon à ce que le malade parvienne à s'en passer au bout de trois à quatre jours.

Les mois d'été paraissent spécialement favorables à la guérison du croup après la trachéotomie.

Les succès sont en rapport avec la malignité morbide de la diphtérie, avec le *degré de virulence du microbe pathogène.*

Dans certaines épidémies presque tous les cas sont mortels; ainsi de [illegible]embre 1886 à février 1887, *tous les malades, au nombre de* 15, *succombèrent les uns après les autres;* ils comprenaient des sujets de tout âge, de 1 à 8 ans.

Pendant le premier semestre de 1888, *sur* 8 *trachéotomies* 5 *guérirent.*

Les traitements pré- et post- opératoires consistent essentiellement dans les moyens *antiseptiques locaux* (1) : badigeonnage de la gorge, injections nasales, pulvérisations antiseptiques, asepsie de la plaie, ayant comme but la stérilisation des microbes pathogènes et de leur diastase toxique.

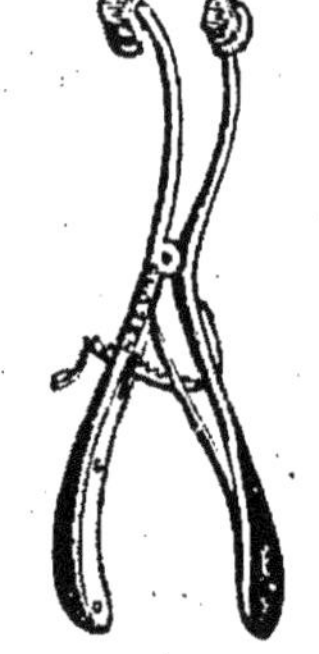

Fig. 16.

Le procédé le plus généralement employé pour la trachéotomie, est le procédé lent avec chloroforme; il réduit les insuccès opératoires à leur minimum.

La plupart des enfants opérés présentaient des fausses membranes dans la gorge; tous avaient les symptômes

(1) Nous nous servons pour écarter les machoires de l'appareil représenté fig. 16; il est d'un maniement très facile.

suivants : 1° le tirage; 2° l'apnée; 3° l'aphonie; 4° les accès de suffocation.

En général, c'est lorsque la maladie est arrivée à sa troisième et ultime période, que les malades sont apportés à l'hôpital, alors que la trachéotomie s'impose d'une façon urgente. Cette opération est, dans la majorité des cas, pratiquée dans les 2 heures qui suivent le moment de l'entrée du malade à l'hôpital.

Pendant tout le courant de l'année dernière, grâce au perfectionnement que nous avons apporté dans notre technique opératoire, nous n'avons eu à déplorer aucun accident dans le cours de l'opération.

La statistique des hôpitaux de Paris est la suivante :

Hôpital Trousseau (1886) . . .	29,23	p. 100	de guérison.
Enfants malades (1886). . . .	16,9	»	»
Sainte-Eugénie (1854-1875). . .	22	»	»

Comme on le voit, notre statistique donnant 28 p. 100 de cas guéris, est particulièrement satisfaisante, elle concorde avec la plupart de celles publiées dans les différents pays.

En résumé, on peut dire que *dans les hôpitaux, la trachéotomie sauve de la mort en moyenne* 1 *enfant sur* 4 *opérés.*

G. G.

XL.

DE L'EMPLOI DU CHLOROFORME DANS LA TRACHÉOTOMIE.

Communication par M. CHARON à la *Société des Sciences médicales* (3 juin 1889).

Récemment, dans les sociétés savantes ainsi que dans les publications périodiques, il a été traité de l'emploi de l'*anesthésie par le chloroforme dans la trachéotomie.*

J'ignore si l'un de vous, Messieurs, a déjà eu recours à la narcose dans cette opération pratiquée chez les enfants.

Appelé, samedi dernier, par M. le docteur Joris pour trachéotomiser un jeune garçon de cinq ans, chez qui le croup avait marché avec une grande rapidité, j'ai cru bien faire, l'enfant étant très nerveux, très volontaire, en usant au préalable du chloroforme et je me permets de vous transmettre mes impressions au sujet de ce mode opératoire.

Au premier abord, on est tenté de rejeter l'anesthésie chez un croupeux en proie à la dyspnée, d'autant plus que nos maîtres nous ont toujours fortement déconseillé cette pratique ; le chloroforme ne donne-t-il pas lui-même lieu à de la gêne de respiration; n'expose-t-il pas à la syncope, à l'asphyxie et n'est-il pas paradoxal de l'employer chez un enfant qui étouffe? On peut faire valoir aussi que l'opération étant rapide, peu douloureuse, le chloroforme n'est d'aucune utilité.

A la première période de l'affection, période catarrhale, il ne peut être question de trachéotomie; la nécessité de l'intervention chirurgicale n'existe qu'à la seconde période, de dyspnée ou à la troisième, d'asphyxie; dans cette troisième période, le tirage a cessé, l'enfant est insensibilisé par la carbonémie, il ne résiste plus à l'opérateur, il ne doit jamais être question de chloroforme, et si l'on ose intervenir, on doit le faire par le procédé le plus rapide.

Il n'en est pas de même à la seconde période ou de dyspnée, celle où l'opération a lieu le plus fréquemment; ici, l'emploi du chloroforme me paraît légitime. Si l'on use de cet agent avec prudence, versant le liquide goutte à goutte sur le masque, narcotisant insensiblement le sujet et non pas d'une façon brusque, brutale, qui pourrait l'étouffer, on voit bientôt l'enfant cesser de se débattre et respirer avec plus de calme, plus de régularité qu'avant la narcose.

C'est que dans la seconde période du croup, c'est bien plus l'élément spasmodique, c'est-à-dire une sorte de trismus des muscles laryngés que l'obstacle mécanique à l'entrée de l'air, qui fournit la dyspnée; cela est si vrai que l'accès de suffocation n'est que l'exagération momentanée de ce trismus; du moins, cette interprétation est admise par tous les auteurs compétents; à la troisième période ou d'asphyxie, l'enfant semble respirer plus facilement, le tirage a disparu, et cependant l'obstacle à la respiration s'est accru, mais l'élément spasmodique n'existe plus.

Ce qui a fait dire à Billroth que la trachéotomie est, à son avis, l'opération la plus difficile qu'il ait exécutée, ce qui fait qu'aux yeux des praticiens même expérimentés, elle apparaît comme une intervention dramatique, redoutable, qui les fait trembler, c'est qu'on a affaire à un enfant qui se révolte, qui se débat et que plusieurs aides doivent maintenir en usant de violence, c'est que, dans la majorité des cas, une fois l'incision de la peau pratiquée, on ne voit plus où l'on va; à mesure qu'on incise, le sang abonde et vient couvrir le champ opératoire, on n'a pour se guider que le doigt. Les chirurgiens modernes n'ont plus l'habitude d'opérer sur des sujets qui ne sont pas narcotisés; pendant les efforts, le spasme augmente, il survient un accès de suffocation, l'opérateur déconcerté est pressé d'en finir et, à force de se hâter, rencontre des difficultés qui le retardent, ou qui compromettent les jours du patient.

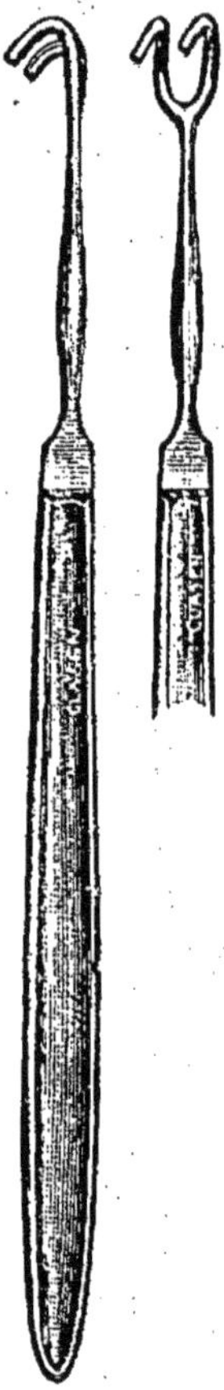

Fig. 17.

Voici ce que j'ai constaté samedi dernier : M. Joris s'était chargé de chloroformer l'enfant; il l'a fait avec beaucoup de tact et de ménagement, versant le liquide goutte à goutte sur le masque; le sujet, très volontaire, très irritable, a bientôt cessé de se débattre; il s'est endormi paisiblement; sa respiration, qui était embarrassée, entrecoupée de violents accès de suffocation, est devenue calme et régulière; le spasme laryngé avait cessé sous l'influence de l'anesthésie; j'ai pu dès lors pratiquer sans la moindre émotion la trachéotomie; quelques veines fournirent une hémorragie modérée, promptement arrêtée par la compression de deux petits rétracteurs à deux crochets (voir fig. 17); je pus dénuder la trachée et, pour la *première fois* depuis si longtemps que je pratique l'opération, l'hémorragie étant arrêtée, *je pus bien voir la trachée avant de l'ouvrir;* l'ayant sous les yeux, le bistouri fut plongé sur la ligne médiane, je plaçai la canule en distinguant parfaitement l'incision pratiquée; la plus petite ouverture suffit dès lors pour l'introduction de l'instrument; il n'est pas toujours nécessaire de recourir au bistouri boutonné (voir fig. 18) ni au dilatateur.

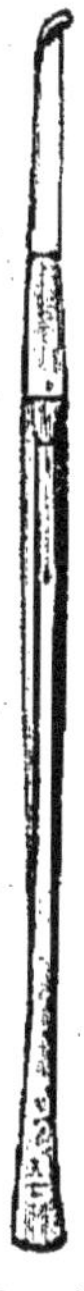

Fig. 18.

Au premier abord cette dissection lente de la région semble devoir allonger l'opération; mais que de fois n'ai-je pas vu le procédé rapide, le procédé du doigt se prolonger plus longtemps encore par suite de complications imprévues ou de fautes opératoires: incision latérale de la trachée, partant, introduction laborieuse de la canule et donnant lieu à l'emphysème du cou, hémorragie menaçant de suffoquer le malade, introduction de la canule dans le tissu cellulaire prétrachéal, faute la plus commune chez les débutants. Avec le chloroforme, on a le temps de faire soigneusement l'hémostase, d'introduire sûrement la canule sur la ligne médiane de la trachée; l'opérateur n'a plus à se hâter, il a plus de sang-froid et ne laisse rien à l'imprévu, au hasard. *Le procédé lent était d'ailleurs celui que Trousseau préconisait et l'illustre clinicien se vante dans ses leçons de n'avoir jamais perdu d'enfants sur la table d'opération.*

J'insisterai sur une dernière considération qui n'est pas à dédaigner. Quand vous portez votre verdict fatal aux parents du patient, quand vous leur déclarez qu'une opération seule offre encore quelque chance de guérison, la plupart des mères vous demanderont : « Au moins endormirez-vous mon enfant ? » Jusqu'à ce jour, j'avais toujours repoussé cette proposition avec énergie; j'avais été instruit dans la terreur d'employer le chloroforme dans le croup, et mon refus de recourir à la narcose a bien souvent détourné des parents de se décider pour la trachéotomie, l'*ultima ratio* du traitement; désormais, on rencontrera bien peu d'oppositions à laisser faire l'opération, quand on aura formellement fait valoir aux parents que c'est la dernière chance de salut et que *du moins l'enfant ne ressentira aucune souffrance.*

XLI.

ÉTRANGLEMENT
DANS
UN CAS DE HERNIE INGUINALE CONGÉNITALE
CHEZ UN ENFANT DE NEUF MOIS.

KÉLOTOMIE ET CURE RADICALE DE LA HERNIE.

Le 27 mai est présenté à ma consultation gratuite le nommé Jean-Baptiste Van Campenhout, âgé de 9 mois, encore au sein, demeurant rue des Visitandines, n° 31, porteur d'une hernie volumineuse de la région inguinale droite. La mère qui amène cet enfant rapporte que depuis la veille elle n'a pas su réduire la hernie, comme elle en avait l'habitude, avant d'appliquer le bandage que son fils portait depuis deux mois; le nourrisson avait été pris dans la journée précédente de douleurs qui lui arrachaient des cris déchirants; il avait eu des vomissements verdâtres et, depuis vingt-quatre heures, il n'avait plus eu de selles.

Séance tenante, je chloroformisai l'enfant et procédai au taxis méthodique prolongé, tel que me l'avait enseigné le professeur Thiry quand je suivais ses leçons, il y a trente ans[1]; à mon grand étonnement, malgré l'anesthé-

(1) Aujourd'hui M. Thiry, n'admet plus l'expression de *taxis* et l'a remplacée par les mots de *compression réductrice*.

sie complète du sujet, la tumeur inguinale demeura irréductible. Je n'osai pas prolonger ce taxis au delà d'un quart d'heure. Cet enfant n'était pas encore arrivé à cet état où une intervention chirurgicale était indispensable; je recommandai à la mère de faire prendre un bain tiède au jeune patient et de le représenter le lendemain à la consultation.

Le lendemain, 30 mai, la mère nous apprend que l'enfant n'a plus eu de vomissements aussi fréquents, mais que la constipation n'est pas levée. Je crois qu'en présence de la persistance de ce dernier phénomène et de l'irréductibilité de la tumeur, la kélotomie s'impose chez ce jeune sujet; le chloroforme lui est administré, et m'entourant des précautions ordinaires d'une antisepsie rigoureuse, je fais une incision depuis le canal inguinal jusqu'à la partie inférieure du scrotum. Sous le tissu cellulaire sous-cutané se trouve une enveloppe nacrée, dense, le fascia propria qui est divisé sur la sonde cannelée; puis une seconde membrane se présente : c'est le sac qui est ouvert de la même façon; l'intestin hernié apparaît alors, d'un rouge bleuâtre, mais encore indemne de tout sphacèle, baignant dans un liquide abondant, de coloration jaunâtre.

J'introduis l'auriculaire gauche entre l'intestin et les parois abdominales, et débride légèrement avec le bistouri boutonné le collet du sac en haut et un peu en dehors; l'intestin rentre alors aisément, par un taxis modéré, dans la cavité abdominale. Je profite de la circonstance pour pratiquer la cure radicale de la hernie, d'après le procédé de Just Lucas-Championnière; le sac est isolé de ses adhérences avec les tissus voisins et je constate qu'il existe en dehors, sur la face séreuse du collet débridé, une tache noirâtre ecchymotique, de la grandeur d'une pièce de 50 centimes. Le testicule est contenu dans le sac qui, à son niveau, est adhérent à la cloison du scrotum; toutes les adhérences sont rompues avec les doigts; plaçant alors la paroi du sac contre le jour, on distingue que le cordon tapisse cette paroi contre laquelle il est intimement collé. Il est aisé, grâce à la transparence de la paroi du sac, d'isoler le cordon, en rasant son bord avec le scalpel; le sac est attiré à l'extérieur avec son collet et, à ras de la cavité abdominale, est traversé par une double ligature au catgut; sous ces deux ligatures est placé un troisième fil, qui est serré circulairement au-dessous de celles-ci; le sac est réséqué et la plaie cutanée est suturée; un drain de mince calibre va du pli de l'aine jusqu'à la partie inférieure du scrotum. Le soir, la température monte à 38°; le lendemain, 31 mai, elle est au matin de 37°,8. Les jours suivants, l'enfant semble en bon état et prend le sein avec avidité; à la date du 2 juin, sa mère me dit qu'il lui est impossible de continuer à venir donner le sein, cinq fois par jour, à son enfant; elle demande la sortie du petit opéré. Il n'est resté que trois jours à l'hôpital; il est pansé désormais à la consultation (1).

Réflexions. — Il est rare d'observer que l'étranglement herniaire se produisant chez un aussi jeune enfant nécessite la kélotomie; depuis vingt ans que je suis attaché au service des enfants, je n'ai jamais eu l'occasion de faire l'opération de la hernie étranglée, et j'étais toujours parvenu à réduire, chez les jeunes sujets, un engouement ou un étranglement herniaires par le taxis précédé de l'anesthésie du patient. Je suis sur ce point

(1) L'enfant est aujourd'hui complètement guéri de sa hernie; comme il ne marche pas encore, je n'ai pas cru devoir lui faire porter un bandage.

en communauté d'idées avec De Saint-Germain, qui dit, dans sa *Chirurgie des enfants*, page 590 : « J'ai eu cinq fois « l'occasion d'observer l'étranglement de la hernie ingui- « nale avec son cortège de symptômes alarmants, à « savoir : ballonnement du ventre, vomissements bilieux « d'abord, fécaloïdes ensuite, face grippée, pouls petit, « absence complète de selles, quels que fussent les moyens « employés (depuis l'huile de ricin jusqu'aux lavements « d'eau de Seltz), et j'ai eu la satisfaction de pouvoir « réduire la hernie par le taxis prolongé après administra- « tion du chloroforme. »

Il est probable que, dans ce cas, c'est le bandage placé sur la hernie inguinale congénitale, toujours incomplètement réduite, qui a occasionné les accidents d'étranglement et d'irréductibilité même sous la narcose. La mère, en effet, nous a appris que la tumeur ne rentrait jamais complètement; pour faire rentrer complètement le sac, il eût fallu refouler le testicule dans l'abdomen, et cela ne se pouvait pas, puisqu'il était adhérent par son bord interne à la cloison; l'inflammation du collet du sac, la petite ecchymose qu'il présentait, ont dû être déterminées par la pression du bandage.

A propos de ce fait, je me suis posé les questions suivantes : en cas de hernie inguinale congénitale chez un sujet de la première enfance, si le testicule n'est pas mobile, y a-t-il lieu de conseiller l'application d'une pelote herniaire; ne risque-t-on pas de provoquer l'étranglement par inflammation comme dans ce cas? S'il était possible de réduire à la fois la tumeur herniaire et le testicule dans l'abdomen, ne serait-il pas préférable de faire la cure radicale de la hernie, de disséquer le cordon et de laisser le testicule dans le scrotum ?

E. C.

XLII.

EXOSTOSE JUXTA-ÉPIPHYSAIRE DE L'HUMÉRUS

CHEZ UN GARÇON DE NEUF ANS.

Le nommé Jean C., âgé de 9 ans, entre à l'hôpital Saint-Pierre, dans le service des enfants, le 16 avril 1890; il est atteint d'une tumeur dure, sessile, de la grosseur d'une petite orange, siégeant au niveau de la partie supérieure de l'humérus gauche et faisant saillie dans le creux de l'aisselle. Les parents de cet enfant n'ont remarqué la présence de cette tumeur à cette région, qu'il y a trois mois; mais, suivant leur dire, elle s'accroît avec une grande rapidité; ils insistent pour que leur fils en soit débarrassé au plus tôt, parce qu'ils sont effrayés du prompt développement qu'elle a pris, depuis le jour où ils l'ont observée pour la première fois. L'état général de cet enfant dénote une santé excellente; je crois à une exostose de nature bénigne; en effet, l'excessive dureté de la tumeur me porte à croire que l'on est en présence d'une prolifération exagérée de l'os plutôt que d'un enchondrome; à mon avis, il est nécessaire d'en débarrasser le patient 1° à cause de l'excessif développement de cette exostose, qui ne tardera pas à gêner les mouvements de l'épaule; 2° parce qu'elle pourrait nécessiter plus tard une opération beaucoup plus grave que celle qui peut être tentée actuellement; nul doute que la tumeur ne tardera pas à atrophier les muscles voisins, à comprimer le paquet vasculo-nerveux dans lequel sont compris l'artère et la veine axillaires, à déterminer les plus graves désordres, du côté du membre supérieur, chez ce jeune garçon.

L'opération est pratiquée le 24 avril, avec l'aide de MM. Lavisé et Gratia; une longue incision divise longitudinalement en dehors et en arrière la peau puis les fibres du deltoïde; après les avoir écartées et avoir incisé le triceps brachial, on tombe sur la tumeur; le périoste est détaché dans tout son pourtour, avec la rugine courbe et tranchante; un sillon est tracé à la partie supérieure de l'exostose, à l'aide d'une petite scie à main; il est facile dès lors, de faire progresser à coups de maillet, une mince gouge dans le trajet ainsi formé et de détacher complètement la tumeur osseuse par fragments. Nulle complication ne survint après l'opération et le malade opéré le 24 avril, put sortir de l'hôpital, le 25 mai.

Réflexions. — Ce cas n'est pas fréquemment observé en chirurgie infantile; nous étions en présence d'une de ces exostoses qui se développent pendant la période de croissance; elles siègent aux extrémités de la diaphyse des os longs, sur les limites du cartilage de conjugaison, dans la portion juxta-épiphysaire, là où le périoste est naturellement le plus épais et le plus actif, ou bien encore au niveau des insertions des muscles ou des cloisons intermusculaires. C'est ce que nous apprend Ollier dans le second volume de son « *Traité des résections* », page 156[1].

(1) Traité des résections et des opérations conservatrices qu'on peut pratiquer sur le système osseux par L. Ollier. Paris, Masson, éd. 1887.

Ces exostoses constituent des tumeurs bénignes, s'arrêtent généralement dans leur développement au moment où la croissance est terminée. Dans le cas présent, notre intervention a été nécessitée parce que, depuis un mois environ, la tumeur osseuse avait pris un accroissement considérable; abondonnée à elle-même, elle n'aurait pas tardé à gêner considérablement les mouvements de l'épaule et aurait exigé, un jour, une opération beaucoup plus dangereuse que celle que nous avons pratiquée.

Nous n'avions jamais observé de cas semblables; nous avions parfois constaté, chez des sujets de la seconde enfance, principalement vers la partie supérieure de l'humérus, de petites tumeurs osseuses, sessiles ou plus ou moins pédiculées, à développement très lent, ne gênant aucunement ceux qui en étaient porteurs et ne nécessitant aucun traitement. Nous eussions été embarrassé de notre conduite à tenir en présence de la lésion de cet enfant, si nous n'avions pas lu, dans le traité d'Ollier, une observation concernant un garçon de 7 ans, qui présentait une tumeur tout à fait conforme à celle de notre malade.

Il faut croire que des exostoses juxta-épiphysaires aussi volumineuses sont rares, car Ollier n'en rapporte qu'un seul cas et l'étendue qu'il donne à son observation, les commentaires qu'il lui consacre, prouvent l'importance qu'il attribue à un pareil fait. L'enfant opéré par Ollier, n'avait que 7 ans; la tumeur siégeait à la partie supérieure de l'humérus droit; elle avait la grosseur d'un œuf de poule; un chirurgien de Chambéry, croyant à une tumeur maligne, avait proposé la désarticulation du bras. Comme l'exostose était surtout saillante dans l'aisselle, Ollier fit une incision à ce niveau, dans le but de repousser en arrière le paquet vasculo-nerveux; mais, ayant trouvé les nerfs éparpillés et la courte portion du biceps, ainsi que le coraco-brachial étalés sur la surface de la tumeur, il dut abandonner la voie axillaire et, par une incision antéro-interne, il pratiqua une résection de la diaphyse humérale, enlevant toute la portion de l'os qui servait de support à l'exostose, sans toutefois intéresser l'articulation.

Chez notre jeune garçon, le cas était identique, à part que notre sujet était de deux ans plus âgé que le malade d'Ollier et que c'était l'humérus gauche qui était atteint, tandis que dans l'observation du chirurgien de Lyon, c'était l'humérus droit.

Instruit par la lecture de la remarquable observation d'Ollier, je me gardai bien d'attaquer la tumeur par la voie axillaire, ce qui paraissait séduisant à première vue, à cause de la forte saillie qu'elle faisait à la région de l'aisselle. Le chirurgien de Lyon ne pratiqua pas la simple abrasion de l'exostose; dans ses réflexions, il se demande s'il n'eût pas été possible de ménager, en arrière et en dehors, une partie de l'épaisseur de l'os; mais cette opération économique eût laissé, dit-il, un col très étroit, facilement friable; il reconnaît qu'en principe, vu la nature bénigne de ces exostoses, la résection latérale devra être l'opération de choix. Nous aurions rencontré moins de difficultés à imiter la conduite d'Ollier, à réséquer toute la portion de l'humérus sur laquelle s'implantait la tumeur; nous avons préferé la résection de l'exostose seule. comme plus bénigne dans ses conséquences pour le patient et n'exposant surtout pas à ce qui s'est passé dans l'observation d'Ollier; le fragment supérieur basculait et avait une tendance au renversement en haut et en avant. Pour obvier à cet inconvénient, il faut pratiquer la suture osseuse, ce qui n'est pas aisé, quand il ne reste supérieurement que la tête de l'humérus.

Ollier préféra, pour enlever cette exostose, l'incision qu'il conseille dans la résection de la tête de l'humérus, c'est-à-dire qu'il divisa le deltoïde par une incision un peu en dehors du bord interne de l'humérus, à un centimètre environ en arrière du grand pectoral; il soutient que c'est la seule incision qui ménage les filets nerveux émanant du nerf circonflexe et qui ne compromet pas pour l'avenir, les mouvements de l'épaule; j'ai cru pouvoir inciser impunément le muscle tout à fait en dehors et en arrière, pour tomber plus immédiatement sur la tumeur que je n'aurais pu le faire par l'incision recommandée par Ollier. Jusqu'à ce jour, les fonctions du deltoïde ne me semblent nullement avoir été compromises du fait de la section de quelques filets du nerf circonflexe.

L'opéré peut mouvoir son bras dans tous les sens; tous les mouvements qui s'exécutent au niveau de l'articulation scapulo-humérale ont la même liberté, la même étendue qu'à l'état normal.

E. C.

XLIII.

OSTÉO-CHONDROME DU MÉTATARSE.

Les opérations que l'on est le plus souvent appelé à pratiquer sur les métatarses de l'enfant, sont des interventions ayant pour but d'enlever des parties osseuses atteintes de tuberculose locale. Il s'agit alors d'ostéites totales du métatarse, et il importe d'énucléer le fragment osseux nécrosé dans toute sa longueur, en le désarticulant à ses deux extrémités épiphysaires.

Les observations sont nombreuses, et la pratique de ces opérations est banale dans notre service. Notre interne, M. Bastin, en a présenté récemment un cas typique à la séance de la Société anatomo-pathologique.

Dans le cas que nous allons relater, nous avons affaire à une tumeur ayant nécessité l'ablation de toute la moitié antérieure de l'os, par la méthode sous-périostée.

L'enfant Marguerite D..., âgée de 6 ans, est atteinte, depuis environ un an, d'une tumeur siégeant au niveau du deuxième métatarsien gauche, à la partie interne de celui-ci, dans le voisinage de son articulation avec la phalange.

La tumeur est d'une dureté osseuse, uniformément

arrondie, et de la grosseur d'une noix. La peau à son niveau possède sa coloration normale.

Le premier et le second orteils sont légèrement écartés, comme si les deux métarsiens avaient subi un mouvement d'éloignement, par suite de la pénétration dans leur interstice d'un coin osseux, représenté par le néoplasme dur.

La tumeur n'est le siège d'aucune douleur spontanée; la marche toutefois devient de plus en plus difficile, à cause de la gêne fonctionnelle des mouvements du pied.

Le développement avait été très rapide depuis un mois environ.

La malade ne pouvait tolérer qu'une chaussure faite sur mesure, et excessivement lâche; encore la déambulation était-elle pénible et fatigante.

L'enfant est de constitution assez délicate, fortement entachée de rachitisme, et présente en divers autres points du corps, notamment aux crêtes tibiales, des exostoses peu volumineuses et indolores. La sœur puinée de la patiente est en traitement dans notre service pour tuberculose vertébrale, et olénarthrocace de nature identique.

Ces quelques renseignements désignent suffisamment l'état constitutionnel assez suspect des ascendants.

M. Charon diagnostiqua une tumeur ostéo-chondromateuse du métatarse, et proposa l'extirpation, pour les raisons suivantes : 1° le développement rapide qui menaçait de détruire complètement les rapports symétriques du squelette osseux du pied, et d'ulcérer le tégument; 2° la difficulté sans cesse croissante de la déambulation, devenue pénible et douloureuse.

L'opération fut pratiquée par M. Charon, à la clinique

du 10 juin dernier; le périoste étant ménagé, le métatarse fut sectionné en son milieu avec la pince de Liston, et désarticulé d'avec la phalange. La plaie suturée sans drainage, fut réunie par première intention, et guérie en dix jours, sous un seul pansement.

M. le docteur Gratia a bien voulu se charger de l'examen microscopique de la pièce, et voici les renseignements qu'il nous a fournis : la tumeur a le volume d'une grosse noix, elle est très légèrement bosselée, de consistance dure, chondromateuse. Par une section longitudinale de la tumeur et de la tête du métatarsien, avec lequel elle fait corps, on distingue que cette néoplasie s'est développée exclusivement aux dépens du cartilage de conjugaison du condyle interne de la tête du métatarsien. A l'examen microscopique, on remarque de dehors en dedans, une couche de cellules cartilagineuses formant le revêtement externe, une couche épaisse, centrale, de tissu osseux lâche, raréfié et comme boursoufflé, enfin une couche interne se confondant avec la tête du métatarsien et qui n'est autre qu'une hyperplasie du tissu cartilagineux de conjugaison. Il s'agit donc d'une tumeur osseuse développée aux dépens du cartilage de croissance, et présentant la structure du tissu osseux spongieux et raréfié; elle s'offre comme un véritable boursoufflement de l'extrémité osseuse.

Les cas d'*ostéo-chondromes du métatarse* sont très rares chez l'adulte; Blum cite les observations de Cabot, Hancock, Scholz et Billroth.

Il n'est pas à ma connaissance, que l'on ait signalé le fait chez des sujets du jeune âge.

Quelle est l'étiologie de cette affection? Faut-il y voir, comme le veulent quelques auteurs, et ainsi que semblerait le faire admettre ici l'existence des exostoses que j'ai signalées dans d'autres points du squelette, l'effet d'une affection spécifique, héréditaire? Sommes-nous seulement en présence d'une affection liée au développement du rachitisme? Je ne me charge pas de résoudre ces questions, riches en controverses.

Un seul point est établi, c'est que la plupart des troubles dystrophiques des cartilages juxta-épiphysaires se rattachent au développement du rachitisme, témoins les exostoses, le genu valgum, etc.

Quant à la pathogénie du rachitisme, il n'est pas douteux que des affections débilitantes multiples, peuvent entrer comme facteurs dans l'étiologie de la maladie anglaise, et à ce titre la syphilis; mais ce serait renier la valeur de l'observation clinique tout entière, que de voir dans cette dernière maladie la cause unique et invariable du rachitisme.

Il me semble suffisant d'insister sur un point, éminemment pratique celui-là : l'intervention dans les cas d'ostéochondromes doit être radicale, afin d'éviter toute chance de récidives; à l'abrasion, à la résection partielle, il faut toujours préférer l'extirpation totale de la partie osseuse sur laquelle la tumeur est greffée, chaque fois — comme c'est le cas pour le pied — qu'on ne sera pas tenu de de ménager les tissus avec trop de parcimonie.

G. G.

XLIV.

RÉSECTION TOTALE SOUS-PÉRIOSTÉE DU CUBITUS.

Le nommé Alexandre D..., de Morlanwelz, âgé de 7 ans, est atteint depuis environ trois ans d'une ostéite du cubitus. Des abcès se sont formés de bonne heure, et ont laissé à leur suite plusieurs trajets fistuleux (trois) échelonnés à la partie interne de l'avant-bras sur le trajet de l'os.

Les fistules donnent du pus en abondance; l'os est augmenté de volume en totalité; l'articulation du coude et celle du poignet sont intactes. L'état général du sujet est bon, et on ne constate aucun signe apparent de tuberculose pulmonaire.

La sonde cannelée introduite par les fistules faisait percevoir la sensation très nette d'un os dénudé et percé d'orifices, lesquels conduisaient dans des cavités osseuses remplies de fongosités.

En présence de la ténacité de cette affection qui avait résisté à tous les modificateurs locaux et généraux, l'opération radicale fut décidée.

Le 22 avril dernier, le cubitus fut enlevé dans sa totalité, par la méthode sous-périostée, en conservant les deux épiphyses articulaires, qui étaient parfaitement saines.

Deux mois après cette intervention la guérison était complète, et on percevait parfaitement par la palpation le nouvel os qui s'était régénéré par l'intermédiaire du périoste intact.

Analyse de la partie osseuse réséquée, par le professeur Gratia — Elle comprend la diaphyse dans presque toute sa longueur. L'aspect intérieur du cubitus est assez régulier, sauf dans les points qui correspondent aux fistules.

Sur une section longitudinale, on voit que le tissu osseux est compact, éburné et inégalement augmenté d'épaisseur, à telle enseigne que le canal médullaire n'occupe pas l'axe de l'os. En un point, la cavité s'ouvre à la surface du cubitus, au niveau d'une perte de substance placée en regard d'une fistule cutanée, dont le trajet est garni de bourgeons fongueux.

Plus bas, presqu'à l'extrémité inférieure de la diaphyse, la moelle est en communication avec l'extérieur par un conduit osseux de la grosseur d'une plume d'oie, et paraissant être le trou nourricier élargi par ulcération.

Le tissu médullaire est infiltré dans toute sa masse de pus grisâtre, épais ou diffluent, selon les endroits considérés.

L'examen microscopique y fait constater, de même que dans les fongosités, la présence de *bacilles de Koch*, peu nombreux, mais très nettement reconnaissables.

G. G.

XLV.

TUMEUR DE LA LANGUE.

Arthur D.., âgé de 10 ans, porte sur la moitié gauche de la langue une tumeur s'étendant depuis la base de l'organe jusqu'à environ un centimètre de la pointe. Cette production est mamelonnée, de coloration rouge vif, et d'une dureté fibreuse.

Cet enfant a déjà été opéré, il y a quatre ans, par nous, de la même tumeur, alors que celle-ci avait à peine le volume d'un gros pois.

La tumeur a récidivé très lentement, sans donner lieu à aucun engorgement ganglionnaire, et sans altérer le moins du monde la santé générale du jeune sujet.

Comme le néoplasme était au plus haut point gênant pour le patient, dans les mouvements de la mastication et de la phonation, M. Charon en pratiqua une seconde fois l'ablation, le 9 mai dernier, à l'aide de l'écraseur de Chassaignac.

L'opération ne donna lieu à aucun incident, à part une légère hémorragie de la linguale, qui fut arrêtée à l'aide de l'aiguille courbe du professeur Deroubaix.

Diagnostic microscopique, par le professeur Gratia : Glos-

site interstitielle localisée. — La tumeur est formée par les éléments normaux de la langue, auxquels est venu s'ajouter, principalement dans la couche superficielle, du tissu conjonctif jeune très vasculaire par places.

L'épithélium est fortement épaissi. Le derme est représenté par une abondante quantité de tissu conjonctif à la fois fibrillaire et nucléé avec vaisseaux nombreux. La prolifération conjonctive a pénétré entre les éléments musculaires qui sont comme dissociés en certains points surtout. Ailleurs ces éléments sont simplement entourés de cellules et de noyaux de nouvelle formation; leur structure ne paraît que très peu altérée et en quelques points seulement. A côté d'eux on retrouve de petits amas de tissu musculo-graisseux, et des acinis glandulaires comme à l'état normal.

Réflexions. – Les tumeurs de la langue sont rarement observées chez l'enfant.

M. Charon a cependant eu l'occasion d'en rencontrer un cas en 1884, qu'il a décrit dans son ouvrage *Observations relatives à la Pédiatrie* (1886).

Comme cette observation offre une grande analogie avec celle que nous venons de relater, nous croyons utile de reproduire la partie de cet intéressant article, qui a trait à l'analyse microscopique pratiquée par feu M. le professeur Wehenkel :

« A l'examen microscopique, on trouve dans la partie périphérique (celle qui entoure la masse noduleuse) de la substance musculaire normale; dans le voisinage de la partie noduleuse, les fibrilles musculaires sont séparées par un tissu conjonctif, renfermant des éléments lymphoïdes et augmenté quant à sa masse; les fibrilles mêmes y ont une striation nette, mais dans la portion centrale de la tumeur la striation a disparu; les fibrilles s'y présentent sous forme de bandelettes transparentes plus larges que normalement et homogènes; les noyaux ne sont plus visibles; par places, on constate encore dans les fibres altérées, des endroits à striation moins nettement marquée que d'ordinaire, et dans les parties intermédiaires entre les points altérés au maximum et les parties à peu près saines, on trouve les lésions intermédiaires entre l'état normal et les altérations centrales du nodule.

« Le contenu des fibrilles altérées paraît fragmenté en blocs limités par des fentes transversales irrégulières, situées à des distances variables l'une de l'autre.

« *Diagnostic anatomique :* myosite localisée (forme de nodosité) avec inflammation de la substance conjonctive inter-fibrillaire. »

TABLE DES MATIÈRES.

CHEZ LE MEME ÉDITEUR.

	Fr. C
COUSOT. — Étude sur la diphtérie. 1887. In-8, 108 pages	2 50
DELAUNOIS. — Exposé du traitement de l'entorse au moyen du massage. 1889. In-8. 35 pages	1 »
DE PAGE (A.). — Contribution à l'Étude de la Tuberculose osseuse. 1890. In-8. 112 pages.	4 »
DE SAINT-MOULIN (E.), chef de service et professeur d'accouchements à la maternité de Bruxelles. — Cours d'accouchements à l'usage des élèves Sages-Femmes, suivi de notions élémentaires d'Hygiène et d'une notice déontologique. 1887. In-8. 351 pages	8 »
DE SAINT-MOULIN. — Cas remarquable de viciation pelvienne. — Rupture utérine. — Opération Casérienne. 1885. In-8. 24 pages. fig.	1 »
DE SMETH (V.), médecin à l'hôpital St-Jean, professeur de clinique interne. — Traité de percussion. 1886. In-8, 122 pages, 4 planches . . .	3 »
DESTRÉE (E.), agrégé suppléant à l'université de Bruxelles. — Les théories de la contagion dans la maladie. 1890. In-8, 16 pages	» 60
DESTRÉE (E.), agrégé-suppléant à l'université de Bruxelles et **E. GALLEMAERTS**, médecin-adjoint à l'hôpital St-Jean. — La tuberculose en Belgique. 1890. In-8, 141 pages et 14 planches	4 »
GALLET (A.). — Contribution au traitement chirurgical de la pleurésie purulente. — La pleurotomie antiseptique et l'opération d'Estlænder. 1889. In-8, 192 pages, 6 fig. et 2 planches.	6 »
GOFFIN (A.). — Jean Palfijn, sa vie, ses travaux. Influence qu'il a exercé à son époque sur la médecine et la chirurgie. Appréciation de ses titres à l'invention du forceps. 1887. In-8. 67 pages	2 »
HAMON DE FRESNAY. — Études d'obstétrique pratique. — Du forceps céphalotribe et de ses applications pratiques. 1887. In-8, 114 pages, fig. .	3 »
HÉGER (P.), professeur de physiologie à l'université de Bruxelles. — La structure du corps humain et l'évolution. 1889. In-8, 32 pages	1 »
HÉGER (P.). — La question de la criminalité au congrès de médecine mentale à Anvers. Lecture fait à la société d'anthropologie de Bruxelles. 1885. In-8, 27 pages	1 50
HYGIÈNE DES HABITATIONS. — Canalisation et établissement des conduites des égouts privés. 1879. In-8, 61 pages et 3 grandes planches. . .	1 50
JACOBS (CH.). — Contribution à l'étude de la périnéorraphie, (Méthode de Voss-Tait). 1889. In-8. 107 pages, 17 figures.	5 »
LAROCHE. — Du traitement électrique de la surdité nerveuse et des bourdonnements de l'oreille, d'après la méthode de Brenner. 1887. In-8. 58 pages	2 »
LEBRUN (A.), chirurgien de l'hospice de l'infirmerie. — Anesthésie locale pour l'avulsion dentaire. 1887. In-8, 8 pages.	» 50
LEBRUN (A.). — Contribution à la thérapeutique des fractures compliquées de plaies. 1885. In-8. 76 pages	1 50
LEBRUN (A.). — Sur la cure radicale des varices. 1885. In-8. 20 pages. .	1 »
MASY. — Altérations et transformations cadavériques. 1885. In-8, 8 pages .	0 50

	Fr. C.
DES MESURES à prendre à l'égard des aliénés, dits criminels. 1887. In-8. 80 pages	2 »
PETITHAN. — La dégénérescence de la race belge, ses causes et ses remèdes. 1889. In-8. 31 pages	1 »
QUINTIN (F.). — Considérations cliniques sur le cancer du rectum. Étiologie, diagnostie, thérapeutique. Observations d'extirpation totale et de cæcotomie. 1885. In-8. 105 pages	3 »
RAPPORTS médico-légaux relatifs à l'affaire Peltzer, par les docteurs VLEMINCKX, LAROCHE et STIÉNON, médecins-légistes. J. B. DE PAIRE et H. BERGÉ, experts-chimistes. 1884. In-8. 51 pages et 2 planches en phototypie	2 »
ROMMELAERE (W.), professeur à l'université de Bruxelles. — Des rapports de l'azoturie et de l'alimentation à l'état morbide. 1886. In-8. 130 pages	3 »
SCHEUER. — Essai sur l'action physiogique et thérapeuthique de l'hydrotérapie considérée plus spécialement dans le traitement des états chloro-anémiques par le docteur V. SCHEUER, médecin-consultant aux eaux de Spa. 1885. In-8, 208 pages et figures	4 50
SCHOENFELD. — De la législation sanitaire et médicale en Belgique. 1884, in-8. 54 pages	1 25
SEMAL. — Des prisons asiles pour criminels aliénés et instinctifs. 1889. In-8, 57 pages	2 »
STIÉNON (L.), professeur à l'université de Bruxelles. — Le suc gastrique et les phénomènes chimiques de la digestion dans les maladies de l'estomac. 1888. In-8, 192 pages	4 »
STOCQUAERT. — Tarif des médicaments à l'usage des bureaux de bienfaisance, associations ouvrières, sociétés charitables, etc. 1882. In-8, 21 pages	2 »
THIRIAR. — Considérations pratiques sur les affections chirurgiales du rein et la néphrectomie. 1888. In-8, 48 pages	2 »
TOURNAY (G.), chef de service à la maternité de Bruxelles. — Du mécanisme de la délivrance et de l'intervention du praticien dans cette période de l'accouchement. 1887. In-8. 136 pages, 3 planches et 13 figures	5 »
VAN DEN CORPUT. — Considérations sur l'étiologie du cancer et sur sa prophylaxie. 1883. In-8, 35 pages	1 »
VERHOOGEN et BAERT. — Premières recherches sur la nature et l'étiologie du Tétanos. — Travail fait au laboratoire de physiologie de l'université de Bruxelles. 1890. In-8. 143 pages et 1 planche en couleur	4 »
WARNOTS. — De la thyroïdectomie. Clinique donnée à l'hôpital St-Pierre. 1889. In-8. 14 pages	1 »
WARNOTS (L.), agrégé-suppléant à la faculté de médecine de Bruxelles. — Le cerveau, sa fonction. Applications pratiques. 1890. In-8, 23 pages	1 »
WARNOTS. — Appareil nouveau pour le traitement des fractures compliquées graves du membre inférieur. 1889. In-8, 9 pages, 8 figures	» 50
WARNOTS. — De la néphrectomie. (Extirpation du rein). 1885. In-8. 88 pages	2 »
WARNOTS. — Chirurgie des voies biliaires. 1886. In-8, 13 pages	» 50
WARNOTS. — Du cathéthérisme des urétères chez la femme. 1886. In-8. 36 pages	2 »

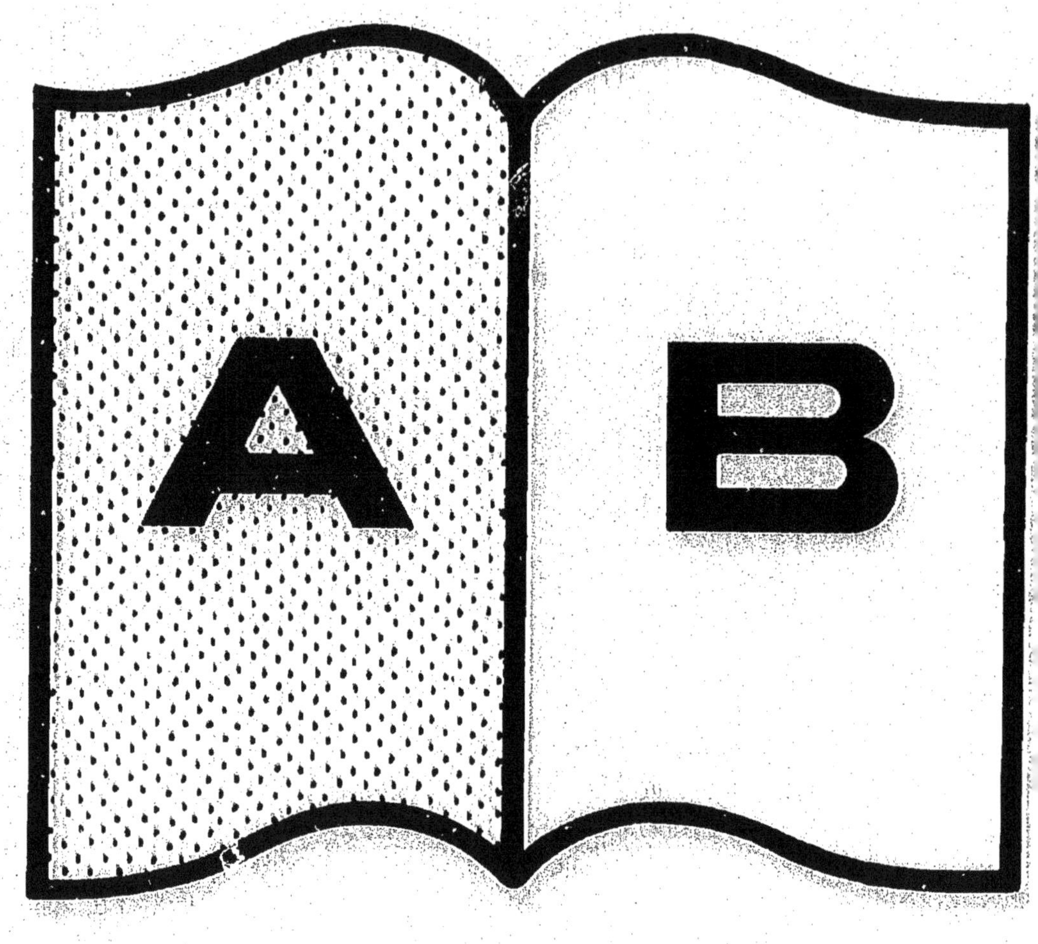

Contraste insuffisant

NF Z 43-120-14

www.ingramcontent.com/pod-product-compliance
Ingram Content Group UK Ltd.
Pitfield, Milton Keynes, MK11 3LW, UK
UKHW020128220726
13923UKWH00001B/51